TOTALLY LAPAROSCOPIC GASTRECTOMY

完全腹腔鏡下胃切除術

エキスパートに学ぶ体腔内再建法

[DVD付]

編集 永井英司 九州大学大学院医学研究院准教授・臨床・腫瘍外科

医学書院

完全腹腔鏡下胃切除術　エキスパートに学ぶ体腔内再建法
［DVD付］

発　行　2015年7月1日　第1版第1刷Ⓒ

編　集　永井英司
　　　　　なが い えい し

発行者　株式会社　医学書院
　　　　代表取締役　金原　優
　　　　〒113-8719　東京都文京区本郷1-28-23
　　　　電話　03-3817-5600（社内案内）

印刷・製本　三美印刷

本書の複製権・翻訳権・上映権・譲渡権・公衆送信権（送信可能化権を含む）
は（株）医学書院が保有します．

ISBN978-4-260-02103-6

本書を無断で複製する行為（複写，スキャン，デジタルデータ化など）は，「私
的使用のための複製」など著作権法上の限られた例外を除き禁じられています．
大学，病院，診療所，企業などにおいて，業務上使用する目的（診療，研究活
動を含む）で上記の行為を行うことは，その使用範囲が内部的であっても，私的
使用には該当せず，違法です．また私的使用に該当する場合であっても，代行
業者等の第三者に依頼して上記の行為を行うことは違法となります．

JCOPY　〈出版者著作権管理機構　委託出版物〉
本書の無断複製は著作権法上での例外を除き禁じられています．
複製される場合は，そのつど事前に，出版者著作権管理機構
（電話 03-3513-6969，FAX 03-3513-6979，info@jcopy.or.jp）の
許諾を得てください．

執筆者一覧 (執筆順)

佐藤　裕	国東市民病院・病院事業管理者
笠間　和典	四谷メディカルキューブ・減量・糖尿病外科センター長
木下　敬弘	国立がん研究センター東病院・胃外科科長
稲嶺　進	大浜第一病院・外科
大城　淳	大浜第一病院・外科
高江洲　享	大浜第一病院・外科
上原　英旦	大浜第一病院・外科
河村　祐一郎	小倉記念病院・外科副部長
須田　康一	藤田保健衛生大学准教授・上部消化管外科
佐藤　誠二	国立病院機構姫路医療センター・消化器センター部長
宇山　一朗	藤田保健衛生大学教授・上部消化管外科
能城　浩和	佐賀大学教授・一般・消化器外科
浦田　雅子	佐賀大学・一般・消化器外科
池田　貯	佐賀大学・一般・消化器外科
永井　英司	九州大学大学院医学研究院准教授・臨床・腫瘍外科
仲田　興平	国家公務員共済組合連合会浜の町病院・外科
大内田　研宙	九州大学大学院医学研究院・臨床・腫瘍外科
清水　周次	九州大学准教授・光学医療診療部
田中　雅夫	下関市立市民病院・理事長
中村　雅史	九州大学大学院医学研究院教授・臨床・腫瘍外科
山浦　忠能	京都大学・消化管外科
金谷　誠一郎	大阪赤十字病院・第二消化器外科部長
民上　真也	聖マリアンナ医科大学講師・消化器・一般外科
福永　哲	聖マリアンナ医科大学教授・消化器・一般外科
榎本　武治	聖マリアンナ医科大学・消化器・一般外科
松下　恒久	聖マリアンナ医科大学・消化器・一般外科
佐々木　奈津子	聖マリアンナ医科大学・消化器・一般外科
井田　圭亮	聖マリアンナ医科大学・消化器・一般外科
山内　卓	聖マリアンナ医科大学・消化器・一般外科
藏本　俊輔	聖マリアンナ医科大学・消化器・一般外科
大坪　毅人	聖マリアンナ医科大学教授・消化器・一般外科
比企　直樹	がん研有明病院消化器センター・胃外科部長
布部　創也	がん研有明病院消化器センター・胃外科医長
金平　永二	メディカルトピア草加病院・院長
谷田　孝	メディカルトピア草加病院・外科
亀井　文	メディカルトピア草加病院・外科
中木　正文	メディカルトピア草加病院・外科
秀嶋　周	メディカルトピア草加病院・外科
瀧口　修司	大阪大学准教授・消化器外科
宮﨑　安弘	大阪大学・消化器外科
高橋　剛	大阪大学・消化器外科
黒川　幸典	大阪大学・消化器外科
山崎　誠	大阪大学講師・消化器外科
宮田　博志	大阪府立成人病センター・消化器外科
中島　清一	大阪大学特任教授・消化器外科
森　正樹	大阪大学教授・消化器外科
土岐　祐一郎	大阪大学教授・消化器外科
大森　健	大阪府立成人病センター・消化器外科副部長
益澤　徹	大阪警察病院・外科
赤松　大樹	大阪警察病院・外科
藤原　義之	大阪府立成人病センター・消化器外科
矢野　雅彦	大阪府立成人病センター・消化器外科
石川　健	藤田保健衛生大学・上部消化管外科
石田　善敬	藤田保健衛生大学講師・上部消化管外科
佐藤　雄哉	東京医科歯科大学・胃外科
小嶋　一幸	東京医科歯科大学研究・産学連携機構低侵襲医歯学研究センター・教授
加藤　敬二	さいたま赤十字病院・外科部長
井ノ口　幹人	東京医科歯科大学・胃外科
椙田　浩文	東京医科歯科大学・胃外科
神谷　綾子	東京医科歯科大学・胃外科
谷中　淑光	東京医科歯科大学・胃外科
中川　正敏	東京医科歯科大学・胃外科
小林　建太	東京医科歯科大学・胃外科
杉原　健一	東京医科歯科大学特任教授・腫瘍外科
前山　良	国家公務員共済組合連合会浜の町病院・外科
田中　毅	虎の門病院・消化器外科
岡部　寛	大津市民病院・外科診療部長 (消化管)
本多　通孝	がん研有明病院消化器センター
熊谷　厚志	がん研有明病院消化器センター・胃外科副医長
大橋　学	がん研有明病院消化器センター・胃外科医長
佐野　武	がん研有明病院消化器センター・消化器外科部長
山口　俊晴	がん研有明病院消化器センター・センター長
上田　貴威	大分大学医学部地域医療センター・外科
圓福　真一朗	大分大学・消化器・小児外科
猪股　雅史	大分大学教授・消化器・小児外科
白石　憲男	大分大学医学部地域医療学センター教授・外科

序

　胃癌に対する腹腔鏡下手術が1991年Kitanoらによって世界で初めて報告されてから四半世紀が過ぎました．以来，整容性にすぐれ，痛みが軽く，早期の社会復帰が可能であるなどのメリットに加え，保険診療の後ろ盾を得て腹腔鏡下胃切除術は広く受け入れられてきました．早期癌に対しては多くの施設で取り組まれ，そのすそ野は広がっています．また多くの先達の努力により，その適応は進行胃癌にまで広がりつつあります．

　胃癌に対する手術では切除のみならず，再建が患者の予後を大きく左右しますが，1881年に初めてBillrothが胃切除術に成功して以来，再建法はいくつか開発され，ブラッシュアップが重ねられほぼ一定の形となっています．腹腔鏡下胃切除術の普及が進む一方，従来の再建法を採用することの安心感は捨てがたく，切除は腹腔鏡下で，再建は小開腹下に，開腹手術で使い慣れた器具を用いて手慣れた方法で行われていることが多いのが実情です．しかしながら実は慣れてしまえば，患者体型に左右されることなくほぼ一定の手技で完遂可能なのが体腔内再建なのです．

　そんな時に，完全体腔内再建のセミナー講師の機会を得ることができました．そのセミナーの反響は非常に大きく，参加した方々の多くの意見は，大筋の手技は頭の中に入っているものの細かな点が不明で，体腔内再建に向けての第一歩が踏み出せないというものでした．そういった先生方には背中を押すちょっとしたきっかけが必要であり，そのきっかけがその時のセミナーだったのです．他にも同じように思っている若手の先生方はきっと多く，そんな先生方に何かできないかと考えていた，まさにその時に医学書院の雑誌「臨床外科」の連載のお話を頂きました．そこで同セミナー講師陣の笠間和典先生（四谷メディカルキューブ），稲嶺　進先生（大浜第一病院），木下敬弘先生（国立がん研究センター東病院）と共に何度もメールディスカッションを重ね，当時行われていた再建法をなるべく多く収集し，それぞれを得意とされている先生方に微に入り細を穿ち手技を語りつくしていただくことになりました．その手技は「臨床外科」誌に"必見！完全体腔内再建の極意"として2013年から2015年まで26回にわたり連載されました．

　今回，これまでの連載をもとに，さらに達人の先生方の奥義のすべてをつまびらかにしていただくことを目的に，手術映像を加えてこの書籍を上梓する運びとなりました．今後体腔内再建を志す先生方のみならず，ご自身の手技に一抹の不安を感じている先生方やこれまで比較的安定した結果を残してこられた先生方にとっても，細かな点を改善・改良するためにお役立ていただける一冊となっています．

　本書上梓にあたりご多忙の中，校正とビデオ編集に多大なるご尽力をいた

だいたすべての執筆者の先生方に感謝申し上げます．

　最後に，この時勢に即した企画を書籍として上梓することに熱く携わってこられた医学書院　林　裕氏のご尽力に敬意を表します．

2015年5月

永井英司

目次

総論

1 胃切除後再建術式の変遷 … 2
1. Billroth Ⅰ法の登場 … 2
2. Billroth Ⅱ法の登場 … 4
3. B-Ⅱ法の改良と定着 … 5
4. Roux-en-Y吻合の登場 … 6
5. 器械吻合器の登場 … 7
　A リニアステイプラーの歴史　7
　B サーキュラーステイプラーの歴史　8

2 胃切除後再建術に必要な手縫い吻合，縫合法―アートな世界 … 10
1. 腹腔鏡のほうが安全で早くて楽⁉ … 10
2. 手縫い吻合の基本 … 10
3. 手縫い吻合の実際 … 12
　A 針を摑む　12
　B 組織に針を通す　12
　C 針を抜く　13
　D 糸を引っ張る（組織を締める）　13
4. Back to the suture … 13

3 リニアステイプラーとサーキュラーステイプラーの特徴・使い方 … 14
1. ステイプラーの基礎知識 … 14
2. リニアステイプラー … 14
3. サーキュラーステイプラー … 17

4 間膜閉鎖　◉DVD-01 … 19
1. 手技の実際 … 20
　A 患者の体位と配置　20
　B ポートの種類と位置　20
　C 空腸の切離　20
　D Roux脚の挙上：結腸後か結腸前か　21
　E 空腸空腸吻合　22
　F 腸間膜間隙の縫合閉鎖　25
2. 手技の利点と欠点 … 27

各論　胃全摘術後再建

1 リニアステイプラーを用いた再建　Overlap法　◉DVD-02 … 30
1. 手技の実際 … 30
　A 食道の切離　30
　B 空腸の切離　30
　C 犠牲腸管の作製と腸間膜の切開　30
　D 空腸挙上困難例での処置　30
　E 空腸側の小孔作製と空腸断端の補強　31
　F 食道側の小孔作製　32
　G リニアステイプラーの挿入　33
　H リニアステイプラーによる食道空腸吻合口の作製　34
　I 縫合部の吊り上げ　34
　J 食道空腸吻合における共通孔の閉鎖　34
　K 空腸空腸吻合部の小孔作製　34
　L 輸入脚側断端の小孔作製　34
　M リニアステイプラーによる空腸空腸吻合口の作製　34
　N 空腸空腸吻合における共通孔の閉鎖　35
　O 内ヘルニアの予防　35
　P 通過障害の予防　35
2. 手技の利点 … 37

2 リニアステイプラーを用いた再建　Overlap 法―高位での吻合　● DVD-03 ……… 38

1 手技の実際①：高位での経裂孔的 overlap 法による食道空腸再建 ……… 38
　A 肝外側区域の展開　38
　B 食道の剥離と切離　39
　C 空腸脚の作製　40

　D 縦隔内 overlap 法による食道空腸再建　40
　E 内ヘルニア予防など　42
2 手技の実際②：胸腔鏡併用高位縦隔内 overlap 法による食道空腸再建 ……… 42
3 手技の利点と欠点 ……… 43

3 リニアステイプラーを用いた再建　Overlap 法―Inverted-T　● DVD-04 ……… 44

1 手技の実際 ……… 44
　A 食道の離断　44
　B 空腸の切離　44
　C 食道および空腸のリニアステイプラー挿入孔の作製　44
　D リニアステイプラーの挿入　46

　E 体腔内吻合による共通孔の閉鎖　47
　F 空腸空腸吻合　51
　G 空腸空腸吻合の共通孔の閉鎖　51
　H 内ヘルニアの予防　51
2 手技のポイントと特徴 ……… 51

4 リニアステイプラーを用いた再建　Functional 法　● DVD-05 ……… 52

1 Functional 法での基本原則 ……… 52
　A 吻合の 1st stapling は患者左側　52
　B 横隔食道膜は可及的に温存　52
　C 挙上空腸の直線化　52
　D Petersen's defect は非吸収糸で閉鎖　53
2 手技の実際 ……… 53
　A トロッカー挿入　53
　B 肝外側区域の挙上　54
　C 食道の離断　54

　D 食道側のステイプラー挿入孔の作製　54
　E 挙上空腸の作製　54
　F 各ステイプラーの特徴　55
　G 空腸側へのステイプラーの挿入　55
　H 食道側へのステイプラーの挿入　56
　I エントリーホールの閉鎖　56
　J 吻合終了後　56
3 手技の成績 ……… 56
4 手技の利点と欠点 ……… 57

5 サーキュラーステイプラーを用いた再建　経口的アンビル挿入法　● DVD-06 ……… 58

1 手技の実際 ……… 58
　A 体位およびトロッカー配置　58
　B 十二指腸と食道の切離　58
　C 挙上空腸の作製　58
　D Y 脚の作製（空腸パウチ造設）　59

　E 自動吻合器本体の挿入　59
　F 経口アンビル留置　60
　G 食道空腸吻合　60
2 手技の利点 ……… 63

6 サーキュラーステイプラーを用いた再建　引き上げ法　● DVD-07 ……… 65

1 セッティング―手術体位と皮膚切開の位置 ……… 65
　A 手術体位　65
　B トロッカーの位置　66
　C 腹腔鏡・ポート挿入　66
　D 肝円索の吊り上げ　66
2 手技の実際 ……… 66
　A アンビルヘッドの加工　67
　B 食道の離断　67
　C アンビル引き上げ　67

　D アンビル挿入　67
　E 巾着縫合　68
　F エンドループによる縫縮　68
　G 挙上空腸の作製　68
　H 空腸空腸吻合　69
　I 再気腹　70
　J 食道空腸吻合　70
　K 間膜の閉鎖　70
　L ドレーンの留置　70

7 サーキュラーステイプラーを用いた再建　手縫い巾着縫合法　 DVD-08 ……… 72

1 手技の実際 …………………… 72
- A 食道の切離と断端のトリミング　72
- B 食道断端の巾着縫合　73
- C アンビルの食道への挿入と固定　75
- D 挙上空腸作製と吻合器本体の挿入　77
- E 食道空腸吻合と挙上空腸断端のトリミング　78
- F Petersen's defect の閉鎖と Y 吻合　79

2 手技の利点と欠点 ………………… 79

8 サーキュラーステイプラーを用いた再建　手縫いまつり縫い法　 DVD-09 ……… 81

1 手技の実際 …………………… 81
- A トロッカーポジションと術野の確保　81
- B 食道の切離　81
- C アンビルの腹腔内への挿入　82
- D 食道断端のかがり縫い　82
- E アンビルの食道への挿入　83
- F エンドループによる二重結紮　84
- G 空腸 Y 脚の再建　84
- H 自動吻合器本体の挿入　84
- I 自動吻合器の結合　85
- J 吻合終了後　87

2 手技のポイントと特徴 ……………… 87

9 サーキュラーステイプラーを用いた再建　EST 法　 DVD-10 ……… 89

1 新 EST 法の特徴 ………………… 90
2 手技の実際 …………………… 90
- A Endo Mini Rod 付きアンビル作製　90
- B 食道周囲の剥離　90
- C 食道の亜全周切開　91
- D 食道へのアンビル挿入　91
- E リニアステイプラーによるアンビルの固定　91
- F アンビルと本体のドッキング　92
- G 吻合　93
- H 補強　93

3 手技のポイントと特徴 ……………… 93

10 完全手縫い法　 DVD-11 ……… 94

1 手技の実際 …………………… 94
- A 患者の体位と配置　94
- B ポートの種類と位置　95
- C 食道の切離　95
- D 標本の摘出　95
- E 空腸の切離　95
- F 結腸後経路の作製から Roux 脚の挙上まで　96
- G 食道断端開放と空腸吻合孔の作製　97
- H 食道空腸手縫い吻合　98
- I 空腸空腸吻合　100

2 手技の利点と欠点 ………………… 102

各論　幽門側胃切除術後再建

1 Billroth I 法―デルタ吻合　 DVD-12 ……… 106

1 手技の実際 …………………… 106
- A 十二指腸の切離　106
- B 胃の切離　107
- C 十二指腸側の確認　108
- D 残胃側挿入孔の作製　108
- E 十二指腸後壁側挿入孔の作製　108
- F 残胃十二指腸吻合　108
- G 共通孔の仮閉鎖　110
- H 共通孔の閉鎖　110
- I リークテスト・ドレーンの留置　111

2 手技のポイントと特徴 ……………… 112

2 Billroth I 法―体腔内手縫い　 DVD-13 ……… 113

1 手技の実際 …………………… 113
- A 残胃大彎側断端と十二指腸断端のトリミング　113

B 小彎漿膜筋層縫合　113
    C 後壁漿膜筋層縫合　113
    D 後壁全層縫合　114
    E 前壁全層縫合　115
    F 前壁漿膜筋層縫合：結節　116
  2 手技の利点と欠点⋯⋯⋯⋯⋯⋯⋯⋯⋯⋯⋯⋯⋯⋯⋯⋯ 118

3 Billroth I 法―新三角吻合　◎ DVD-14 ⋯⋯⋯⋯⋯⋯⋯⋯⋯⋯⋯⋯⋯⋯⋯⋯⋯⋯⋯⋯⋯⋯⋯⋯⋯⋯ 120
  1 手技の実際⋯⋯⋯⋯⋯⋯⋯⋯⋯⋯⋯⋯⋯⋯⋯⋯ 120
    A 十二指腸の切離　120
    B 胃の切離　120
    C 胃，十二指腸の挿入孔の作製　120
    D 胃へのステイプラー挿入　120
    E 吻合予定部へ移動　121
    F 十二指腸へステイプラー挿入　121
    G 1 辺目作製　122
    H 共通孔を仮閉鎖　123
    I 2 辺目作製　123
    J 3 辺目作製準備　123
    K 3 辺目作製　125
    L 吻合完成　125
  2 手技のポイント⋯⋯⋯⋯⋯⋯⋯⋯⋯⋯⋯⋯⋯⋯⋯ 125

4 Billroth II 法　◎ DVD-15 ⋯⋯⋯⋯⋯⋯⋯⋯⋯⋯⋯⋯⋯⋯⋯⋯⋯⋯⋯⋯⋯⋯⋯⋯⋯⋯⋯⋯⋯⋯⋯⋯⋯⋯ 126
  1 手技の実際⋯⋯⋯⋯⋯⋯⋯⋯⋯⋯⋯⋯⋯⋯⋯⋯ 126
    A 体外から見た完全体腔内 B-II 再建　126
    B 十二指腸と胃の切離　126
    C Treitz 靱帯の同定と空腸挿入孔の決定　127
    D 空腸挿入孔の作製　128
    E 胃挿入孔の作製　129
    F リニアステイプラーの挿入　130
    G リニアステイプラーによる胃空腸吻合　132
    H 共通孔仮閉鎖　133
    I 共通孔閉鎖　133
    J 空腸輸入脚の吊り上げ固定　134
    K 十二指腸断端の補強とドレーンの留置　134
  2 手技の利点と欠点⋯⋯⋯⋯⋯⋯⋯⋯⋯⋯⋯⋯⋯⋯ 134
  3 手技のポイントと注意点⋯⋯⋯⋯⋯⋯⋯⋯⋯⋯ 134
    A 空腸挿入孔の位置設定　134
    B 結腸前経路の逆蠕動風吻合　134
    C 空腸輸入脚の吊り上げ固定　134
    D 十二指腸断端の埋没補強　134
    E 緩みにくい体外結紮法　134

5 Roux-en-Y 法―リニア+手縫い　◎ DVD-16 ⋯⋯⋯⋯⋯⋯⋯⋯⋯⋯⋯⋯⋯⋯⋯⋯⋯⋯⋯⋯⋯⋯⋯ 137
  1 手技の実際⋯⋯⋯⋯⋯⋯⋯⋯⋯⋯⋯⋯⋯⋯⋯⋯ 138
    A 胃の切除　138
    B 空腸の切離　138
    C Y 脚の作製（空腸空腸吻合）　138
    D 腸間膜欠損部の閉鎖　140
    E 腸管の挙上　141
    F 胃空腸吻合　141
    G Petersen's defect の縫合　141
    H リークテスト　141
  2 手技の利点と欠点⋯⋯⋯⋯⋯⋯⋯⋯⋯⋯⋯⋯⋯⋯ 144

6 Roux-en-Y 法―リニア再建（β再建）　◎ DVD-17 ⋯⋯⋯⋯⋯⋯⋯⋯⋯⋯⋯⋯⋯⋯⋯⋯⋯⋯⋯ 145
  1 手技の実際⋯⋯⋯⋯⋯⋯⋯⋯⋯⋯⋯⋯⋯⋯⋯⋯ 145
    A ポート配置　145
    B 十二指腸の切離　145
    C 胃の切離　146
    D 残胃空腸吻合　146
    E 挿入孔の閉鎖と挙上空腸の離断　146
    F Y 脚の吻合　150
  2 手技の利点と欠点⋯⋯⋯⋯⋯⋯⋯⋯⋯⋯⋯⋯⋯⋯ 150

7 Roux-en-Y 法―リニア再建（順蠕動）　◎ DVD-18 ⋯⋯⋯⋯⋯⋯⋯⋯⋯⋯⋯⋯⋯⋯⋯⋯⋯⋯⋯ 153
  1 手技の実際⋯⋯⋯⋯⋯⋯⋯⋯⋯⋯⋯⋯⋯⋯⋯⋯ 153
    A 胃の切離　153
    B 空腸の切離　153
    C 空腸・胃の挿入孔の作製　154
    D ステイプラーの挿入　154
    E 共通孔の閉鎖　157
    F 空腸空腸吻合　159
    G 空腸空腸吻合の共通孔の閉鎖　160
    H 内ヘルニアの予防　160
  2 手技のポイントと特徴⋯⋯⋯⋯⋯⋯⋯⋯⋯⋯⋯⋯ 160

8 Roux-en-Y 法―リニア再建（逆蠕動） ◎DVD-19 162

1 手技の実際 162
- A 十二指腸の離断（術者：患者左側） 162
- B 胃の離断 164
- C Treitz 靱帯の確認 164
- D 空腸の離断，挙上空腸，Y 脚の作製 165
- E 挙上空腸断端へのリニアステイプラー挿入孔の作製 165
- F 残胃断端へのリニアステイプラー挿入孔の作製 166
- G 残胃空腸 1st stapling 166
- H 残胃空腸 2nd stapling：共通孔の閉鎖 166
- I 挙上空腸へのリニアステイプラー挿入孔の作製 167
- J Y 脚へのリニアステイプラー挿入孔の作製 167
- K 空腸空腸（挙上空腸・Y 脚）1st stapling 168
- L 共通孔閉鎖 168
- M 腸間膜欠損部の縫合閉鎖 169

2 手技の利点と欠点 169
- A リニアステイプラーを用いた体腔内吻合 169
- B 理想的な消化管吻合とは？ 170

各論　噴門側胃切除術後再建

1 手縫い食道胃吻合―ナイフレス自動縫合器による固定先行法 ◎DVD-20 174

1 手技の実際 174
- A ポート配置 174
- B 胃の切離 174
- C 食道の授動 175
- D 食道の切離 176
- E 残胃前壁の切開 176
- F 食道左側断端の開放 177
- G ナイフレス自動縫合器による食道左壁と残胃前壁の固定 179
- H 食道胃吻合 179
- I 噴門の形成 180

2 手技の利点と欠点 181

2 ダブルトラクト法，空腸間置法 ◎DVD-21 183

1 手技の実際①：ダブルトラクト再建 183
- A セッティング 183
- B 胃の切離 185
- C 食道の切離 185
- D 挙上空腸脚の作製 185
- E 食道空腸吻合 186
- F 空腸残胃吻合 186
- G 空腸空腸吻合 188
- H 腸間膜の閉鎖 188
- I ドレーンの留置 188

2 手技の実際②：空腸間置再建 188
3 手技のポイントと特徴 189

3 観音開き法 ◎DVD-22 190

1 術前準備 190
2 手技の実際 191
- A リンパ節郭清 191
- B 胃幽門側の切離 191
- C 食道の切離 191
- D 食道残胃吻合 192
- E ドレーン挿入 194

3 手技の利点と欠点 194

4 細径胃管を用いた再建法 ◎DVD-23 195

1 手技の実際 195
- A ポート配置と胃の授動 195
- B 食道の切離 195
- C 細径胃管の作製（体外操作） 196
- D 腹腔鏡下食道胃管吻合 197
- E 食道胃管吻合の共通孔の閉鎖 199
- F 食道・胃管密着縫合（on-lay 法） 199

2 手技のポイントと特徴 199

索引 201

付録 DVD について

　本 DVD は，本書『完全腹腔鏡下胃切除術　エキスパートに学ぶ体腔内再建法』の内容に準拠した映像を収載しています．総論 1〜3 を除く各項で解説されている手術の映像を収録しました．本書中，該当する項のタイトル付近に DVD マークとその番号（◎ DVD-n）を記しています．文章や写真だけでは理解しがたい手術操作などを動画でご確認ください．なお，本 DVD では音声は記録されておりません．あらかじめご承知おきください．

- 本製品は DVD-VIDEO 形式です．一般の DVD プレーヤーあるいは DVD-VIDEO の再生に対応したパーソナルコンピューターなどでご覧になれます．
- 本 DVD に収録されている動画の著作権は㈱医学書院または著作者に帰属します．本 DVD を無断で複製，放送，上映，レンタル（有償・無償を問わず）することは法律により禁止されています．
- 本 DVD は書籍の付録のため，ユーザーサポートの対象外とさせていただきます．

総論

1 胃切除後再建術式の変遷

◆ Billroth Ⅰ 法の登場

1881年1月29日，かねてから周到な準備を重ねてきた Theodor Billroth（1829〜1894：**図1**）は，弟子の Anton Wölfler（1850〜1917）らとともに胃癌患者に対して幽門側切除を実施し，絹糸による1層の漿膜筋層縫合で残胃と十二指腸を吻合して，約1時間半で手術を終えた[1]（**図2**）．進行胃癌であったが患者は耐術し，術後約4か月生存した．その死後，Jan Mikulicz-Radecki（1850〜1905）らが本手術（特に残胃十二指腸吻合）の成否を検証し，この吻合が完璧になされていたことを確認した[2]（**図3**）．しかし，再建術式として残胃の上半端に十二指腸を吻合していたため（"oralis superior" にしたため：**図2**），残胃の下方の盲端部分が囊状に拡張して通過障害をきたしていたことから（**図3**），後に吻合方式を "oralis inferior" に変更した．そして，これがいわゆる Billroth Ⅰ 法（B-Ⅰ）の原型となったのである．

この2年前の1879年にフランスの Jules-Émile Péan（1830〜1898：**図4**）が「その腕に物を言わせて」胃切除を敢行したが，さしたる術前準備もなかったこともあって，患者は術後5時間で死亡した．ただ，これを受けて，ドイツに対して強い対抗意識をもつフランスでは現在でも「Billroth 法」とは呼ばず「Péan 法」と呼んでおり（**図5**），あるフランスの外科学書[3]には "Gastrectomie des deux tiers anastomose gastro-duodenale selon Péan" と表記されている．

次いで1880年には，ポーランドの Ludwik Rydygier（1850〜1920：**図6**）が胃潰瘍患者に対して同じく胃切除を行っている[4]．しかし，周術期管理が十分でなかったこともあり，この患者は術後12時間で衰弱死した．再建に際しては，吻合方式を最初から "oralis inferior" にしていた（**図7**）．対象疾患に胃癌と胃潰瘍という違いはあったが，後に Rydygier は胃切除という手術術式の priority は自分にあると主張した．

なお，その当時，胃透視や内視鏡などの診断技術がなかったことから，胃疾患が疑われる際には，まず胃内洗浄によって事前に胃内容を排除したのちに「試験開腹」（Probelaparotomie）を行っていた．余談ながら，この危険な試験開腹に代わる診断法として，ドイツの Georg Kelling（1866〜1945）が動物実験に基づいてそのアイデアを思いついたのが「腹腔鏡」（Kölioskopie），すなわち今日の「腹腔鏡」（laparoscopy）である．なお，"laparoscope" という呼称は，はじめてヒトに臨床応用したスウェーデンの Hans Christian Jacobaeus（1879〜1937）によって提唱されたものである．

閑話休題．つまり，腹腔内検索によって診断を確定してから，たとえば胃癌とわかれば切除できるのか，バイパス手術に止めるのか，はたまた何もせずに閉腹するのかを決していたのである．なお，抗生物質がない時代に術後感染（特に腹膜炎）は致命的な合併症であったので，残胃と十二指腸を吻合する際には腸管内容が漏れないように，各自が独自に考案した鉗子を用いていた[5]（**図8**）．

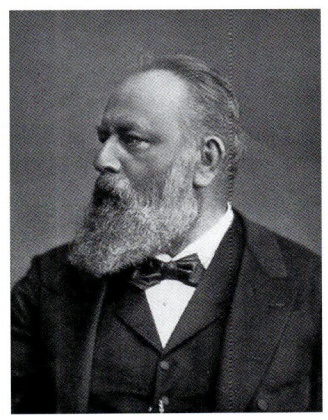

図1 Billroth

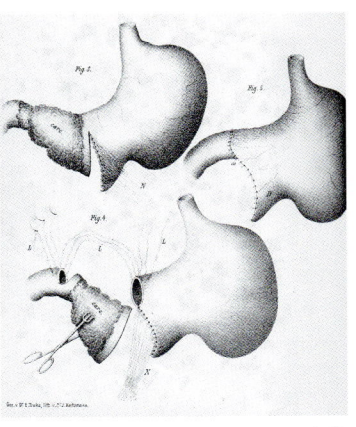

図2 最初の幽門側切除後再建術式の図解
（文献1のWölferによる手術報告より）

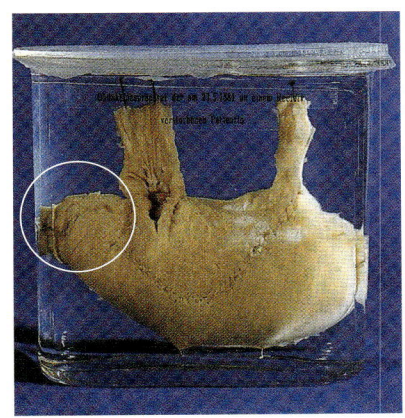

図3 剖検胃標本
○で囲んだ部分が嚢状拡張部．
（文献2のウィーン大学医学史博物館のガイドブックより）

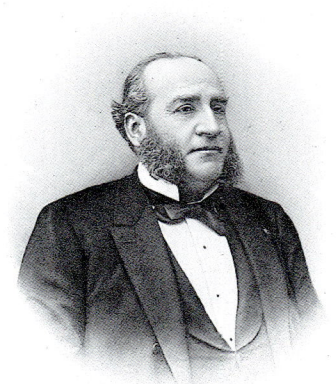

図4 Péan

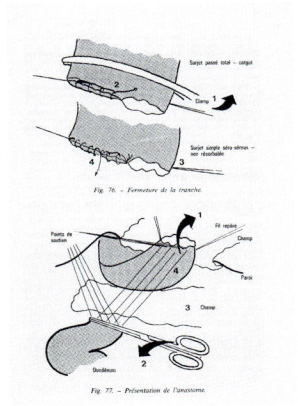

図5 フランスの外科学書に載っているPéan術式の図解（文献3より）

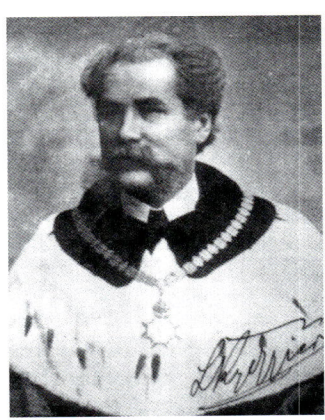

図6 Rydygier

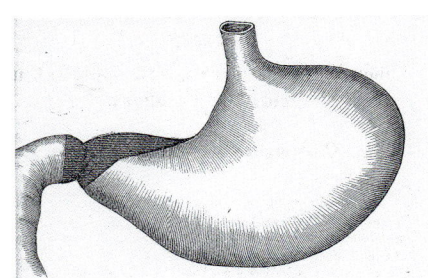

図7 Rydygierが行った残胃十二指腸吻合の図解（文献4より）

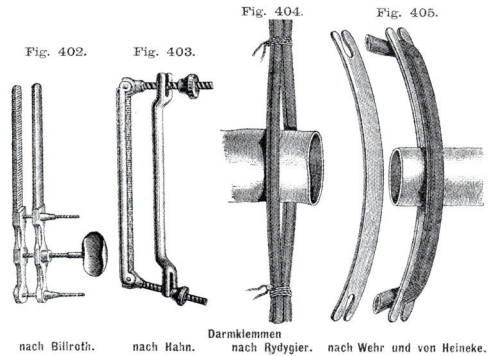

図8 当時使用されていた各種腸管把持鉗子
（文献5より）

1．胃切除後再建術式の変遷　3

Centralblatt
für
CHIRURGIE
F. König, E. Richter, R. Volkmann,
Achter Jahrgang.
№. 45. Sonnabend, den 12. November. 1881.

Gastro-Enterostomie.
Mitgetheilt von
Dr. Anton Wölfler,
Assistenzarzt an Prof. Billroth's Klinik.

Mit diesem Namen möchte ich eine Operation bezeichnen, welche ich am 28. September d. J. bei einem Kranken ausführte, der an einem inoperablen Karcinome des Pylorus litt.

Durch die Güte des Herrn Dr. Kauder's, Assistenten an Hofrath Bamberger's Klinik, wurde am 27. September d. J. in die Klinik des Herrn Prof. Billroth ein 38jähriger Mann, Michael Gold, gebracht, welcher seit einem halben Jahre an den Beschwerden eines Magenkrebses litt.

Der Kranke war sehr schwach und abgemagert, da er seit 3 Monaten den größten Theil der eingenommenen Nahrungsmittel erbrochen hatte; in der letzten Zeit vertrug er nur dann geringe Mengen von Flüssigkeiten, wenn ihm täglich einmal der beträchtlich dilatirte Magen ausgewaschen wurde.

Bei der Untersuchung in der Chloroform-Narkose fühlte man in der Regio pylorica eine citronengroße Geschwulst; der Umstand, dass dieselbe nach allen Richtungen noch vollkommen frei verschiebbar war, bestimmte mich, eine Probeincision auszuführen.

45

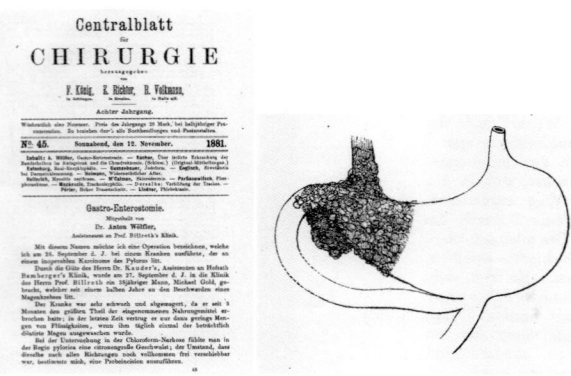

図 9　Wölfler が最初に行った "Gastro-Enterostomie" の原典と原図（文献 6 より）

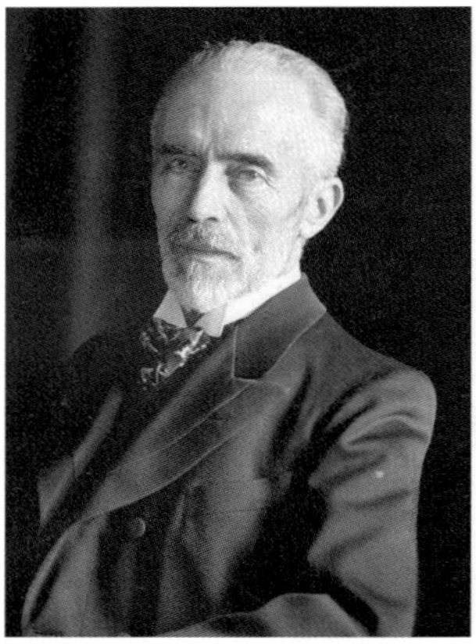

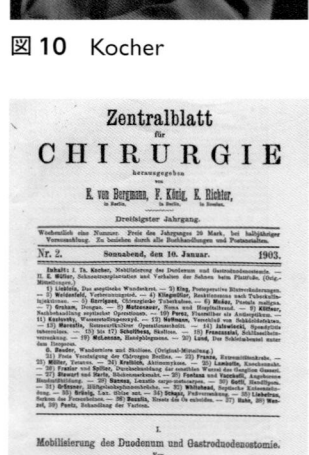

図 10　Kocher

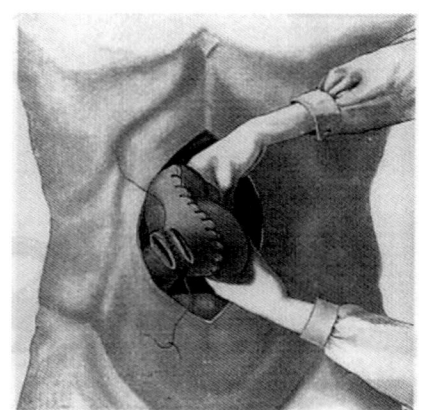

図 11　Kocher 法の図解（文献 7 より）

Zentralblatt
für
CHIRURGIE
E. von Bergmann, F. König, E. Richter,
Dreißigster Jahrgang.
Wöchentlich eine Nummer. Preis des Jahrganges 20 Mark, bei halbjähriger Vorausbezahlung. Zu beziehen durch alle Buchhandlungen und Postanstalten.
Nr. 2. Sonnabend, den 10. Januar. 1903.

I.
Mobilisierung des Duodenum und Gastroduodenostomie.
Von
Theodor Kocher in Bern.

Abgesehen von einigen völlig unbegründeten Angriffen gegen die von mir empfohlene Methode der Pylorusresektion mit folgender Gastroduodenostomie ist es wohl anerkannt, daß durch die letztere die bei weitem günstigsten Verhältnisse hergestellt werden für den Abfluß des Mageninhaltes. Es gibt kein Verfahren der Gastroenterostomie, bei welchem man so sicher alle Gefahr eines Rücktrittes von

2

図 12　「十二指腸授動術」の原典（文献 8 より）

2 Billroth Ⅱ法の登場

Billroth が胃癌に対して幽門側切除を行った同じ年（1881）に，Wölfler が「Billroth Ⅱ 法」（B-Ⅱ）の原型となる "Gastro-Enterostomie" を発表している[6]（**図 9**）．進行した幽門部癌のため通過障害をきたした患者に対して，胃の大彎に空腸を側々吻合したのである．そして，かねてからこの術式の実施を考えていた Billroth が 1885 年に，術前には全身状態があまりよくないので切除できないだろうと考えられていた患者に対して，まずバイパス手術として "Gastro-Enterostomie" を造設した．ところが，胃の大彎側寄りの前壁に空腸を吻合してみると，患者の全身状態が思いのほか良好で，かつ胃癌のほうも切除できそうなので，あとから「幽門側胃切除」を追加した．これが第 1 例目の B-Ⅱ法の真相である．なお，B-Ⅰ法・B-Ⅱ法という呼び方は，のちにスイスの外科医 Theodor Kocher（1841～1917：**図 10**）が提唱したものである．

胃切除後の B-Ⅰ型再建の術式に話を戻すと，Kocher は残胃の後壁に十二指腸端を吻合する B-Ⅰ型の再建法として，いわゆる「Kocher 法」を提唱している[7]（**図 11**）．従来法では残胃小彎側の縫合線と残胃十二指腸吻合部が直交する部位に縫合不全が起こりやすかったことから，この術式はそれを回避すべく考え出された術式である．そして，この部位を "Jammerecke"（嘆きの三角）と呼び，「この部位に縫合不全が起こりやすい」として，胃切除を行う外科医に注意を喚起した．なお，この方式で吻合すると，従来法よりも吻合部に張力がかかるようにな

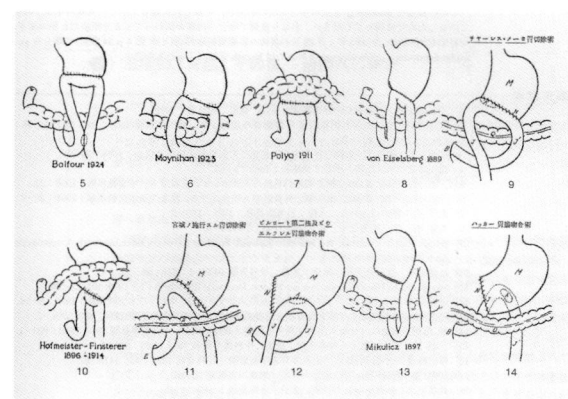

図13　B-Ⅱ型再建の諸法（文献9より）

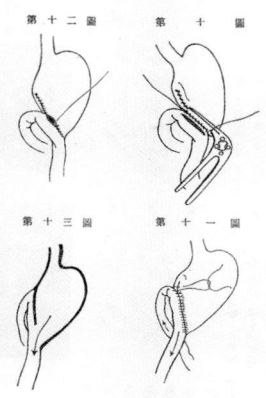

図14　「宮城法」の原図（文献11より）

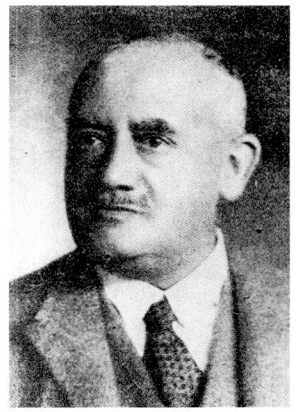

図15　Pólya

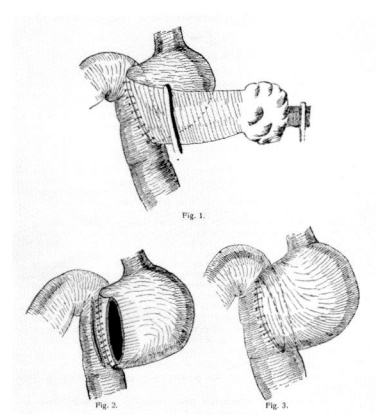

図16　「Pólya法」の原図（文献12より）

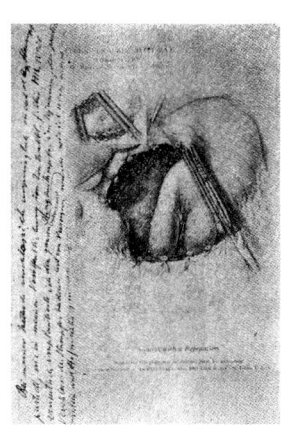

図17　Pólyaが宮城にしたためた一筆

るので，Kocherがこの張力を軽減するために導入したのが「十二指腸授動術」(Mobilisierung des Duodenum)[8]である(図12)．

その後，B-Ⅱ型再建法に関しては，空腸を残胃端の全体か，上端はたまた下端に吻合するのか，挙上する空腸脚を横行結腸の前にするのか後ろにするのか，さらに吻合を順蠕動性にするのか逆蠕動性にするのか，が検討されて，多くの外科医によりさまざまな術式が発表されてきた(図13)．

3　B-Ⅱ法の改良と定着

日本において開腹下に胃切除が行われていた時代，B-Ⅱ型再建法としてよく行われていたのは，その変法も含めて日本発の「宮城法」[9,10]であろう．この再建術式は，日本における胃癌外科治療の先駆者であった九州大学外科学の三宅 速教授の弟子であった宮城 順が考案した再建手術術式であり，"Gastrojejunostomia termino-lateralis oralis inferior"と表記される．細かい点を付け加えると，後横行結腸経由で空腸を持ち上げてから，輸入脚への内容流入を防止するために輸入脚を残胃の小彎側に数針，吊り上げ固定するものである[11](図14)．

この再建術式は，ハンガリーのEugene Pólya(1876〜1944：図15)が創始した「Pólya法」(Gastrojejunostomia termino-lateralis totalis)[12]の短所を改良したものであった(図16)．すなわち，Pólya法では残胃端の全体に空腸を吻合するため，食物が輸入脚側に流れ込んでいき，いわゆる「輸入脚症候群」が起こりやすかった．そこで，宮城は輸入脚を数針

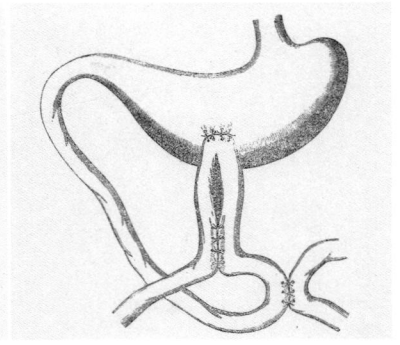

図18 「Braun 吻合」の原典と原図（文献13より）

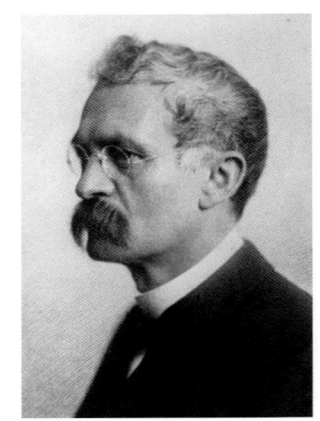

図19 Roux

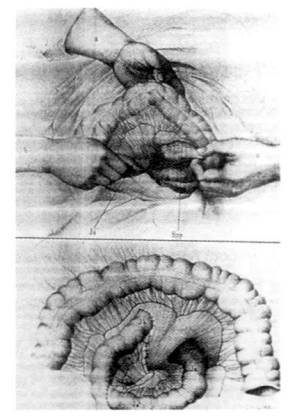

図20 「Roux-en-Y 吻合」の原図（文献14より）

吊り上げることでこれを防止しようとしたのである．さらには，宮城はこの点にこだわって，戦前にこれらの術式の違いを確認するため，わざわざハンガリーまで Pólya に会いに行って，自分の術式の priority を認めさせて一筆入れさせている（図17）．なお，その独語文の和訳は以下の通りである．「私（Pólya）の方法は残胃全体に空腸を端側にするものであり，残胃の小彎側を縫縮して残胃端の下方側に空腸を端側に吻合する術式は Krönlein や Hoffmeister らが始めたものである」

ちなみに，Pólya は "Billroth of Budapest" とも称され，ハンガリーにおいては「Petz 式吻合器」にその名を残す Aladár von Petz（後述）とともにその名を知られた外科医であった．また，フランスでは今日でも B-Ⅱ型再建法を，B-Ⅰ型再建法の場合と同じように「Billroth 法」ではなく「Pólya 法」と呼んでおり，フランス語では "Gastrectomie des deux tiers anastomose gastro-jejunale selon Pólya" と表記されている．

B-Ⅱ法に関して，もう一点言及しなければならないのが「Braun 吻合」である（図18）．これはドイツの Heinrich Braun（1847〜1911）が，バイパス手術として行った胃空腸吻合後に起こる「悪循環」やB-Ⅱ型再建後に生じやすい「輸入脚症候群」の防止のために考案した術式である[13]．

4 Roux-en-Y 吻合の登場

今日，腹腔鏡下幽門側胃切除術（LADG）後の体内での再建には，内視鏡下外科手術仕様の器械吻合器を用いる "Roux-en-Y" 吻合が多用されているが，これを創始したのがスイスの外科医 César Roux（1857〜1934：図19）である．Roux は幽門部で通過障害をきたした患者に対して，Treitz 靱帯から20〜30 cm の部位で切離した空腸の遠位端を横行結腸間膜を通して頭側に挙上し，胃の後壁に側端に吻合したのである[14]（図20）．しかし，この吻合では胃酸度が高い場合には高頻度に吻合部潰瘍を生じることから，一時的に廃れてしまった．その後，消化器外科学が進歩するのに歩調を合わせるようにその有用性が見直されていき，今日は消化器外科手術に際して Roux-en-Y 吻合なくしてその後の再建が考えられないほどの重要な術式となっている．なお，北野正剛教授らが最初に行った腹腔鏡下幽門側胃切除術後の再建は，B-Ⅰ型の残胃十二指腸吻合であった．

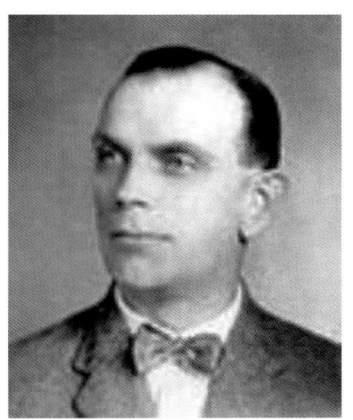

図 21　Petz

VI.

Aus der Chirurgischen Abteilung des Städt. Krankenhauses zur Heiligen Dreifaltigkeit in Györ (Ungarn). Dir.: Dr. Aladár v. Petz.

Zur Technik der Magenresektion[1]. Ein neuer Magen-Darmnähapparat[2].

Von

Dr. Aladár v. Petz,

Chefarzt.

Bei sämtlichen Operationen des Magen-Darmkanals, in deren Verlauf zur radikalen Exstirpation eines malignen Tumors oder aus anderen Gründen die

1 Vorgeführt am VIII. Ungarischen Chirurgenkongreß, Budapest, Sept. 1921.

2 Das alleinige Herstellungsrecht für den Magen-Darmnähapparat ist der A. G. für Feinmechanik vorm. Jetter & Scheerer in Tuttlingen in Württemberg übertragen. Genannte Firma liefert aber nicht unmittelbar an die Herren Ärzte, sondern nur an Wiederverkäufer. Der Magen-Darmnähpräparat ist in allen einschlägigen Fachgeschäften unter Hinweis auf die Äskulap-Garantiemarke: eingetragene Warenzeichen erhältlich.

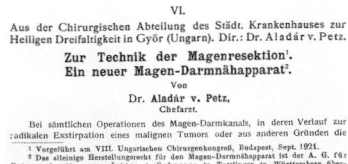

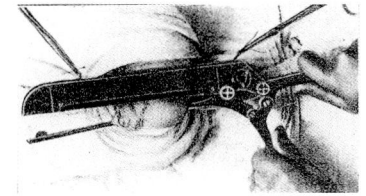

図 22　「Petz 吻合器」の原典と原図
（文献 15 より）

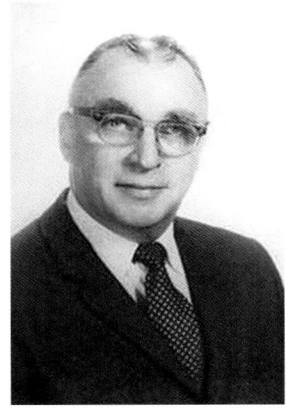

図 23　Ravitch

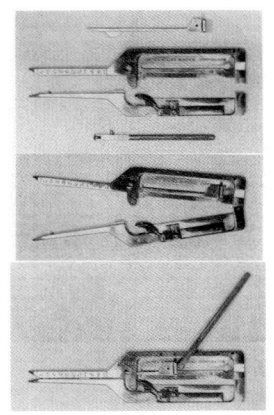

図 24　分離型「GIA」の原型
（文献 16 より）

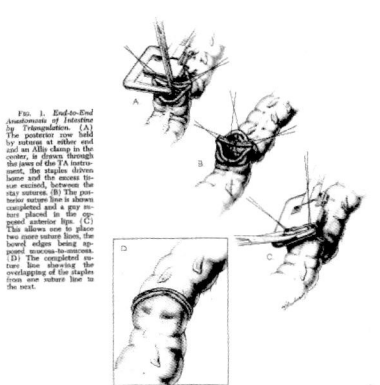

図 25　「三角吻合」の提唱
（文献 17 より）

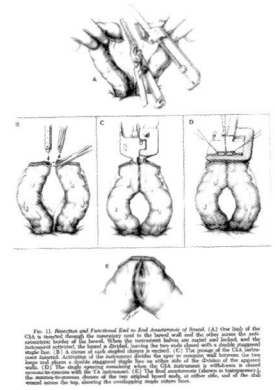

図 26　「機能的端々吻合」の提唱
（文献 17 より）

以上が，開腹下に胃癌や胃潰瘍に対して胃切除を行っていた先人たちが，合併症を減らそうと，また，手術成績を向上させるべく悪戦苦闘しながら編み出してきた，胃切除後の再建術式の開発と改良の歴史である．これらを礎にして今日の腹腔鏡下胃切除手術が進歩してきたということを肝に銘じつつ，以下に腹腔鏡下手術の進展を後押ししてきた「器械吻合器」の開発と改良の歴史について述べる．

5 器械吻合器の登場

A リニアステイプラーの歴史

1924 年ハンガリーの外科医 Aladár von Petz（1888〜1956：**図 21**）が，Hültl が開発していた器械吻合器の改良型を“neuer Magen-Darmnähapparat”として発表し[15]，これがいわゆる“linear stapler”（リニアステイプラー）の嚆矢となった（**図 22**）．

その後，ドイツの Friedrich やロシアの Androsov（後述）らが改良型を発表したが，この方面で最も大きく貢献したのがアメリカの Mark M. Ravitch（1910〜1989：**図 23**）である．1950 年代のロシアにおける器械吻合器開発の現状を目の当たりにした Ravitch は帰国後すぐに精力的に器械吻合器の改良に取り組むようになり，その道の第一人者となった．分離型（**図 24**）やステイプルカートリッジ交換型の GIA（gastrointestinal anastomosis）[16]や EEA（entero-entero anastomosis）を開発したのも Ravitch であ

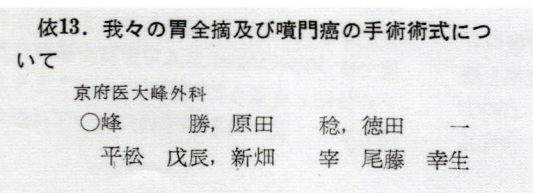
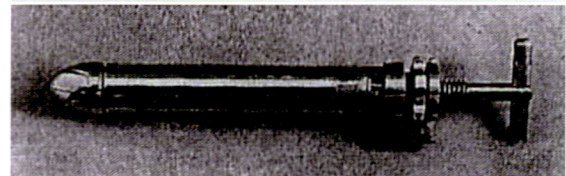

図27 「峰式吻合器」の原典と原図（文献18より）

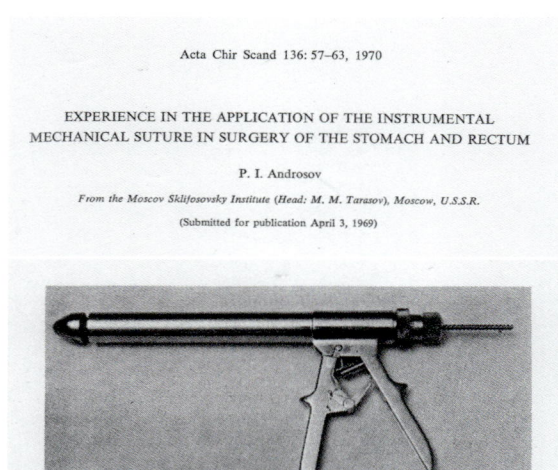

図29 Androsovの"suture gun"の原典と原図
（文献19より）

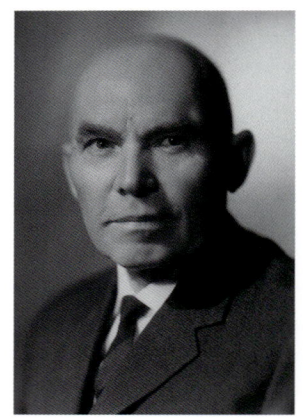

図28 Androsov
（サンクト・ペテルブルグ大学外科のSergey Varzin教授より提供）

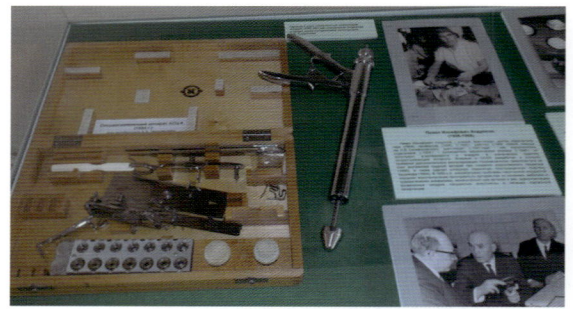

図30 ロシアにおけるAndrosov顕彰状況
（サンクト・ペテルブルグ大学外科のSergey Varzin教授より提供）

り，さらにTA（thoraco-abdominal）を用いた「三角吻合」[17]（図25）やリニアステイプラーを用いた「機能的端々吻合」（functional end-to-end anastomosis：図26）など，現在多くの消化器外科医が愛用している新しい吻合法を創案している．

B サーキュラーステイプラーの歴史

1958年に京都府立医科大学外科の峰 勝教授は日本外科学会において，新機軸の器械吻合器を胃全摘後の食道空腸吻合に応用した手術成績を発表した[18]．これこそ峰教授が「筒状になったPetzのような吻合器」と表現した吻合器であり（図27），その後の"circular stapler"（サーキュラーステイプラー）の走りとなった．ところが，峰教授があえてpriorityを唱えずにいたところ，ロシアのPavel Iosifovich Androsov（1906〜1969：図28）がこれにヒントを得て，1970年にいわゆる"suture gun：PKS 25"と呼ばれる吻合器を発表[19]したのである（図29）．これまでAndrosovは「峰式吻合器」から重要なヒントを得て"suture gun"を考案したとされていたようだが，実際は，以前から消化管吻合器の改良に取り組んでいたAndrosovは，1950年代には独自に「血管吻合器」を完成させて，切断肢の再装着や遊離空腸茎移植の際の血管吻合に臨床応用しており，消化管吻合に用いる"suture gun"を創案するに至る十分な下地があったといえる（図30）．

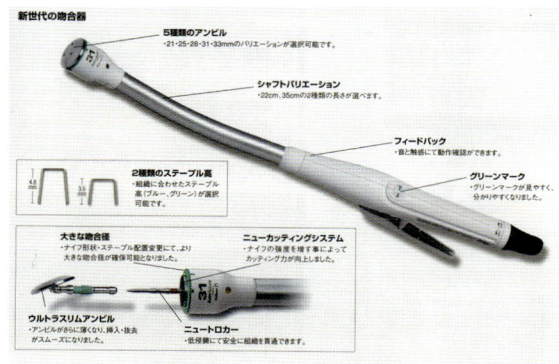

図 31　EEA "circular stapler" の改良
(コヴィディエン社のカタログより許可を得て転載・改変)

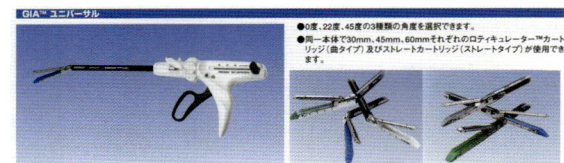

図 32　内視鏡下手術仕様の器械吻合器の開発
(コヴィディエン社のカタログより許可を得て転載・改変)

　その後，サーキュラーステイプラーにはシャフトに彎曲が加えられたり，アンビルが着脱式になったり，さらにアンビルヘッドがファイア後にティルトして抜けがよくなるなどさまざまな工夫が加えられていった（図31）．従来の開腹下胃手術においてもその利便性が増していき，腸管吻合における確実性・安全性の向上，手術時間の短縮や手術侵襲の軽減などに大いに貢献した．

　以上で述べてきたように，開腹下手術において器械吻合器の有用性が認められて広く普及してくると，腹腔鏡下手術の進展と歩調を合わせるように，それらは内視鏡下仕様となってさらなる改良が進められていった（図32）．その結果として，本書においてその道の「マイスター（達人）」が詳しくその奥義を紹介する手術が可能になったといえよう．

　最後に，先人たちのさまざまな創意工夫と器械吻合器の開発・改良，さらにはそれらの内視鏡下手術仕様への改良が今日の腹腔鏡下手術の隆盛をもたらしたということを再度強調して本項の締めとしたい．

文献

1) Wölfler A：über die von Herrn Professor Billroth ausgeführten Resectionen des Carcinomatösen Pylorus. Wien, Wilhelm Braumüller, 1881
2) Institut für Geschichte der Medizien der Unversität Wien. Wien, 1999
3) Boissel P：Chirurgie digestive. Paris, Masson, 1987
4) Rydygier L：Üeber Magenresektion mit Demonstration von Präparaten. Arch klin Chir 26：731-743, 1881
5) von Esmarch Fr, Kowalzig E：Chirurgische Technik：Operationen und Kopf, Hals und Rumpf. Kiel/Leipzig/Verlag, Lipsius und Tisher, 1899
6) Wölfler A：Gastro-Enterostomie. Zbl Chir 45：705-708, 1881
7) Kocher T：Chirurgische Operationslehre. Jena, Gustav Fischer, 1892
8) Kocher T：Mobilisierung des Duodenum und Gastroduodenostomie. Zbl Chir 2：33-42, 1903
9) 高橋 孝：胃癌外科の歴史．医学書院，2011
10) 宮城 順：胃切除ノ一変法ニ就テ．日外会誌 29：787-799, 1928
11) 宮城 順：再ビ胃切除ノ一変法ニ就キテ．日外会誌 30：785-792, 1929
12) Pólya E：Zur Stumpfversorgung nach Magenresektion. Zbl Chir 26：892-894, 1911
13) Braun H：Ueber Gastro-Enterostomie und gleichzeitig ausgeführte Entero-Anastomose. Arch klin Chir 45：361, 1892-1893
14) Mason GR：Perspective a Century Later on the "Ansa en Y" of César Roux. Am J Surg 161：262-265, 1991
15) Petz A：Zur Technik der Magenresektion. Ein Neuer Magen-Darmnähapparat. Zbl Chir 51：179-188, 1924
16) Ravitch MM, Rivarola A：Enteroanastomosis with an automatic instrument. Surgery 59：270-277, 1966
17) Ravitch MM, Steichen FM：Technics of staple suturing in the gastrointestinal tract. Ann Surg 175：815-837, 1972
18) 峰 勝，原田 稔，須田 一，他：我々の胃全摘及び噴門癌の手術術式について．日外会誌 66：1070-1072, 1965
19) Androsov PI：Experience in the application of the instrumental mechanical suture in surgery of the stomach and rectum. Acta Chir Scand 136：57-63, 1970

〈佐藤 裕〉

2　胃切除後再建術に必要な手縫い吻合，縫合法 —アートな世界

　筆者は減量外科（肥満外科）を主として行っていますが，実は減量外科こそ体腔内再建の元祖です．1994年にWittgroveらによって世界ではじめての腹腔鏡下Roux-en-Y胃バイパス術が行われましたが，筆者の知る限りではこれがはじめての体腔内再建ではないかと思います．

　筆者自身は2002年に腹腔鏡下胃バイパス術を行いましたが，それがはじめての体腔内再建であり，2003年には胃癌に対しての幽門側胃切除，体腔内R-Y再建を行っています．その後，胃癌領域では噴門側切除では食道残胃吻合，空腸置換術，胃全摘ではoverlap法，食道空腸手縫い縫合などを行っています．上部消化管に関しては，小開腹から操作をして……という「腹腔鏡補助下」の手術は2003年以降は全く行っていません．なぜなら，体腔内再建のほうが「安全で，早くて，楽」だからです．

1　腹腔鏡のほうが安全で早くて楽⁉

　減量手術は重症肥満の患者に対して行われる手術です．ご存知のように，肥満患者に対する手術は，痩せている人や正常体重の人に比べると，開腹，腹腔鏡ともに難易度が高くなります．

　減量手術に関しては，開腹手術よりも腹腔鏡下手術のほうが手術死亡率が低くなることがわかっています[1]．通常の手術では腹腔鏡と開腹とでは死亡率の差がないので，「腹腔鏡でもできる」ということになりがちです．しかし，減量手術を受けるようなクリティカルな患者群で手術を行えば，腹腔鏡下手術のほうが安全であるということです．すなわち，創が小さいとか，痛みが小さいとかの問題ではなく，手術で最も大事なことの1つである安全性の追求という面でも腹腔鏡のほうがよいということがわかります．

　腹腔鏡は，縫合の手技が困難であり，時間もかかる，開腹で行ったほうが早いと思われがちです．確かにラーニングカーブにある段階ではそうかもしれませんが，それを乗り越えてしまえば，開腹・閉腹の手間がないこと，また，視野がよくなること，限られた空間内のみで手術が完結することなどによって開腹よりも早く，楽にできます．郭清のみでなく吻合・再建に関しても腹腔鏡のほうが小開腹をして視野の悪いところで行うよりは「安全で，早くて，楽」にできます．

2　手縫い吻合の基本

　手縫い吻合の実際に関しては，また各論で詳しくお話ししますが，本章ではそれを成立させるための基本に関してお話をします．

　最も大事なことは，「やりやすい環境を作ること」です．腹腔鏡に限らず，手術で最も大事なことの1つは術野展開です．腹腔鏡で苦労している人の手術をみると，ほとんどの場合術野展開が不十分で，自らやりづらい状況を作って，そのなかで苦労しています．反面，本当に上手い人の手術をみると，何の苦もなく行っていて，自分でも簡単にできそうな錯覚におちいります．自分がやりやすい術野を作るこ

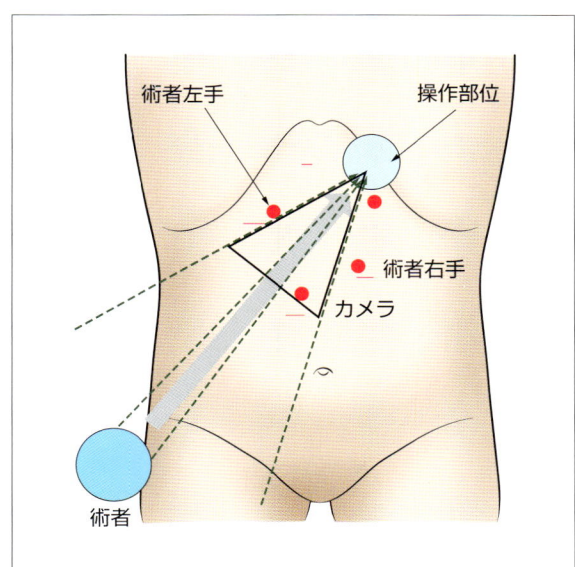

図1　Co-axis theory ①

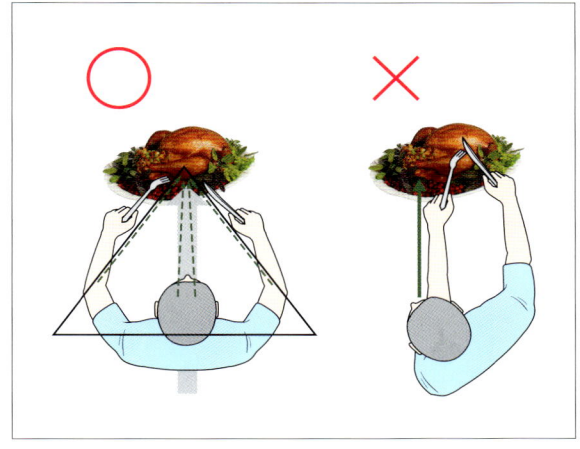

図2　Co-axis theory ②

とがまず大事なこととなります．

　それでは，吻合がやりやすい状況とはどんなものなのでしょうか？　一般的には，co-axialな状況に持ってきたほうが縫合はやりやすくなります．カメラが術者の中心線から出て，その両側から術者の手が出るという状況です（**図1**）．そして，モニターはカメラからまっすぐの場所に置きます．これは，日常生活では当たり前に作っている状況です（**図2**）．だれも食事をするときに顔が横を向いて，両手が横から出ている（para-axialな状況）食べ方はしないですよね？　手術も一緒です．最も自然で，ストレスのかからない状況で手術をするのが最も簡単にできる方法です．

　対象となる組織の位置も重要となります．腹腔鏡下手術は鉗子の入る位置は変えることはできませんが，幸い消化管手術では臓器は動かせることが多いです．そのため，操作をする部位を行いやすい位置，方向に動かすことができます．これを"move the ground"と言います．この考え方を理解することによって体腔内再建は飛躍的に行いやすくなります．

　筆者は日本内視鏡外科学会の縫合結紮講習会のインストラクターですが，そこで教えていることの中心は結紮です．結紮は基本中の基本であり，できなければ次に進むことがままならないものではありますが，結紮自体は吻合・再建のなかではほんの一部にすぎません．むしろ30分の再建時間であったら，結紮している時間は1〜2分だと思います．残りの時間は縫合に費やしています．

　縫合のなかで重要な位置を占めているのが「運針」です．実はこの「運針」が本当に奥が深い．上手な人と達人（私はまだここに至っていないので，筆者の尊敬する先生のことです）との差はこの運針に出てきます．

　運針は「針を摑む→組織に針を通す→針を抜く→糸を引っ張る→針を摑む」という動作の繰り返しです．その1つひとつをどれだけ無駄なくできるかが重要になってきます．この一連の動作が流れるように行えることを意識しなければなりません．これらの動作を無駄なく行うためには，針の大きさや糸の長さ，使う鉗子を一定にしておかなければなりません．筆者は消化管吻合においては，針は26 mm SH，糸は3-0バイクリル®を多用し，長さは単結節では12 cm，連続縫合では18 cmを基本としています．そのため，器械出しの看護師には定規を準備してもらい，正確に長さを測って糸を出してもらいます．1 cm長さが違って出てくると違和感を覚えるくらい，体にしみ込んでいます．

　実は，持針器に関しては特に強いこだわりはありません．しかし，非利き手である左手の鉗子に関しては強いこだわりをもっていて，外国に手術に行く

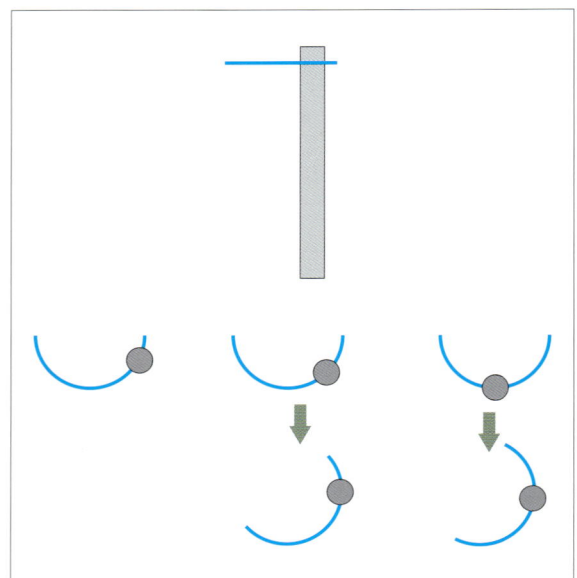

図3 針を持つ位置（●）

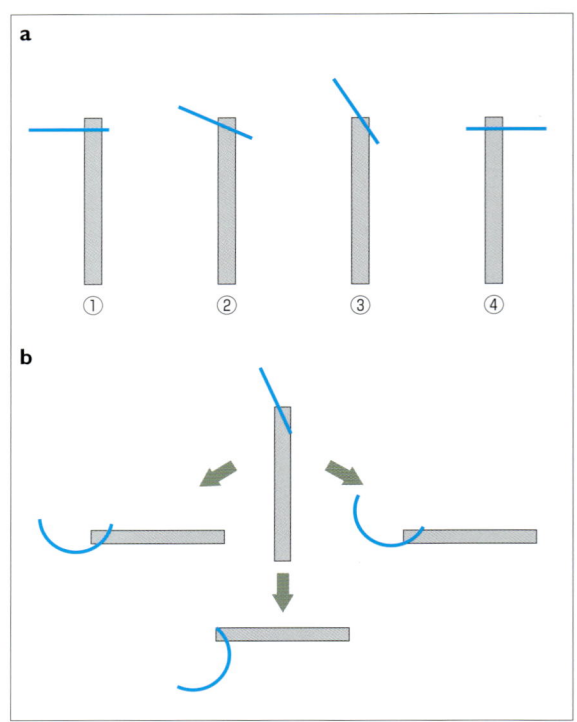

図4 針と持針器の角度

ときには必ず持参します．左手の鉗子は，糸が滑らないような面をもち，組織を把持しても損傷しづらく，長く使っていても手・指がしびれず，ラチェットが付いていないことが重要です．持針器も鉗子も個人で最もしっくりくるものを選ぶことが大事です．

3 手縫い吻合の実際

A 針を摑む

　一口に針を摑むといっても，決して簡単ではありません．それは，針をよい状態で摑むことにはいくつもの因子がかかわってくるからです．まずは，針のどこを摑むか？　という問題があります．針の摑む部位によって，運針の角度（手首のひねり具合），組織を通したときの針の出方などが変わってきます（図3）．

　また，持針器に対して針をどの角度で持つか？ということも大きな問題となってきます（図4a）．組織との角度によっては，かなりの鈍角で持たなければならないこともあります．筆者は一般的には90度よりやや開いた角度で持つことが多いですが

（図4a②），逆針（図4a④）や持針器にほぼ水平に持つこと（図4a③，図4b）などもあります．手術中にどの角度で持つことがよいのかを瞬時に判断して針を摑むことが重要になります．針を持つコツはいくつもありますが，なかなか言葉では説明できませんので，advanced suturing コースなどの hands on コースに参加されることをお勧めします．

B 組織に針を通す

　針を通すときに重要となってくるのが，"move the ground" です．組織を適切に動かすことによって，針の角度と組織の角度を合わせて，適切な深さに針を通すことができます．しっかりと手首をひねって組織に垂直に針を入れて，針の彎曲に合わせた無理のない運針をすることが重要です．そのためには，持針器を軸としてひねるのではなく，持針器の head 全体を動かす意識が必要となります．針を通す際には，針先から組織の硬さを感じ取り，しっかり十分な深さに針をかけることが重要です．また，針のどこを摑むかによって，組織を通したあと

に出ている針の長さが変わってきますので，次の針を抜くという操作にも影響してきます．

C 針を抜く

針を抜くときは，右手の持針器で針を持って抜いても，左手の鉗子で持って抜いてもどちらでもよいと思います．私はできるだけ無駄を省くために，左手で持って抜くことが多いですが，その際は左手の鉗子を針の彎曲に沿って円を描くように意識して動かす必要があります．利き腕の右手だとそれができるのですが，左手は意識しないと円滑に動かせないことが多いので，そこがポイントとなります．

D 糸を引っ張る（組織を締める）

針を抜いたあとは，組織をしっかりとくっつけるように糸を持って引っ張ります．この際，糸のどの部分を持つかで余分な動作が必要となるか，必要なくなるかが決まります．次の針を持つ動作と，糸を引っ張って締める操作が1つの操作でできることが理想的です．

A〜Dの4つの動作を流れるように行えば，縫合操作も開腹手術よりも早く，美しくできるようになります．言葉で言うのは簡単ですが，それができるようになるためには，長い時間をかけてドライボックスでトレーニングを行う必要があります．

4 Back to the suture

外科医になりたてのときを思い出してください．暇さえあれば糸をさまざまなところに結びつけて結紮の練習をしていたと思います．カンファレンスルームの椅子だったり，自分の車のハンドルだったり，結紮の練習を繰り返した糸でいっぱいだったのではないでしょうか．ほとんど無意識に結紮ができるようになるまで練習していたはずです．でも，腹腔鏡でそこまで練習していますか？ ほとんどの人はそこまで練習をしていないと思います．その状態で，「難しい」「できない」と言って避けてしまっているだけです．きちんと練習すれば，ほとんどの人ができるようになるはずです．

筆者も，今も尊敬しているアメリカの先生による吻合を手縫いで行う腹腔鏡下胃バイパス術を最初に観たときには，自分には到底そんな手術はできないと思いました．しかし，落ち込んで諦めかけた筆者にその先生がおっしゃったことは"All you need is to practice"でした．その言葉を信じて続けてきたことで，現在では筆者も世界各地で手術をするようになり，日本ではじめてのこととなる日本からアメリカへのライブ手術中継をすることができました．

現在は「難しい」「不可能」と思われている完全腹腔鏡下の再建も練習次第ではできるようになります．Sutureは外科の基本的手技で必須項目です．たとえ腹腔鏡下であっても，そこから逃げたら進歩はありません．もう一度，手術の基本に立ち返って，腹腔鏡下のsutureを考えてみてください．今，日本の内視鏡外科に必要なことは"Back to the suture"です．

外科学において「サイエンス」と「アート」の2つは両輪であり，そのどちらかが機能しなくなったら進まなくなります．外科医である限りは，自らの技術を磨くことなしに進歩はありません．「アート」の部分の重要性を再検討してみてください．

文献

1) Buchwald H, Estok R, Fahrbach K, et al：Trends in mortality in bariatric surgery：A systematic review and meta-analysis. Surgery 142：621-632, 2007

（笠間 和典）

3 リニアステイプラーとサーキュラーステイプラーの特徴・使い方

胃癌に対する腹腔鏡下手術において，最近は「補助下再建」から「体腔内再建」へのムーブメントが著しい．その利点は，整容面よりむしろ，肥満など患者の体型に左右されない一定の再建が可能なことであろう．筆者はこれまで多くの体腔内再建を経験し，いくつかのトラブルにも遭遇してきた．体腔内再建を成功させるために必須なテクニックは何かと聞かれれば，筆者ならば，①ステイプラーを空間で使いこなすこと，②内視鏡下縫合・結紮ができること，の2点だと答える．ステイプラーを使いこなすためは，現在販売されている2社の製品それぞれの特徴，長所，メカニズムをよく理解しておくことが重要である．

本項ではこれらに焦点を絞り，初心者にも理解できるように解説する．内視鏡外科手術には「弘法筆を選ばず」は当てはまらず，外科医は知識をもとに最適なステイプラーを選ぶ必要がある．

1 ステイプラーの基礎知識

ステイプラーは文字どおり組織を金属ステイプルで縫合しながら，その中間をナイフで切離する器械である．金属ステイプルは「コ」の字でカートリッジに装着されており，最終的に圧縮・閉鎖され，「B」の字になることで組織を縫合する．もともとのステイプルの針の高さや「B」字形成後の高さはカートリッジによって異なるため，どのカートリッジを選択するかが安全な縫合を行うために重要である．

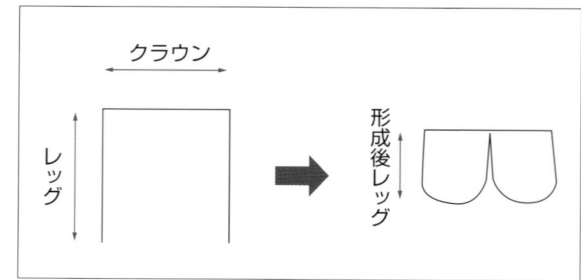

図1 ステイプル形成前後の模式図

まずは本項で用いるステイプルに関する用語の説明を示す（**図1**）．組織の厚さは臓器・浮腫の有無など状況によってさまざまであり，もちろん個人差もある．外科医は知識と経験に基づいて，その場で最適なカートリッジを判断する必要がある．

2 リニアステイプラー

リニアステイプラーは胃切除の体腔内再建において最も頻用されるデバイスである．胃切離，overlap式の側々吻合，機能的端々吻合（functional end-to-end anastomosis），共通孔や断端の閉鎖など，リニアステイプラーが活躍する場面は多い．したがって，リニアステイプラーを空間でうまく使いこなすことが体腔内再建エキスパートへの道である，と言っても過言ではない．

現在販売されている2社製品（**図2，3**）の特徴・スペックを示す（**表1**）．ECHELON FLEX™（エチコン社）のメカニズムにおける最大の特徴は，把持

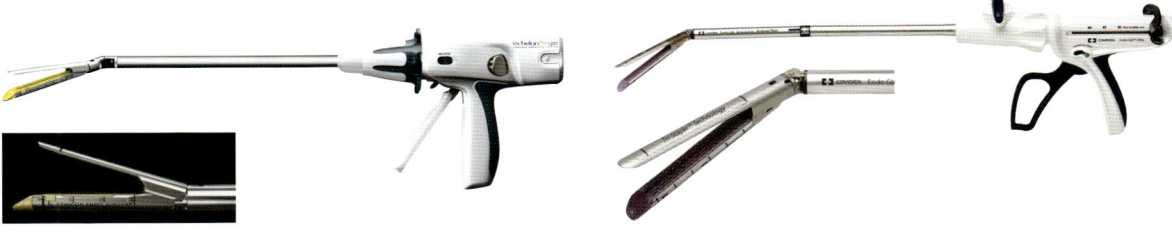

図2 powered ECHELON FLEX（エチコン社より提供）　　図3 Endo GIA Tri-Staple（コヴィディエン社より提供）

表1　各リニアステイプラーの特徴・スペック

商品名	ステイプルライン	ステイプル列	ステイプル素材	ナイフ装着部位	カートリッジ交換可能回数
ECHELON FLEX	45, 60	6列	チタン合金	本体側	12回
Endo GIA Tri-Staple	30, 45, 60	6列	純チタン	カートリッジ側	25回

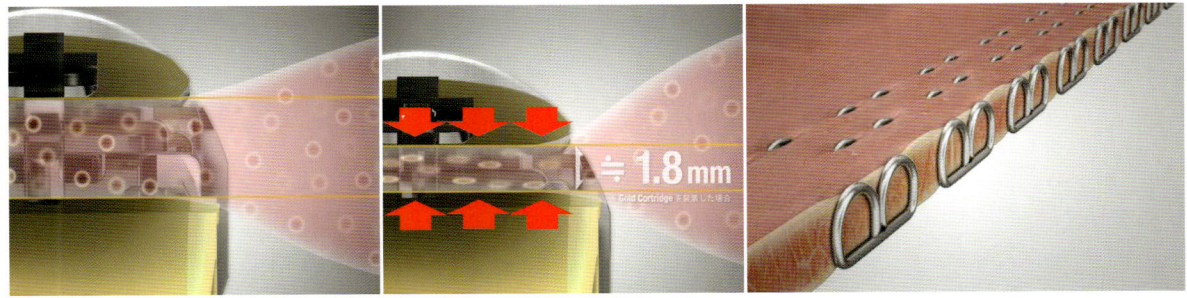

図4　ECHELONの先行圧縮機構のイメージ（エチコン社より提供）

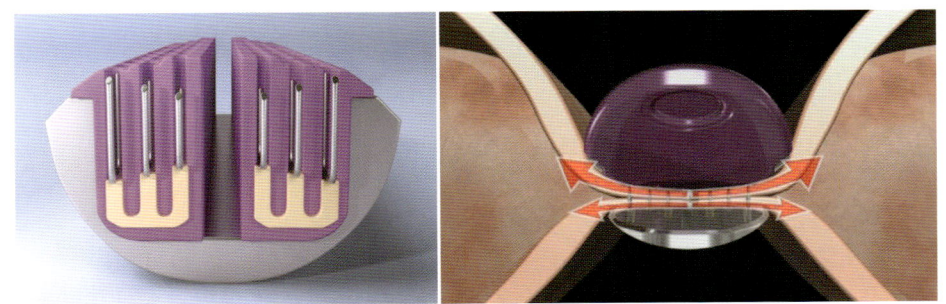

図5　Endo GIA Tri-Staple の Tri-Staple Technology のイメージ
　　（コヴィディエン社より提供）

した際に組織を圧縮しステイプル前に均一化してくれる点（先行圧縮機構）である（**図4**）．一方，Endo GIA™ Tri-Staple™（コヴィディエン社）の最大の特徴は，組織をカートリッジ内側（ナイフ側）から横方向に逃がすように圧縮し，3段階の高さの異なるステイプルを打針していく Tri-Staple™ Technology を採用していることである（**図5**）．
　カートリッジの色は両製品で異なる．それぞれのカートリッジ別スペックを示す（**表2**）．また，メーカーの推奨，そして筆者の経験をもとに作成したカートリッジ選択チャートを示す（**図6**）．ただし，これは一般的指針であり，その場における状況判断が不可欠である．浮腫で腸管壁が厚いこともあるし，同じ胃壁でも体上部に比べると前庭部の壁は分厚い．組織を切離するナイフは，ECHELON FLEX では本体側に装着されているが，Endo GIA Tri-Sta-

3．リニアステイプラーとサーキュラーステイプラーの特徴・使い方　　15

表2 各リニアステイプラー・カートリッジのレッグ長

商品名	カートリッジ色	ステイプルレッグ長	形成後レッグ長
ECHELON FLEX	ホワイト	2.5 mm	1.0 mm
	ブルー	3.5 mm	1.5 mm
	ゴールド	3.8 mm	1.8 mm
	グリーン	4.1 mm	2.0 mm
Endo GIA Tri-Staple	グレー	2.0 mm	0.75 mm
	キャメル	2.0/2.5/3.0 mm	0.75/1.0/1.25 mm
	パープル	3.0/3.5/4.0 mm	1.25/1.5/1.75 mm
	ブラック	4.0/4.5/5.0 mm	1.75/2.0/2.25 mm

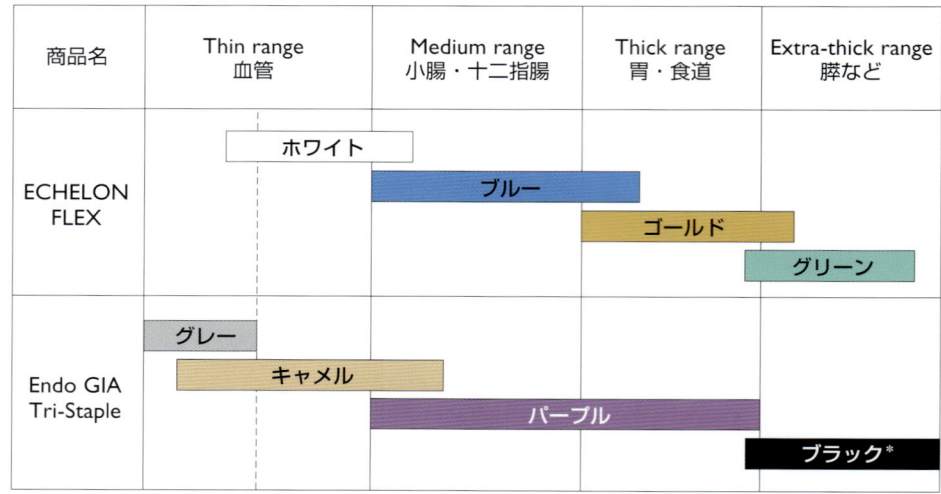

図6 リニアステイプラーのカートリッジ選択チャート
＊：Endo GIA Tri-Staple のブラックカートリッジは径 15 mm，そのほかは径 12 mm である．

ple ではカートリッジ側に装着されているため，ファイアごとに新しいナイフが使える．このため，メーカー推奨のカートリッジ交換回数に相違がある（表1）．しかし，通常の胃切除でこの回数をオーバーすることはまずないであろう．

　現在は2製品とも改良が加わり，ほとんどの操作はワンハンドで行える．ともに45度までの先端屈曲が可能であるが，操作方法が異なることを把握しておきたい．ECHELON FLEX はハンドル近くのフィンを引きながら先端を押しつけてシャフトを自然屈曲させるが，Endo GIA Tri-Staple はレバーで5段階に屈曲させる．屈曲する場所は，Endo GIA Tri-Staple はカートリッジ根元，ECHELON FLEX はそのやや近位側と特徴がある．また，ECHELON FLEX はカートリッジ側が，Endo GIA Tri-Staple はアンビルフォーク側がシャフトの軸に一致しているという違いも覚えておきたい．これは側々吻合を行う際，どちらを先に腸管内に挿入するかを判断するうえで重要となる．

　エチコン社からは1つ前のモデルである ETS-FLEX[TM] も並行販売されている．組織把持力の強さから同機種を愛用する外科医も多い．また，同機種にはナイフなしの型も販売されており，この機構をうまく利用して，逆流防止機能を重視した食道胃管

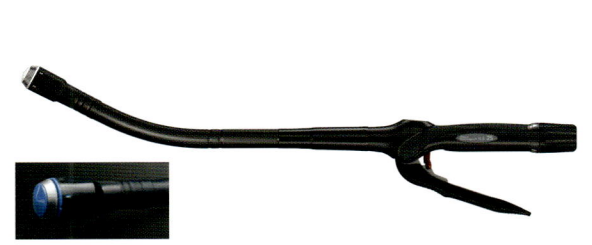

図7 ILS
写真はロングシャフト型ECS25 mmである．
（エチコン社より提供）

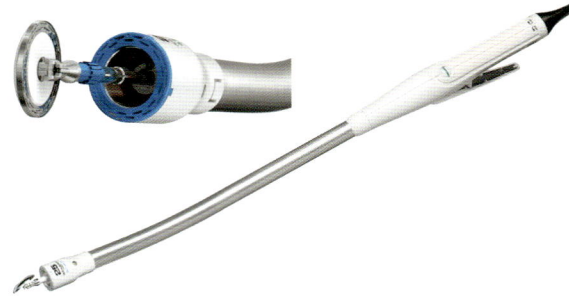

図8 DST EEA
写真はブルーカートリッジ25 mmである．
（コヴィディエン社より提供）

表3 各サーキュラーステイプラーのスペック

商品名	外径	内径	ステイプル数	ステイプルレッグ長	形成後レッグ長
ILS （CDH, ECS）	21 mm	12.4 mm	16 個	5.5 mm	1.0〜2.5 mmで調整可
	25 mm	16.4 mm	20 個	5.5 mm	
	29 mm	20.4 mm	24 個	5.5 mm	
	33 mm	24.4 mm	28 個	5.5 mm	
DST EEA*	21 mm	12.5 mm	18 個	3.5/4.8 mm*	1.5/2.0 mm
	25 mm	16.5 mm	22 個	3.5/4.8 mm*	1.5/2.0 mm
	28 mm	19.5 mm	26 個	3.5/4.8 mm*	1.5/2.0 mm
	31 mm	22.5 mm	30 個	4.8 mm	2.0 mm
	33 mm	24.5 mm	32 個	4.8 mm	2.0 mm

＊：DST EEAはブルー，グリーンカートリッジを選択することが可能である．

吻合も報告されている．

また最近は両製品ともに電動式のモデルも発売されており，ステイプル時の先端のブレを防ぐことが可能となった．

3 サーキュラーステイプラー

サーキュラーステイプラーはリニアステイプラーに比べると径がかなり大きい．このため，腹腔鏡下手術ではカメラの視野を妨げることもあり，リニアステイプラーほど自由な取り回しはできない．しかし，食道空腸吻合で開腹手術同様の吻合が行えるメリットは大きいので，胃全摘を目指す場合はぜひとも使い方をマスターしておきたい．

食道空腸吻合であれば（特に小柄な女性患者を除けば），通常径25 mmのステイプラーを用いる．販売されている2製品（図7，8）のスペックを示す（表3）．どちらも一般開腹用より長めのロングシャフト型が販売されており，食道空腸吻合で吻合部から離れた腹壁（臍部など）から本体を挿入する場合に有用である．

ILS（エチコン社）の最大の特徴はギャップセッティング機構である（図9）．吻合する組織の厚みに応じて，レッグ形成後の高さを手動で調整できる．

一方，DST Series™ EEA™（以下，DST EEA；コヴィディエン社）は組織の厚みに応じてブルー，グリーンの選択をしなければならないが，経口アンビル（ティルトトップ・プラスOrvil™）が使用できることが最大の特徴である（図10）．経口アンビル法を食道空腸吻合でルーチンに使用する施設もあるが，食道浸潤癌で高位吻合となる場合にも有用であるとの報告も多い．

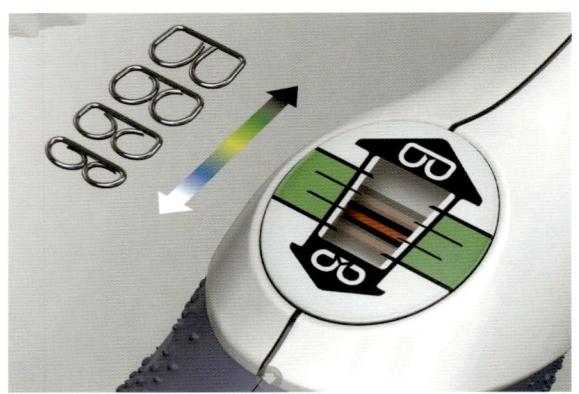

図9 ILSのギャップセッティング機構
　　　（エチコン社より提供）

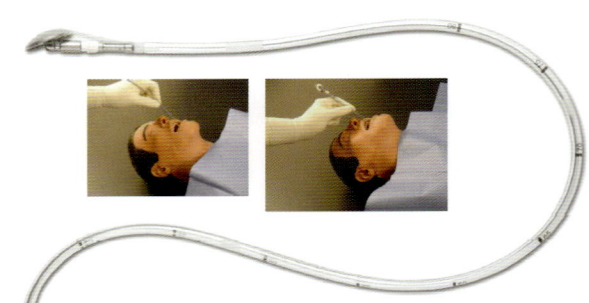

図10 DST EEAの経口アンビルシステム
　　　（コヴィディエン社より提供）

　ファイア後に本体とアンビルヘッドを腸管内から抜去する際，ILSは1/2〜3/4回転，DST EEAは2回転，逆回しすることはしっかり覚えておきたい．また，アンビルヘッドはILSよりもDST EEAのほうが薄く，（組織を貫通する）トロッカーはILSよりDST EEAで細めに設計されている．

　体腔内再建に用いるリニアステイプラー，サーキュラーステイプラーの特徴・使い方について解説した．この内容は，体腔内再建のエキスパートを目指すための必要最低限の知識である．さらに経験を積み重ねることで外科医の実力は上がっていく．実際，「使ってみてわかること」も多い．

　なお，これらの内容はあくまで2015年3月時点のものである．手術用デバイスの進歩は日進月歩であり，つねに新製品の登場や改良が加えられている．外科医は学会やメーカーからの情報にアンテナをはり，つねに知識をバージョンアップしていくことも大切である．

〔木下 敬弘〕

4 間膜閉鎖

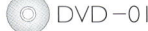

　胃癌に対する胃全摘術，幽門側胃切除術，噴門側胃切除術に加え，病的肥満に対する胃バイパス術，そして胆管空腸吻合などの肝胆道系の手術においても Roux-en-Y 型の再建が広く行われている．腹腔鏡時代になってもこの再建方法は健在であるが，小腸は可動性が良好であることから空腸空腸吻合は小開腹下に体外で直視下に行うことも多いのではないかと思われる．しかし，小開腹下の手術は，難易度が体型の影響を受けやすい，過度な緊張がかかりやすい，腸管の方向の確認や全体像が把握しづらいなどの欠点を有する．一方，腹腔鏡下の再建ではこれらの欠点が軽減される代わりに，ポートの位置による縫合器の可動域の制限や腹腔鏡下の針糸による縫合など技術的ハードルが上昇する可能性がある．

　われわれは Kelvin D. Higa ら[1]の方法をモデルとした高度肥満に対する腹腔鏡下 Roux-en-Y 胃バイパス術を導入し[2]，その技術を胃癌手術に応用してきた[3]．その過程ですべての操作を腹腔鏡下に完遂する方法を定型化し，腹腔鏡下 Roux-en-Y 再建に関連した合併症を防ぐノウハウを蓄積した．その再建と関連する腸間膜の縫合閉鎖法などについてはこれまで論じられることは多くなかったが，Roux-en-Y 再建は内ヘルニアや再建の不具合による通過障害など無視できない合併症をきたす可能性を有する（図1）．本項では完全腹腔鏡下 Roux-en-Y 再建において，われわれの考える安全で合併症の少ない空腸空腸吻合と腸間膜の閉鎖法を紹介したい．

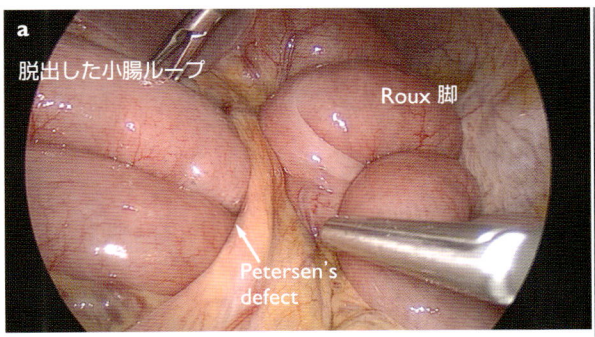
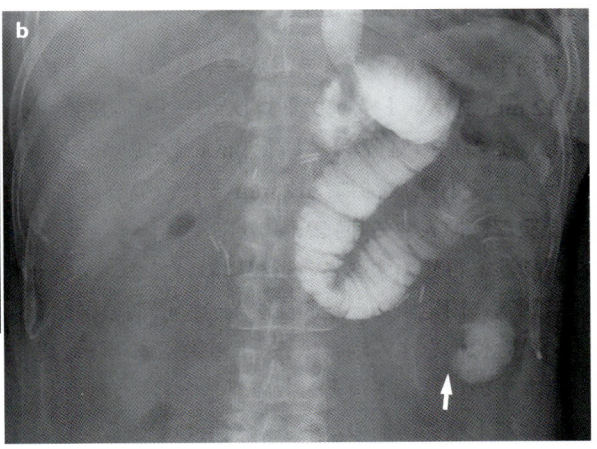

図1　空腸空腸吻合部の合併症
a：Roux-en-Y 再建後の内ヘルニア．b：空腸吻合部近傍の通過障害（矢印）．

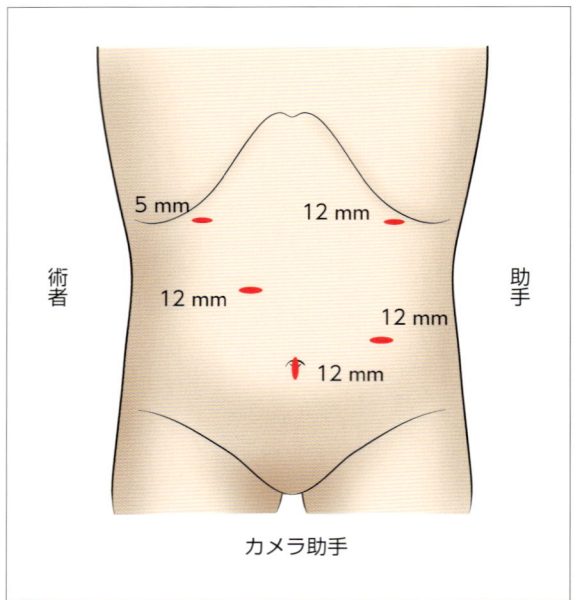

図2 ポート配置と術者の位置

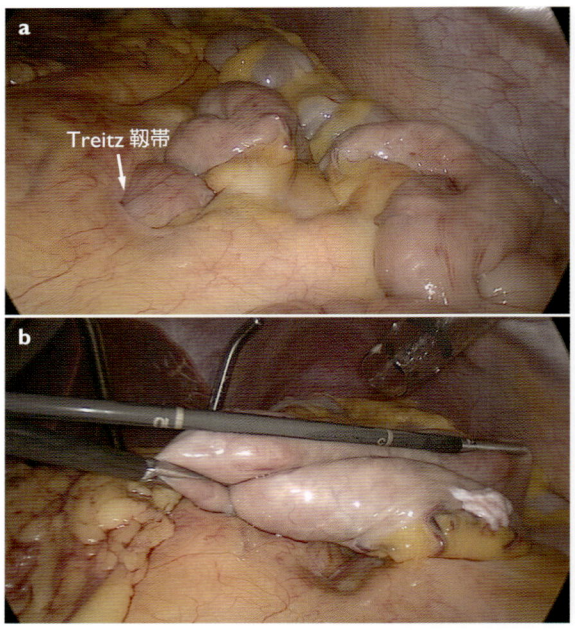

図3 小腸の計測
a：小腸の起始部（Treitz 靱帯）を確認，b：スケール付き鉗子を使用．

1 手技の実際

A 患者の体位と配置

レビテーターを用いた開脚仰臥位とし，Roux-en-Y 脚の作製時には水平もしくは軽度頭低位とする．術者は患者の右側，助手は左側，カメラ助手は脚間に立ち，スタッフの術中移動はない（図2）．

B ポートの種類と位置

胃癌手術においてカメラ用ポートはバルーン付きの 12 mm ブラントチップトロッカーを臍切開で挿入し，その他の処置ポートは 5 mm と 12 mm のトロッカーを右上腹部に，12 mm トロッカー 2 本を左上腹部に挿入する（図2）．

胃切除，再建のすべての過程においてカメラポートは臍部に固定する．空腸空腸吻合，腸間膜閉鎖などの縫合操作をする場合は右上腹部尾側のポートを術者左手の把持鉗子用とし，持針器と針糸の出し入れには左上腹部尾側のポートを使用している．これはいわゆる co-axial set up に重きをおいたものであり，そのほうが針糸での縫合操作などを頻用する再建操作は容易になると考えているからである．助手のポートは通常，左頭側の 1 本のみになるが，Roux-en-Y 再建では特に不自由は感じられない．

C 空腸の切離

体位を水平または軽度頭低位とし，大網と横行結腸を頭側へ反転挙上する．大網を肝下面に挟み込むようにすれば尾側へのたれ込みが予防でき，視野展開が有利となる．助手に横行結腸間膜中央付近を腹側・頭側へ牽引，圧排して「場」を作ってもらうと容易に Treitz 靱帯が確認できる（図3a）．癒着や肥満，その他で Treitz 靱帯がわかりづらい場合は，下腸間膜静脈がその脇を通ることを確認することでより安心して空腸の起始部であることを確認できる．同部より空腸をスケール付きの腸鉗子でたぐるようにして計測する（図3b）．

Treitz 靱帯から 25 cm の部位でリニアステイプラー（ECHELON FLEX™ 45 ホワイトか Endo

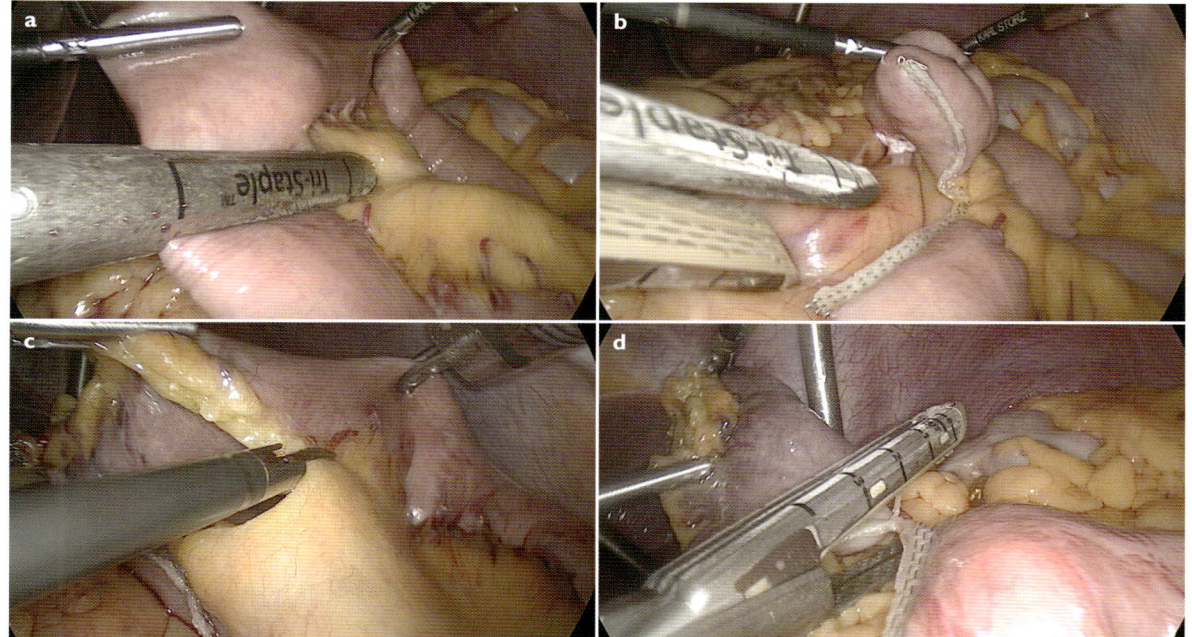

図4 空腸の切離
a：空腸を腸間膜対側から腸間膜側へ切離，b：ステイプラーで切離した直後，c：腸間膜を超音波凝固切開装置で処理，d：犠牲腸管を切除．

GIA™ Tri-Staple™ 45 キャメル）を用いて，腸間膜対側から腸間膜側方向に腸管軸へ直角となるように空腸を切離する（図4a, b）．

腸管の切離前に腸間膜に開窓する前処置はしていない．開腹時代は手縫いの空腸空腸吻合であったため「縫い代」を作製する意味でも間膜の処理を先にしていたが，リニアステイプラーを使用するようになってからは「縫い代」が不要であることに加え，腸間膜を開窓しないほうが，正確に腸間膜対側から腸間膜の方向にステイプリングできるので後の消化管吻合の際の位置合わせに有利と考えている．

Roux-en-Y 吻合のための挙上空腸（Roux脚）が緊張なく胃や食道と吻合できるようにするためには，辺縁動脈を切離するなどして腸間膜の切開を延長する方法と，犠牲腸管を作製する方法があるが，筆者らは胃癌手術の場合は後者を選択することが多い．腸間膜の脂肪が厚い肥満症例や腹壁の挙上が悪い症例，そして腸間膜同士が癒着しているような症例では，腸管の虚血をきたさないように正確な方向への間膜切離が困難と考えているためである．犠牲腸管はすべての症例で10 cm としている．超音波凝固切開装置で小腸壁に沿って間膜を切離した後（図4c），リニアステイプラー（ECHELON FLEX 45 ホワイトか Endo GIA Tri-Staple 45 キャメル）で虚血に陥った部位を犠牲腸管として切除する（図4d）．

D Roux 脚の挙上：結腸後か結腸前か

以前は胃全摘術，幽門側胃切除術，胃バイパス術とも結腸前経路で Roux 脚を挙上していたが，現在では幽門側胃切除の再建のみ結腸前経路をとっている．

胃全摘では結腸後経路であると食道と空腸の吻合部の緊張が少ないだけでなく，結腸を乗り越えた空腸が腹腔鏡視野の妨げとなることも少なく，再建に有利である．また，結腸後経路では Roux 脚を横行結腸間膜に適切な長さで固定できるため，結腸前経路で報告されている脚の左側への捻れや落ち込みによる通過障害のリスクが少ないと考えている．高度肥満の治療を目的とした胃バイパス術では，厚い大網などで胃空腸吻合に強い緊張がかかり，下腹部手

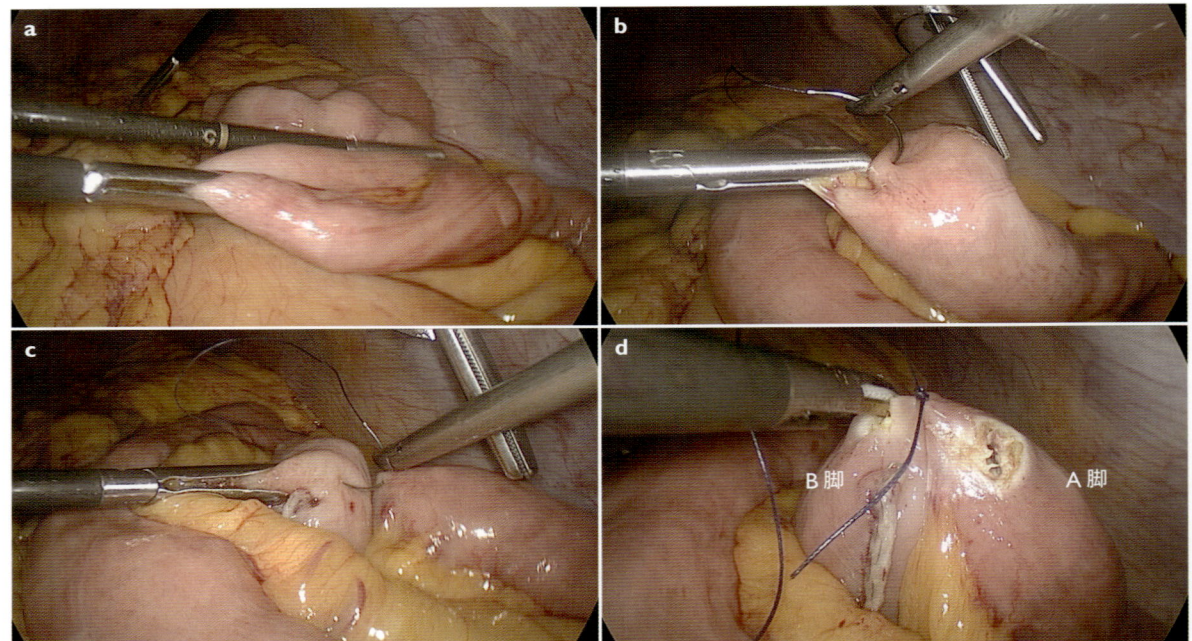

図 5　空腸空腸吻合の準備
a：スケール付き腸鉗子で Roux 脚の長さを計測，b：A 脚の間膜を把持して 9 時の壁を針で拾う，c：B 脚の 12 時に針を通す，d：超音波凝固切開装置で A 脚，B 脚に小孔を作製．

術既往症例など癒着があると結腸前経路がとりにくい場合もある．そのため定型化するとすれば結腸後が有利だと考えた．以前は横行結腸間膜のトンネル作製やその修復に時間を要するのではないかと危惧していたが，腹腔内手縫い縫合が普通にできるようになってからは，かえって結腸後のほうが Petersen's defect を含めトータルとして容易に再建操作ができる印象をもっている．

腹腔鏡下幽門側胃切除術（LDG）では結腸後経路をとるメリットがないばかりか，時に Roux 脚の通過障害をきたすことがあるため，結腸前経路を選択している．その場合はほとんどの症例で残胃と空腸が緊張なく届くので，大網の処理などは行っていない．

E　空腸空腸吻合

空腸空腸吻合は Roux 脚の長さを術式に応じて設定し，胆汁と膵液を誘導する biliopancreatic limb（胆膵脚：以下 B 脚）と食物の通り道である alimentary limb（食物脚：以下 A 脚）を吻合する．

まず Roux 脚（A 脚）を，腹腔鏡下にスケール付き腸鉗子を用いて，適切な長さに計測する（図 5a）．吻合予定部が決定されたら A 脚と B 脚に 3-0 バイクリル®の漿膜筋層縫合で支持糸を置く．理由は後述するが，腸間膜対側（12 時）同士でなく 9 時と 12 時方向の位置とする（図 5b, c）．そして支持糸のできるだけ近傍に，超音波凝固切開装置でリニアステイプラーのフォークが挿入できる必要十分な小孔を作製する（図 5d）．リニアステイプラーのカートリッジフォークを先に A 脚の小孔に挿入する．最初から小腸に平行に挿入することは容易でないので直角に近い角度で挿入し，先端が入ったら抜けないようにジョーを軽く閉じて腸管壁を把持する（図 6a）．そして左手鉗子で小腸の方向を変えて軽く牽引するなどしてカートリッジフォークを A 脚の遠位へある程度進める（図 6b）．

次に，B 脚の小孔を確認後，ジョーを開いてからステイプラーを反時計回りに回転しアンビルフォークを B 脚の小孔に挿入する（図 6c）．腹腔鏡下では両方の小孔にフォークを同時に挿入することは困難

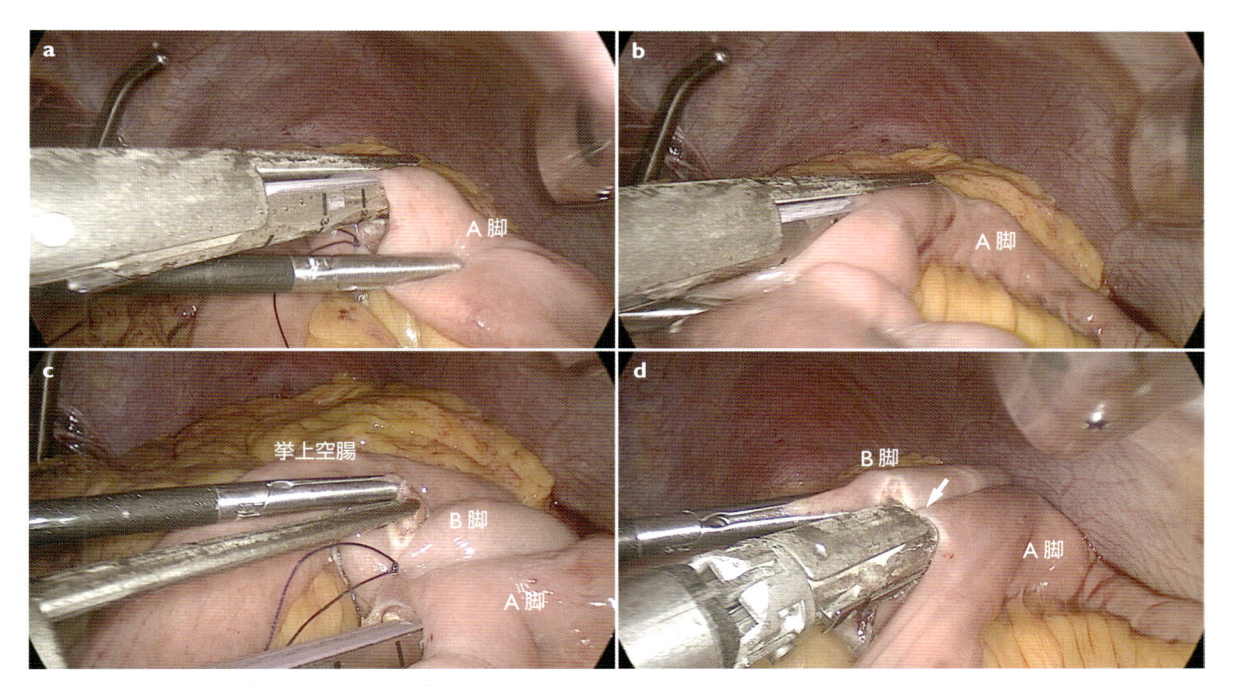

図6 リニアステイプラーでのステイプリング
a：A脚にカートリッジフォークを挿入し，軽く把持．b：挿入したフォークをA脚遠位へ進める．c：アンビルフォークをB脚の小孔へ挿入．d：2本のフォークを奥まで進め，深さが揃っていることを確認し（矢印），ファイア．

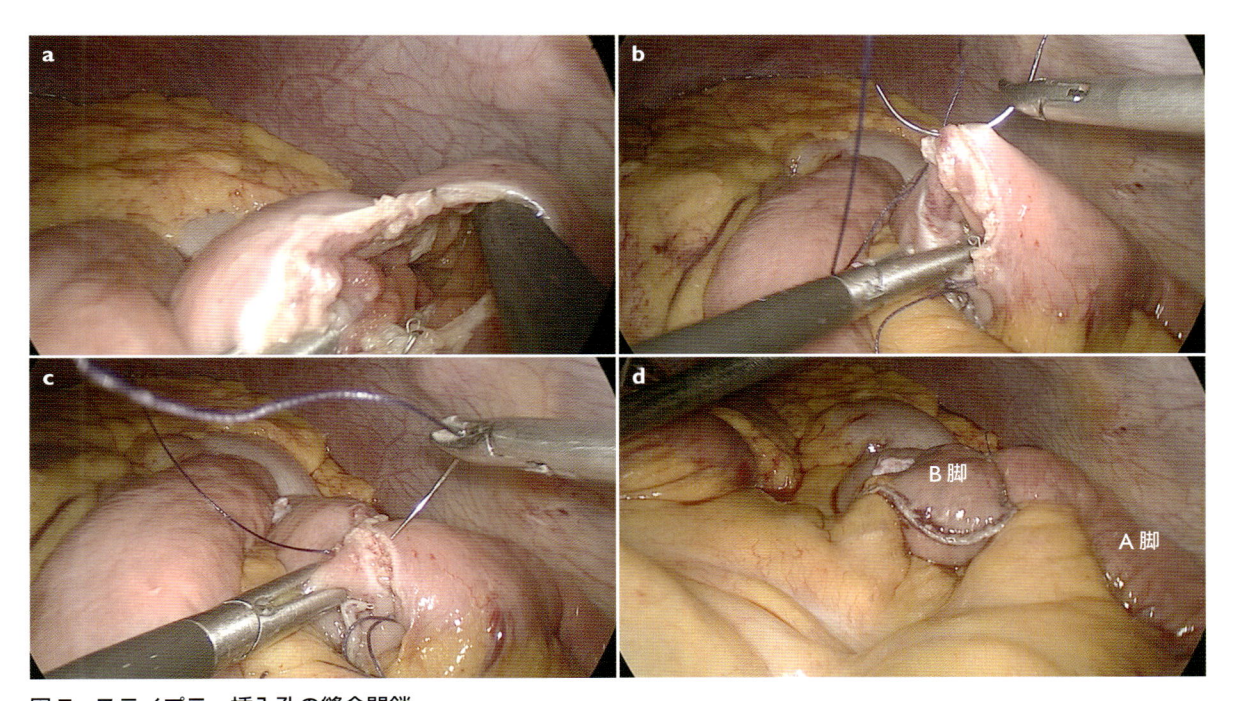

図7 ステイプラー挿入孔の縫合閉鎖
a：ステイプルラインから出血がないか確認．b：吸収糸で全層1層連続縫合を開始．c：連続縫合を進める．d：挿入孔の縫合閉鎖完了．

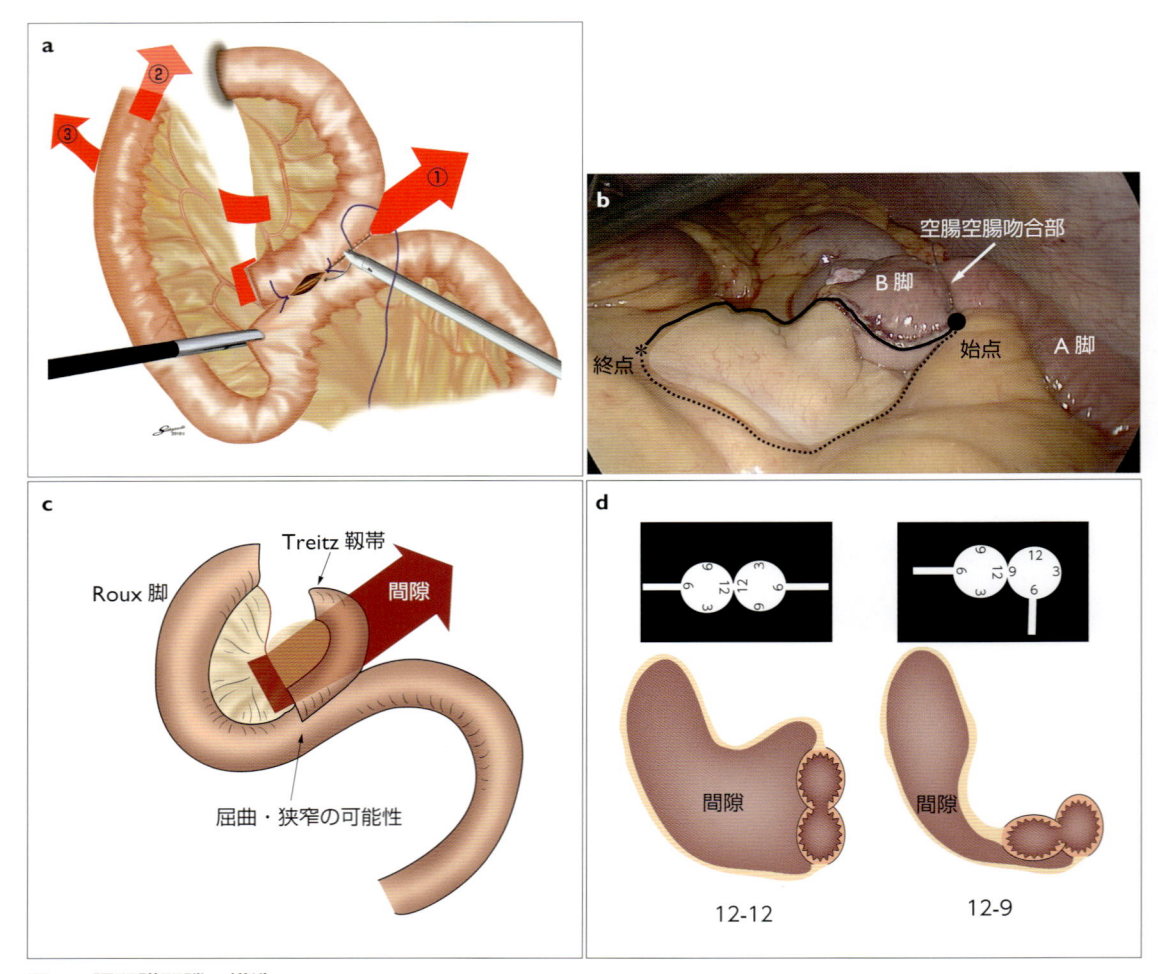

図 8　腸間膜間隙の構造
a：①小腸間膜間隙，②横行結腸間膜間隙，③Petersen's defect．**b**：小腸間膜間隙．実線は B 脚断端と B 脚の間膜切離端，破線は A 脚間膜面．**c**：間隙の閉鎖に伴って狭窄や屈曲をきたす可能性がある．**d**：空腸の吻合位置による間隙の大きさの違い．

であり，上述のように1つずつ挿入するほうが失敗は少ない．

　両方とも挿入されたら，支持糸や腸管壁を牽引してフォークを奥まで進めるが，ステイプラーの先端を腹側へ向けると入っていきやすい．力任せに挿入しようとすると小腸壁が裂けて挿入孔が大きくなることがあるのでフォークを愛護的に小腸内へ進める．抵抗を少なくするために滅菌された潤滑用のゼリーをあらかじめフォークへ塗布するのもよい．2つのフォークが挿入されたら軽く出し入れを数回繰り返しなじませる．フォークの深さに差異が生じると孔が大きくなり，後の閉鎖に余計な時間を要する

ことになるので，深さに差異のないことを確認してファイアする（**図 6d**）．

　ステイプラーを抜去後，ステイプルラインから出血がないことを確認しておく（**図 7a**）．もし出血がみられたら針糸で小腸の外側から針を刺入し，Z 縫合をかけるなどして止血する．ステイプラー抜去後の共通孔の閉鎖は，腹腔鏡下に 26 mm SH 針・18 cm の 3-0 バイクリル®の全層 1 層連続縫合で行っている（**図 7b**）．4 mm 程度の等ピッチで粘膜が管腔外に飛び出さないように運針するように心がける（**図 7c**）．平均 7 針の連続縫合で 5 分前後の時間で閉鎖は完了する（**図 7d**）．もし，連続縫合のみによ

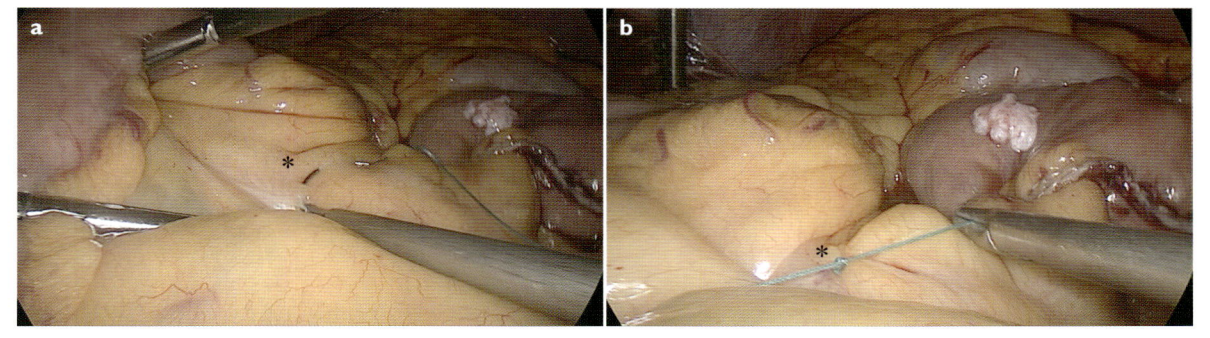

図9 腸間膜間隙の連続縫合終点(＊)の「受け」作製
a：巾着縫合様に数針腹膜を拾う．b：受けの糸を結ぶ．

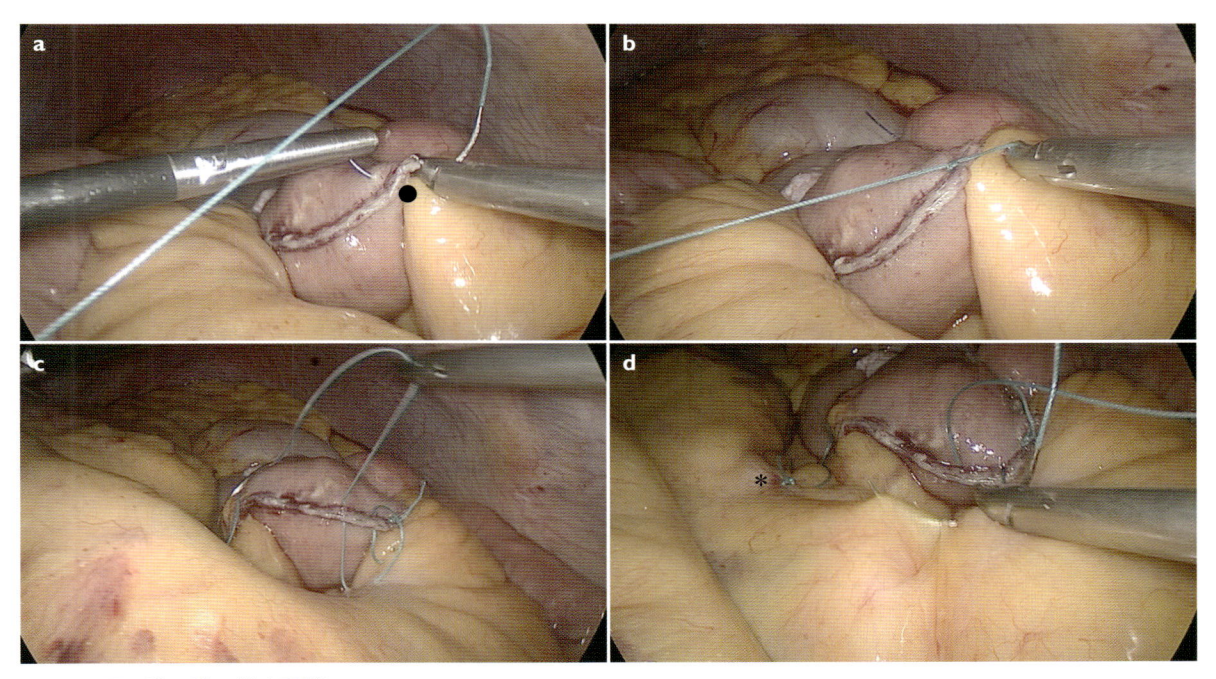

図10 腸間膜間隙の縫合閉鎖
a：A脚の間膜とB脚断端の左端(●)より縫合開始．b：糸結び．c：断端は垂直に，間膜面は水平に運針．d：縫合ラインの長さを調整しながら終点(＊)へ向けて運針を続ける．

る閉鎖に懸念があれば適宜，3-0バイクリルを用いて追加縫合を行う．

F 腸間膜間隙の縫合閉鎖

Roux-en-Y再建の「アキレス腱」は内ヘルニアだといわれている．結腸前経路では2か所，結腸後経路では3か所の内ヘルニアのポテンシャルを有する間膜の間隙がある（**図8a**）．絞扼性イレウスなどの重大な合併症を未然に防ぐにはこれらの間隙を確実に閉鎖する必要がある．空腸空腸吻合に伴って形成される間隙は腸間膜の「欠損部」と表現されることがあるが，Roux-en-Y再建時に生じるのは結腸切除などのときに生じる「間膜欠損」とは性質が異なる．後者は確かに欠損しているが，前者は欠損していないことを改めて認識する必要があると思う．

▶1 第一の間隙

小腸間膜の間隙は空腸の断端と，それに続く間膜の断端で作られる「線」とその対側の「面」で作ら

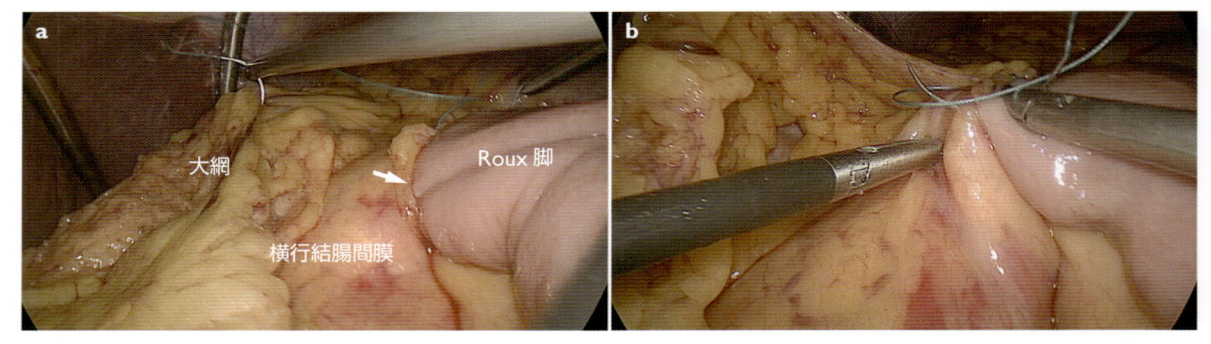

図11 横行結腸間膜欠損部の縫合閉鎖
a：横行結腸間膜に作製した孔と Roux 脚の間隙（矢印），b：横行結腸間膜と Roux 脚吻合．

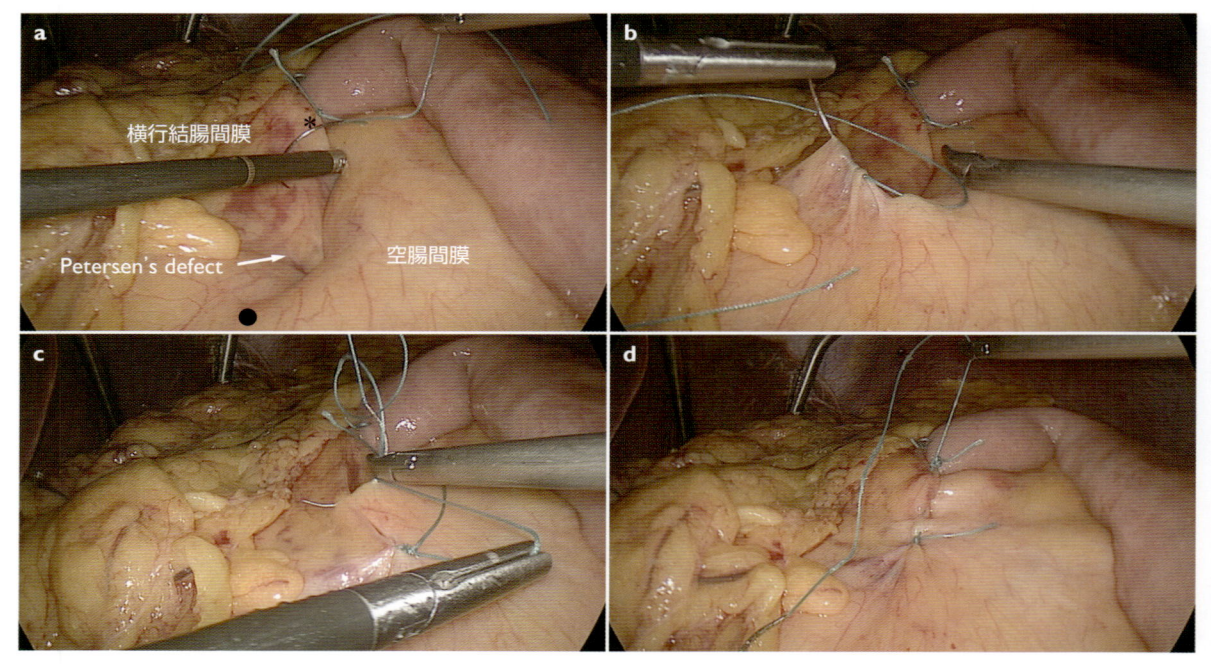

図12 Petersen's defect の縫合閉鎖
a：Petersen's defect 始点（●）と終点（＊），b：始点の部位は巾着縫合様に数針腹膜を拾う，c：小腸間膜と横行結腸間膜を血管に注意して連続縫合，d：Petersen's defect の縫合閉鎖終了．

れる閉じた漏斗状の穴である．「線」の部分は直線状である一方，対岸の「面」の部分は曲面であり，線の部分よりも若干長くなっていることが多い（**図8b**）．この間隙を確実に閉鎖することは内ヘルニアの予防に重要であるが，間膜閉鎖の方法によっては吻合部付近の空腸の捻れや屈曲により腸管の通過障害をきたす可能性があり注意を要する（**図1b，図8c**）．Higa との personal communication によると，この間隙の閉鎖を容易にし小腸の通過障害や空腸断端への癒着による腸閉塞を防止するためには，前述のように空腸空腸吻合は9時と12時の方向に置いたほうが有利である（**図8d**）．

同部の閉鎖には非吸収糸である 26 mm SH 針・2-0 エチボンド® の連続縫合を採用している．半月状の間隙の端に巾着状に腸間膜の腹膜のみを浅く3針ほど拾って結び，連続縫合の「受け」を作っておき（**図9**），他方の端より「受け」の糸に向かい連続縫合を行っていく．まず，B 脚断端と A 脚の腸間

膜を縫合する（図 10a, b）．「線」の部分の対面を沿うように腸間膜の腹膜を浅く拾い，線と面の長さを調節しながら連続縫合していく（図 10c, d）．「受け」の糸に達したら同部と結び，縫合閉鎖は完結する．この閉鎖法では，ステイプラーの付着した癒着しやすい B 脚の空腸断端を間膜に埋め込むため，他の腸管ループの癒着による腸閉塞の可能性を減らすとともに確実に間隙の閉鎖が可能となる．

▶2 第二の間隙

次に，横行結腸間膜の欠損部と挙上空腸の間の隙間の閉鎖に移る．第一の間隙に比べてこちらは単純である．横行結腸間膜に空いた類円形の「線」と空腸＋間膜の「面」との間を結節縫合，または連続縫合で，腸管が入り込まない程度のピッチで縫合しさえすればよい．気をつけなければならないポイントは，決して挙上空腸の狭窄をきたさないように注意を払うことである（図 11）．

▶3 第三の間隙

最後に Petersen's defect の閉鎖を行う．これは，Roux 脚の間膜と横行結腸間膜との間にある「面」と「面」で形成される間隙である．結腸前経路では V 字型の半閉鎖間隙であり，結腸後経路をとった場合は口唇状の閉鎖間隙となる（図 12a）．本項では割愛するが前者の場合は結腸より背側の infracolic component のみを閉鎖する．Petersen's defect も他の部位と同様に非吸収糸（26 mm SH 針・18 cm 2-0 エチボンド）を使用している．まず，縫合の開始部分である手前の端は巾着縫合のように腹膜を数針拾ってから結ぶ（図 12b）．間隙の奥に置いた「受け」の糸に向かって両側の間膜内の血管に注意しながら手前より奥へ連続縫合していく（図 12c）．最後はあらかじめ奥に置いた受けの糸と結び，この部分の縫合閉鎖は完了する（図 12d）．Petersen's defect はとても縫合しやすい角度にあるのでぜひ腹腔鏡下に縫合閉鎖してもらいたいと思っている．

2 手技の利点と欠点

われわれの定型化してきた完全腹腔鏡下の空腸空腸吻合，腸間膜の間隙の閉鎖法の利点は以下の通りだと考えている．

- 小腸を体外へ引き出す必要がないため，再建の難易度は腹壁の厚さ，腸間膜の伸展性，癒着の有無，小開腹の大きさなどに依存しない．
- 小腸ループの全体像が視認できるため，吻合の方向が逆になるなどのミスが起こりにくい．
- リニアステイプラー 1 本と針糸を使用する方法は迅速性と低コストのバランスがとれている．
- 腸間膜間隙の縫合閉鎖は小開腹に比較してよく見えるため，妥協することなく確実に施行可能である．
- 最終的な仕上がりの確認や微調整が容易である．
- 12-9 法（twelve nine method）は腸間膜閉鎖が容易であるばかりでなく空腸断端が腹腔内に露出しないので，同部の癒着に起因する腸閉塞のリスクを低減できる可能性がある．

われわれの方法にも欠点はいくつかある．

- 空腸空腸吻合を施行する際に先に支持糸を置くとステイプラーのフォークの挿入操作が窮屈になる．この作法は高度肥満に対する腹腔鏡下 Roux-en-Y 胃バイパス術における空腸空腸吻合の特殊事情によるもので，われわれは胃癌に応用する前からこの方法を行っており，現在でも高度肥満の手術も行っているためこの方法を採用している．しかし，通常の体格の胃癌手術だけを行う場合は支持糸を置かないほうがよいかもしれない．
- ステイプラーの挿入口閉鎖を小開腹下に体外で直視下に行う方法や腹腔鏡下に自動縫合器で閉鎖する方法に比べて腹腔鏡下手縫いは習得に時間がかかる．

エキスパートからのアドバイス

God is in the detail．つまり「神は細部に宿る」というあまりにも有名な言葉がある．それは空腸空腸吻合といった一見シンプルで取るに足らないと考えられる手技においても必要だと思っている．**安全で効果的な手術は，本当に小さなこだわりや技術の積み重ねによって成り立っている．**内視鏡下の体腔内吻合という state of the art の世界では十分なエビデンスがまだ存在していない．**感性を研ぎ澄まし信念をもって細部にこだわり，安易な方法に走らず患**

者にとって最良の手術を探究していこう．結局それが外科医自身を救ってくれると信じている．

"Imagination is more important than knowledge. Knowledge is limited. Imagination encircles the world."（アルバート・アインシュタイン）

文献

1) Higa KD, Boone KB, Ho T, et al：Laparoscopic Roux-en-Y gastric bypass for morbid obesity：technique and preliminary results of our first 400 patients. Arch Surg 135：1029-1033, 2000
2) 稲嶺 進, 笠間和典, 興那覇みゆき, 他：病的肥満に対する腹腔鏡下 Roux-Y 胃バイパス術の手技―手縫いによる胃空腸吻合．手術 61：1647-1654, 2007
3) 稲嶺 進, 間山泰晃, 卸川智文, 他：針糸による手縫い食道空腸吻合を用いた完全腹腔鏡下 Roux en Y 再建―"Back to the Suture"．臨外 68：1470-1479, 2013

〔稲嶺 進, 大城 淳, 高江洲 享, 上原 英且〕

各論　胃全摘術後再建

胃全摘術後再建

1 リニアステイプラーを用いた再建
Overlap 法

◉ DVD-02

　体腔内での食道空腸吻合の手技は，サーキュラーステイプラーを用いる方法とリニアステイプラーを用いる方法に大別される．Overlap 法はリニアステイプラーを用いた体腔内再建法としては最初に導入された方法である．近年は，サーキュラーステイプラー法や機能的端々吻合（functional end-to-end anastomosis；FEE）法を応用した方法がより簡単に施行できるようになり，普及しているものと思われる．一方，overlap 法は共通孔の閉鎖を手縫いで行うため，他の吻合法と比較すると若干手術時間が延長し，やや煩雑である．しかし，食道浸潤例での胸腔内吻合や，挙上空腸に緊張がかかった場合でも比較的実施しやすい技法であり，汎用性は高い．

　通常の吻合でこの手技に慣れておけば，いざ高位吻合が必要となる場合でも対処が容易となるため，習得しておきたい手技である．

手技の実際

A 食道の切離

　腹部食道にて食道を切離する．リニアステイプラーのカートリッジは，やや厚いもの〔エチコン社（以下，E社）：ゴールドまたはグリーン，コヴィディエン社（以下，C社）：パープル〕を用いる．背側に吻合口を形成する場合は前後壁方向で，食道左側壁に吻合口を形成する場合は小彎・大彎方向で切離する．それぞれの方法で利点があるため，状況に応じて対応する（**図1**は左側吻合のため，小彎・大彎方向で切離している）．

B 空腸の切離

　Treitz 靱帯から約 25 cm の部位で，腸間膜に平行方向で空腸を切離する．リニアステイプラーのカートリッジは薄いもの（E社：ホワイトまたはブルー，C社：キャメル）を用いる．

C 犠牲腸管の作製と腸間膜の切開

　空腸の挙上のための準備処置を行う．通常は結腸前経路で挙上している．犠牲腸管を作製する場合は，肛門側へ向かって空腸に沿って（**図2**①）腸間膜を切離，10～15 cm 程度の犠牲腸管を作製し，リニアステイプラーにて切離する．腸間膜を切開する場合，腸間膜に面を作るように展開し，脈管の走行を確認しながら辺縁動脈を切離する（**図2**②）．辺縁動脈や空腸枝が透見できる場合は，腹腔内でも容易に処理が可能である．大半の症例では辺縁動脈切離のみで，犠牲腸管を作製せずに挙上が可能である．腸間膜の脈管が透見できない場合は，標本摘出時に開大した臍の創から空腸を一旦体外へ誘導し，直視下に処理を行えば容易である．

D 空腸挙上困難例での処置

　食道空腸吻合での重要なポイントは吻合部に過度な緊張が加わらないよう，空腸が容易に挙上されるための下準備を行うことである．挙上困難に対する対処はさまざまな方法がとられていると思われるが，一部を紹介する．

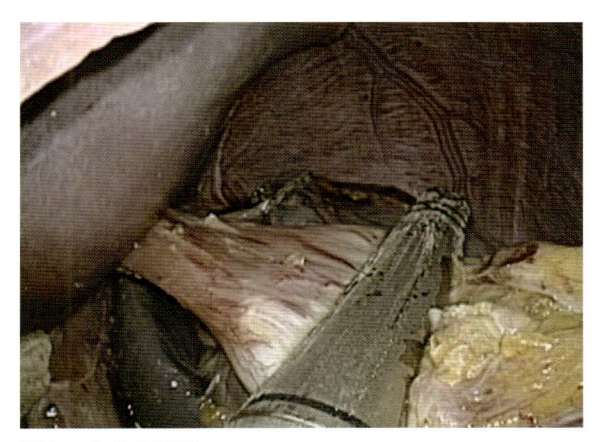

図1　食道の切離

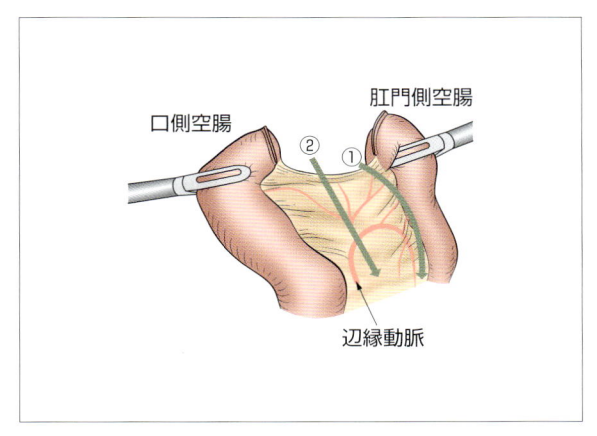

図2　犠牲腸管の作製(①)と腸間膜の切開(②)

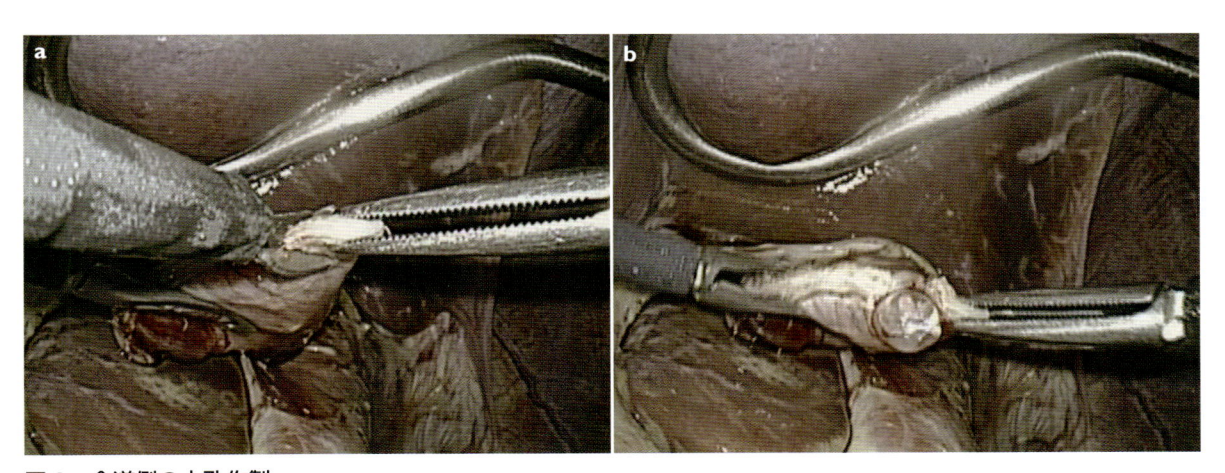

図3　食道側の小孔作製
a：ステイプルラインを切開，**b**：胃管をガイドとして内腔を確認する．

▶1　大網の切除

　大網の脂肪量が多い場合，大網を切除するだけで挙上が容易となる場合もある．単に大網切開だけを行うと大網の血流不全が起こる場合があるので注意する．

▶2　結腸後経路

　結腸後経路で挙上することでも緊張の緩和は可能である．しかし，作製した結腸間膜の孔の周囲に脂肪織炎が発生し，通過障害や，後に内ヘルニアの原因となる場合がある．

▶3　空腸枝の切離

　肥満症例では，腸間膜の脈管が透見できないうえに，腸間膜が短縮し，さらに厚い皮下組織によって創が深くなり，体外への誘導も困難な場合など，体腔内で処理を行ったほうが容易なこともある．辺縁動脈切離を行っても挙上不十分であれば，腸間膜を肛門側に向かって腸管と平行に切り進め，空腸枝を処理する必要がでてくる．この際に重要な点は，腸間膜の切開の方向の確認である．脂肪を少しずつ切開し，空腸枝と思われる脈管が出現した場合は，血管クリップをかけて空腸の色調を確認しながら根気強く作業を行うことになる．

E　空腸側の小孔作製と空腸断端の補強

　挙上する空腸の断端のステイプルラインを埋没するように，補強のため縫合しておく．空腸断端から約5cm（リニアステイプラーは45mm長を使用するため）に小孔を作製する．これらの操作は，腸間

1. Overlap法　31

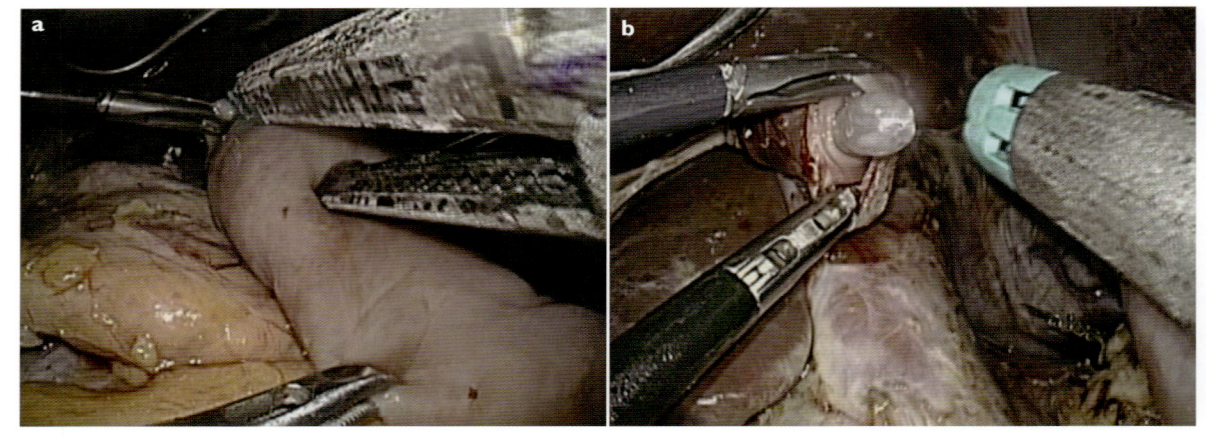

図4　リニアステイプラー（E社）の挿入
a：空腸にアンビル側を挿入，b：食道にカートリッジ側を挿入．

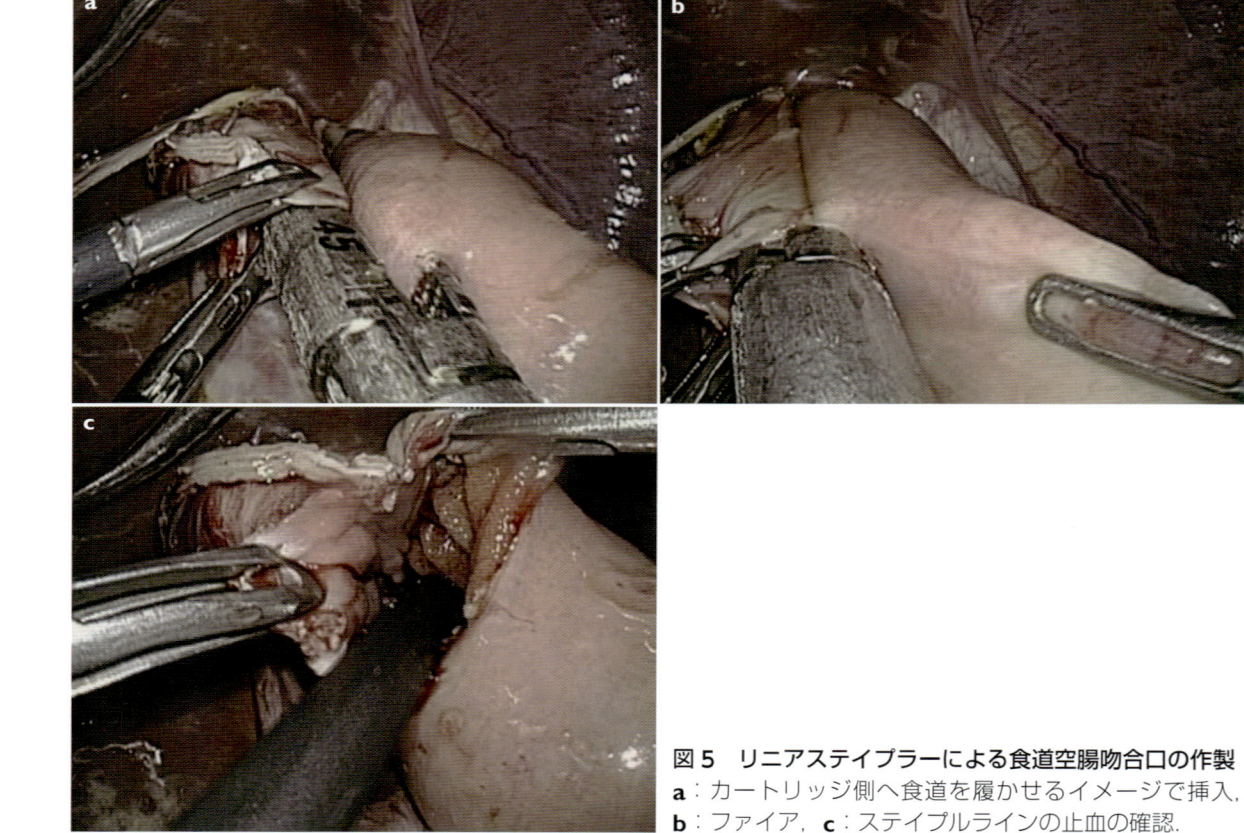

図5　リニアステイプラーによる食道空腸吻合口の作製
a：カートリッジ側へ食道を履かせるイメージで挿入，b：ファイア，c：ステイプルラインの止血の確認．

膜処理のために空腸を体外に誘導していた場合は，そのまま体外で行えば時間が短縮できる．

F　食道側の小孔作製

食道断端の左側，もしくは背側に小孔を作製する．胃管をガイドとして内腔を確認する．時にリニアステイプラー挿入時に粘膜下にアンビルが迷入することもあるため，食道側にリニアステイプラーのアンビル側を挿入する場合は，小孔作製後，食道粘膜と筋層のずれ防止に2針全層縫合を行うことも

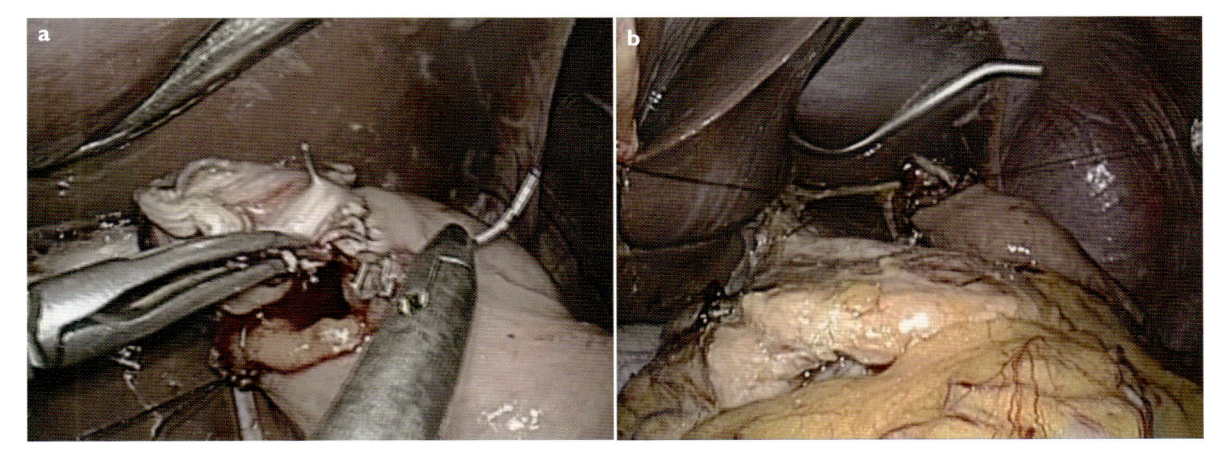

図6 縫合部の吊り上げ
a：両端に2針かける，b：縫合部が正面（腹側）に向くよう牽引する．

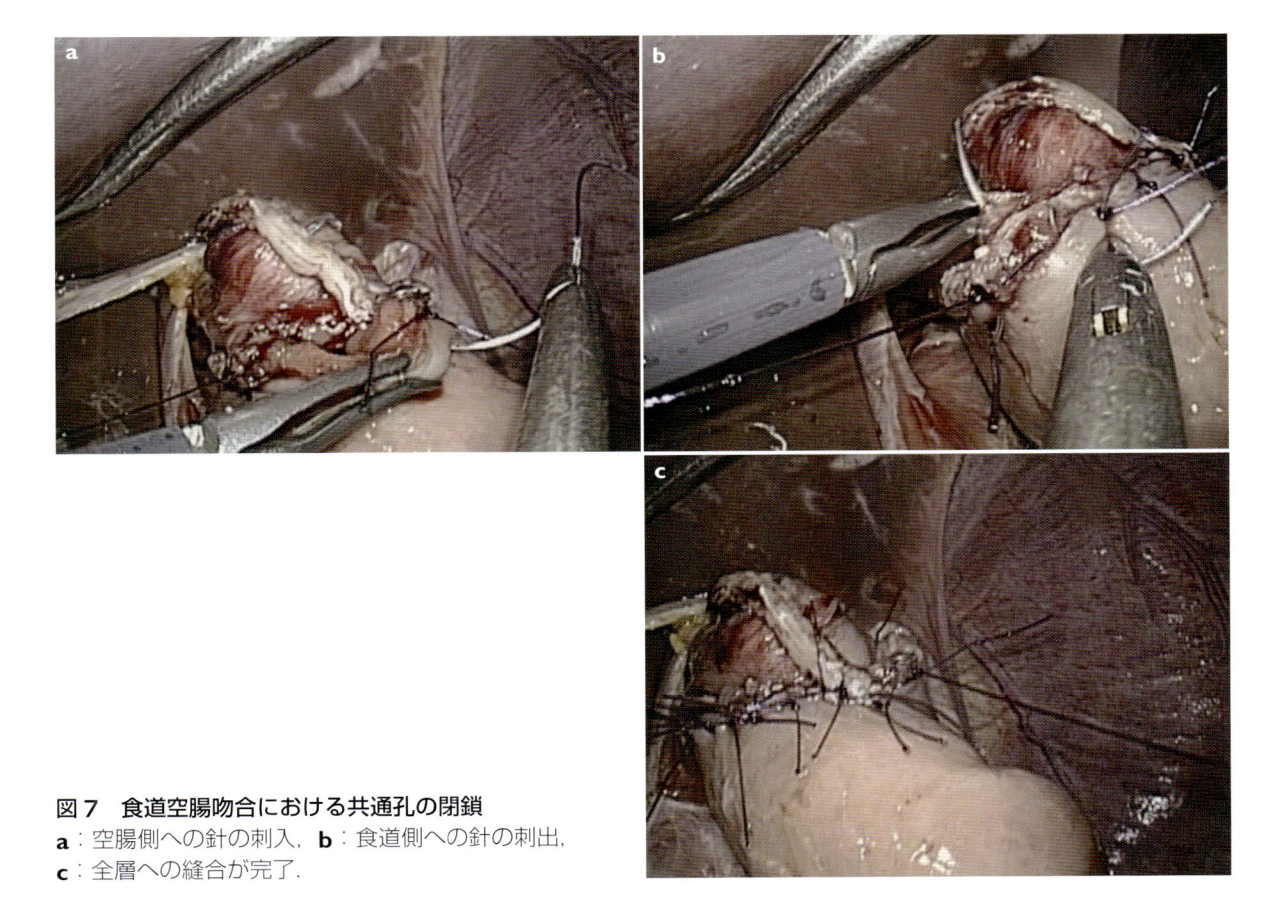

図7 食道空腸吻合における共通孔の閉鎖
a：空腸側への針の刺入，b：食道側への針の刺出，
c：全層への縫合が完了．

多い（図3）．

G リニアステイプラーの挿入

　まず，空腸側にリニアステイプラーの片側を挿入し，次に食道側に挿入する．リニアステイプラーのカートリッジはやや厚いもの（E社：ブルー〜グリーン，C社：パープル）を用いる．E社のリニアステイプラーではアンビル側が可動し，カートリッジ側がやや長くなるため，基本的には助手左手のポートから挿入し，空腸にアンビル側，食道にカー

1. Overlap 法　33

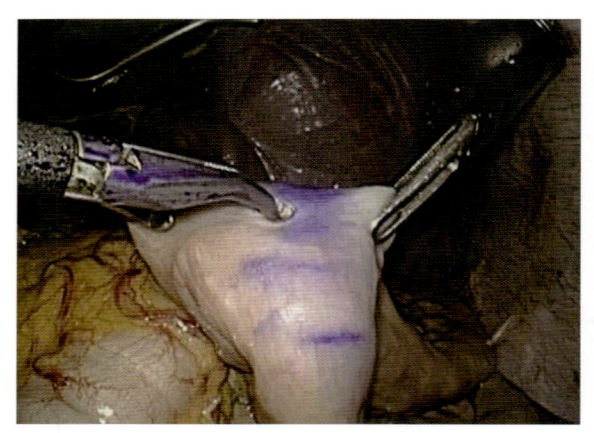

図8 腔内での空腸空腸吻合部の小孔作製

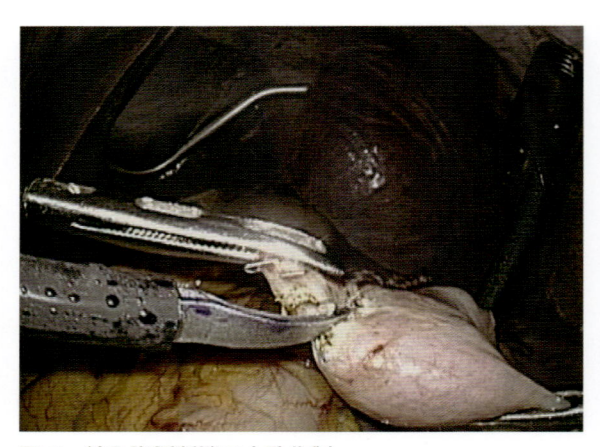

図9 輸入脚側断端の小孔作製

トリッジ側を挿入したほうが挿入しやすい(**図4**).
C社のリニアステイプラーではカートリッジ側が可動する.これを使用する場合は,アンビル側を食道側に挿入したほうが容易である.

H リニアステイプラーによる食道空腸吻合口の作製

　食道と空腸のそれぞれの小孔にカートリッジとアンビルを挿入し,なるべく両方とも全長で挿入できた状態でファイアする.リニアステイプラーの全長は45mmであるので,全長でなくとも吻合口のできあがりが狭くなることはないが,ずれると共通孔が大きくなってしまうので,次の操作が煩雑となってしまう.吻合部のステイプルラインの止血を吸引しながら確認する(**図5**).

I 縫合部の吊り上げ

　食道左側へ吻合する場合,共通孔が患者右側を向くことになる.この状態では縫合がやや難しい.共通孔を縫合の間,時計回りに回旋させるため,まず両端に2針かけ,これを術者左手,助手右手にポート孔から体外へ誘導し,吻合部が正面(腹側)に向くよう牽引する(**図6**).

J 食道空腸吻合における共通孔の閉鎖

　吸収糸(モノフィラメント,4-0)を用いて,結節縫合,体外結紮にて平均13針で縫合閉鎖している.連続縫合でも問題はない.共通孔閉鎖は手前側

(患者右側)が縫合しにくくなる.しっかりと全層にかかるよう丁寧な運針を心がけることが必要である(**図7**).

K 空腸空腸吻合部の小孔作製

　Y脚の空腸空腸吻合については,多くの場合,標本摘出のため開大した臍の創部から,直視下での吻合が可能である.腔内吻合にこだわらないのであれば,直視下に行えばよいが,肥満症例では腔内吻合のほうが簡単な場合がある.ここでは腔内で行う場合を示す.
　食道空腸吻合部から40cm程度肛門側の空腸の腸間膜対側に小孔を作製する(**図8**).

L 輸入脚側断端の小孔作製

　輸入脚側(空腸口側)断端の腸間膜対側を切り取り,小孔を作製する(**図9**).

M リニアステイプラーによる空腸空腸吻合口の作製

　リニアステイプラーのカートリッジは薄いもの(E社:ホワイトまたはブルー,C社:キャメル)を用いる.挙上空腸の残胃空腸吻合部から30cm肛門側に設けた小孔に,リニアステイプラーのアンビル側を口側から肛門側に向かって挿入し,一旦把持する.次に,輸入脚側(口側空腸断端)の空腸に設けた小孔にカートリッジ側を挿入し,それぞれが全長挿入されたところでファイアする.先ほどと同様

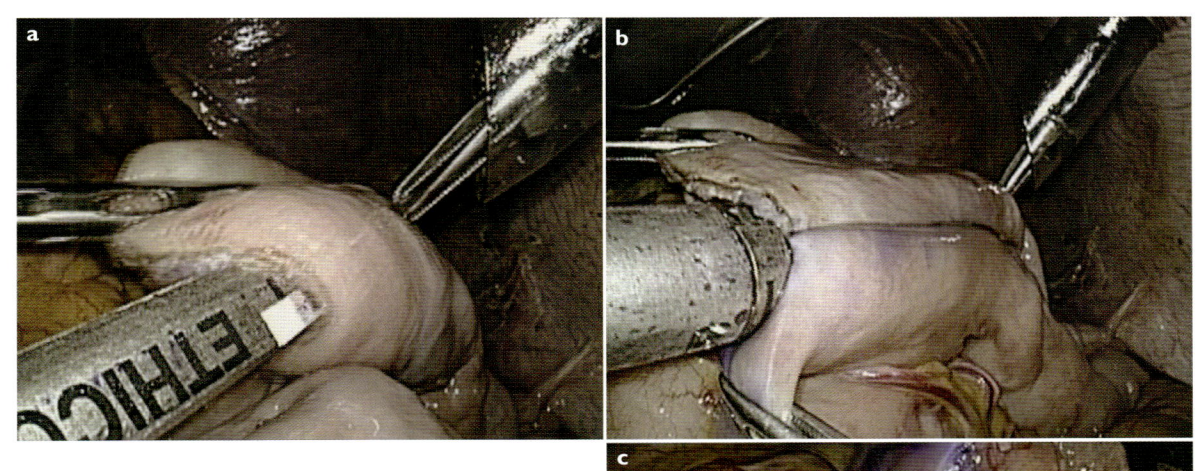

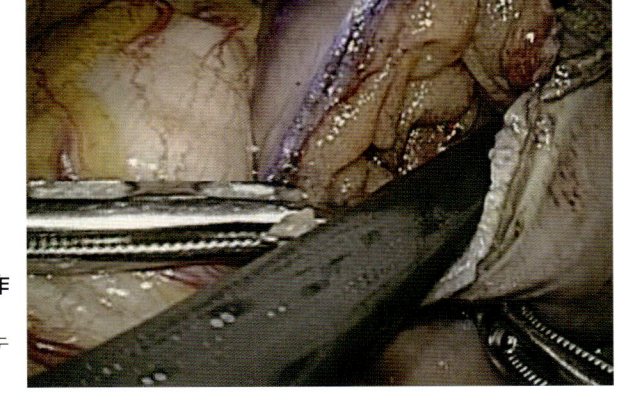

図10 リニアステイプラーによる空腸空腸吻合口の作製
a：リニアステイプラーの挿入，**b**：ファイア，**c**：ステイプルラインの止血の確認．

に，吻合部のステイプルラインの止血を吸引しながら確認する（図10）．

N 空腸空腸吻合における共通孔の閉鎖

共通孔の閉鎖は，デルタ吻合の応用で，ヘルニアステイプラーで数針仮止めしたのち，リニアステイプラーで閉鎖している（図11）．

この際，挙上空腸を巻き込んだり，切り取る部分が大きすぎると，結果的に狭窄を起こす場合があるため注意する．狭窄を避けるために腔内で手縫いで閉鎖することもある．

O 内ヘルニアの予防

空腸空腸吻合部にできる間膜裂孔と挙上空腸と横行結腸間膜の間の間隙に内ヘルニアを生じる場合がある．内ヘルニアの予防のため，それぞれを非吸収糸で数針縫合閉鎖している．空腸間膜の間隙を閉鎖する場合は，吻合部の裏からのほうが閉鎖すべき最短距離がわかりやすい（図12a）．いわゆるPetersen's defectも縫合閉鎖している（図12b）が，横行結腸間膜より頭側は縫合できないため，横行結腸間膜までを可及的に閉鎖している．吸収糸で縫合した症例で数か月後に内ヘルニアを生じた症例（糸が吸収され，縫合閉鎖した裂孔が開いていた）があったため，縫合糸は非吸収糸を選択している．

P 通過障害の予防

食道背側に吻合を行った場合，あまり吻合部の捻れによる問題は生じない．ただし，吻合口形成時のリニアステイプラーのファーストファイア時に，胃管の噛み込みや空腸断端の穿孔などのトラブルが発生した場合のリカバリーは，やや困難となる．食道左側に吻合した場合，スペースを取りやすいため，トラブル時のリカバリーは比較的容易となる．しかし，遠隔期に挙上小腸が患者の左に向かって時計回りに回旋し，通過障害をきたした症例を経験してい

1. Overlap法　35

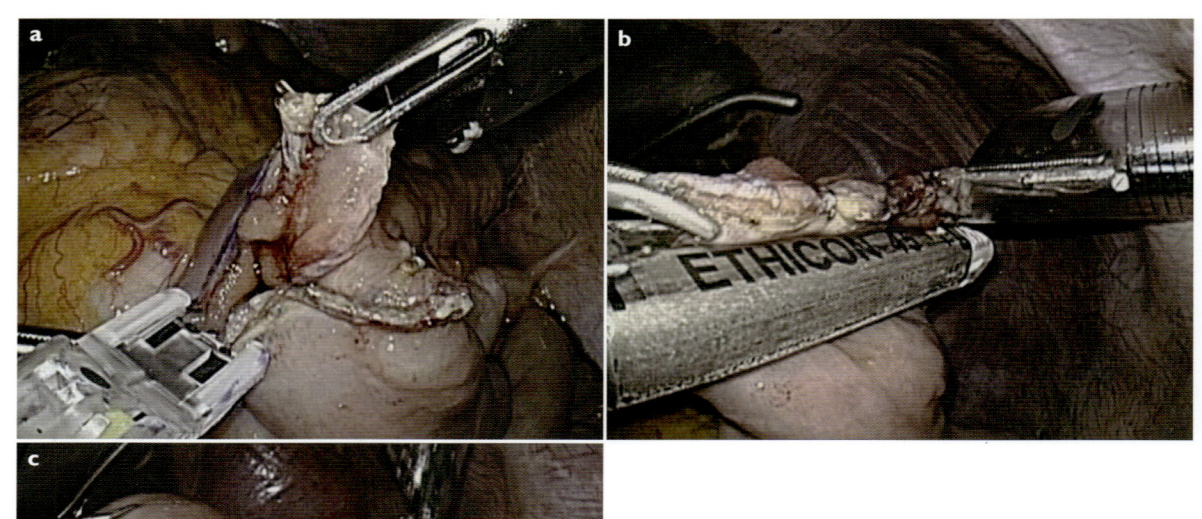

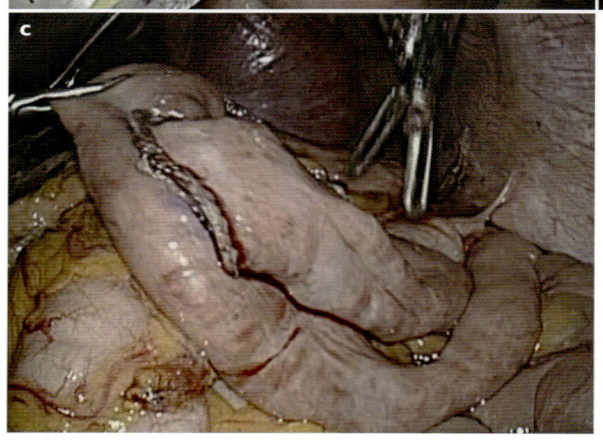

図11 空腸空腸吻合における共通孔の閉鎖
a：ヘルニアステイプラーによる仮止め，b：リニアステイプラーで閉鎖，c：閉鎖完了．

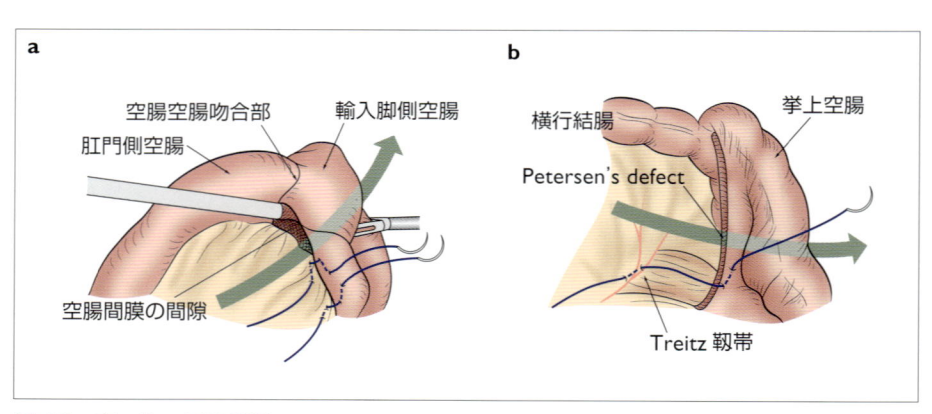

図12 内ヘルニアの予防
a：空腸間膜の間隙閉鎖，b：Petersen's defect の閉鎖．

る．このため，最近ではこの捻れを予防する目的で，挙上空腸を十二指腸断端に非吸収糸で縫合固定している（図13）．できあがりの吻合部の共通孔閉鎖部は患者右側を向くことになる（図14）．十二指腸への固定は，サーキュラーステイプラー法，FEE法でも応用可能であり，脾摘を行った場合に特に有効で，脾摘されたスペースへ挙上空腸が落ち込むことがなく，術後透視上の造影剤の流れもスムーズであり，安心感がある．

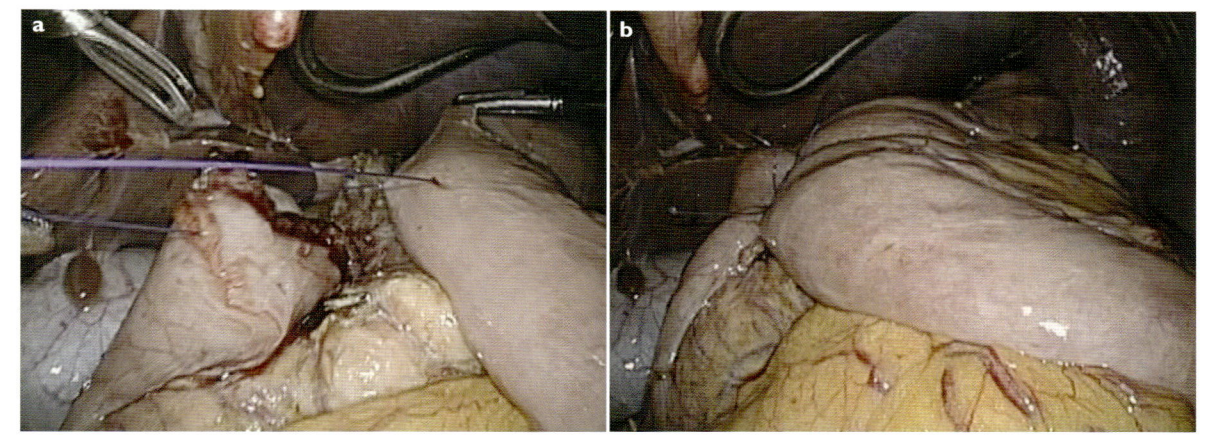

図13 挙上小腸の回旋による通過障害の予防
a：挙上空腸と十二指腸断端へ非吸収糸をかける．b：縫合固定．

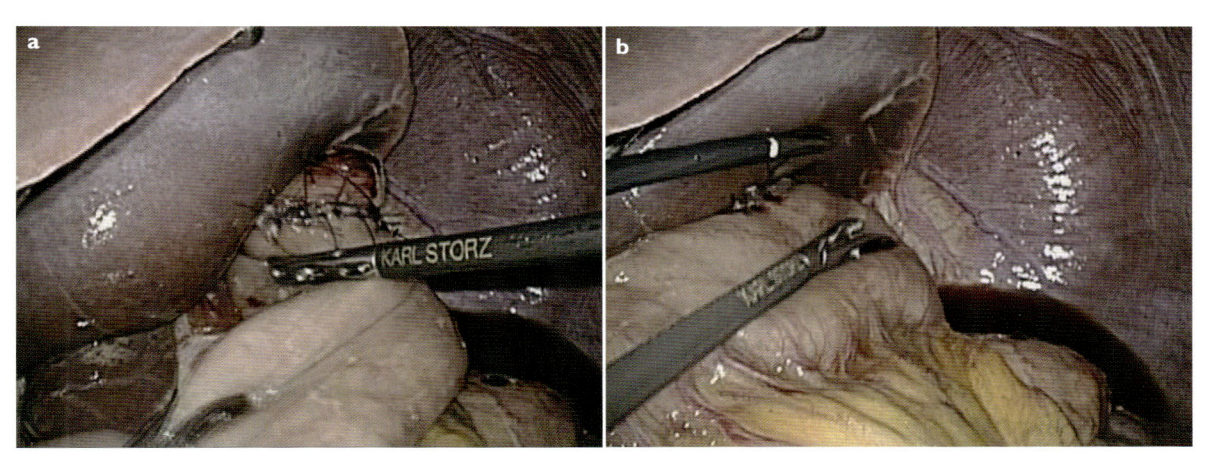

図14 吻合部の共通孔閉鎖部の様子
a：共通孔閉塞直後．b：吻合部を反時計回りに回旋．

2 手技の利点

　この手技の利点は，汎用性が高く，コストが比較的低いことである．Y脚の共通孔閉鎖も手縫いで行えば，使用するリニアステイプラーのカートリッジ数は5個以下にできる．慣れないうちは，腔内での縫合をストレスに感じるかもしれないが，FEE法と比較するとリニアステイプラーの操作は簡単であり，縫合さえ習得すれば安定して施行可能である．サーキュラーステイプラー法と比較すると吻合口は広いため，縫合不全を合併しても治癒後に狭窄をきたすことは少ない．

エキスパートからのアドバイス

　近年は，サーキュラーステイプラー法やFEE法が手軽にできるようになってきたが，体腔内吻合における縫合結紮手技は他の術式へ応用できるため，習得しておきたい基本手技である．手技のポイントは，空腸挙上のための下準備であり，焦って無理に空腸を引き上げないことが肝要である．

（河村 祐一郎，須田 康一，佐藤 誠二，宇山 一朗）

胃全摘術後再建

2 リニアステイプラーを用いた再建
Overlap 法—高位での吻合

DVD-03

　開腹手術の無作為抽出試験である JCOG9502 study において，食道浸潤胃癌ではその食道側浸潤の長さが 3 cm 以下であると，下縦隔郭清を伴う左開胸手術の追加は根治性のメリットがなく，呼吸器合併症が増えることが指摘され，その意義は少ないことが明らかになっている[1]．したがって，このようなケースでは経食道裂孔的に下縦隔の郭清と再建を行うべきと結論されている．しかし，実際にこれを腹腔鏡下手術にて再現しようとしたとき，口側断端が癌浸潤陰性になるように切離するとその再建は容易でないことをたびたび経験する．これは食道浸潤長のみにおいて規定されるものではなく，食道の短縮や裂孔ヘルニアの存在，体型にも大きく左右されることは言うまでもない．もちろん 3 cm 以上の食道浸潤胃癌で下縦隔にリンパ節転移があれば予後はきわめて不良であるが，切除の方針ならば十分な郭清と安全な再建を考慮する必要がある．

　そのようなとき横隔膜を切離して大きく左胸腔に術野を作製するか，再建においては経口アンビルを用いたサーキュラーステイプラーで行うか，さらには中下縦隔郭清と再建を右胸腔から胸腔鏡下に行うなどさまざまな工夫を必要とするが，いずれにせよ安全に施行するだけの知識と技量を身に付けておく必要がある．筆者らは，腹腔鏡下手術にて腹腔内操作を終えた後，必要と判断したならば，患者を腹臥位にして行う胸腔鏡下手術を併用している[2,3]．最近ではこのような術式すべての操作を Intuitive 社の da Vinci Surgical System を用いてロボット支援手術として施行することもできる．本項ではこれらの術式を解説し，knack and pitfalls に言及する．

1 手技の実際①：高位での経裂孔的 overlap 法による食道空腸再建

A 肝外側区域の展開

　ポートの位置は通常の胃癌手術と同じ 5 ポートであるが，術者右手のポートと助手の左手のポートは頭側寄りに挿入される傾向がある（図1）．まずは食道裂孔周囲の術野の確保のために肝外側区域の展開は重要である．

　さまざまな方法があるが，これを確実にすることが手術の成否にかかわるといっても過言ではない．従来，肝臓鉤やペンローズドレーンを用いた 3 点支持で肝外側区域を腹側に牽引するような展開が一般的に施行されているが，この方法では肝臓に対して術中虚血域が生じるために術後肝機能異常を呈するものが多い．最近筆者らは肝円索と食道裂孔腹側にプロリーン® 2-0 をかけ，体外に誘導し 2 点で吊り上げるよりは，むしろ圧排展開するようにして肝障害を防いでいる．展開が不足しているときは，この中に市販されている紡錘形シリコンディスクを挿入すると十分な展開になる（図2）．しかし，食道裂孔をさらに大きく展開するときは，肝外側区域三角靱帯を切離して大きく肝外側区域を圧排展開することもある．

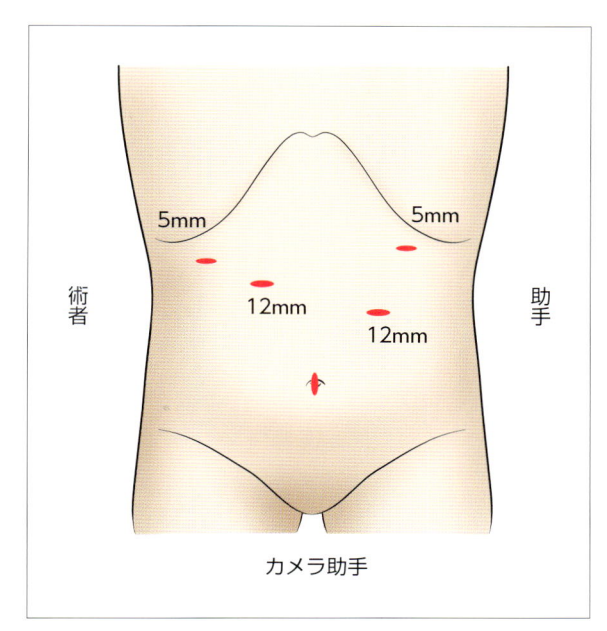

図1　ポート配置と術者の位置

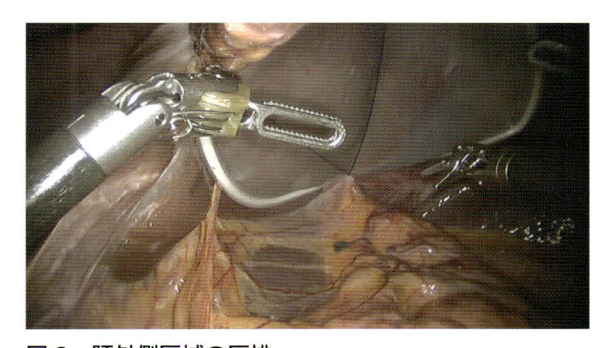

図2　肝外側区域の圧排

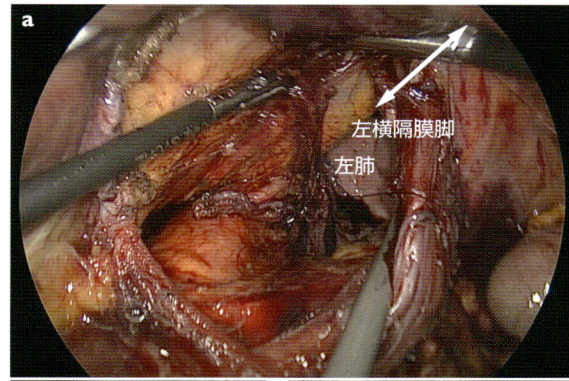

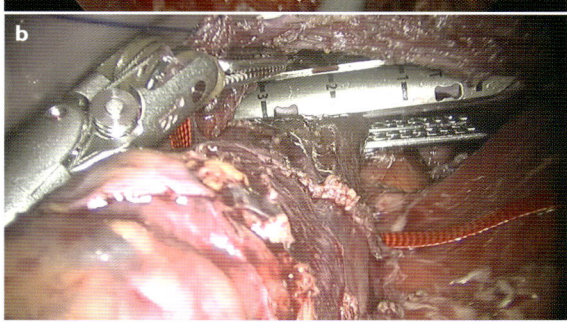

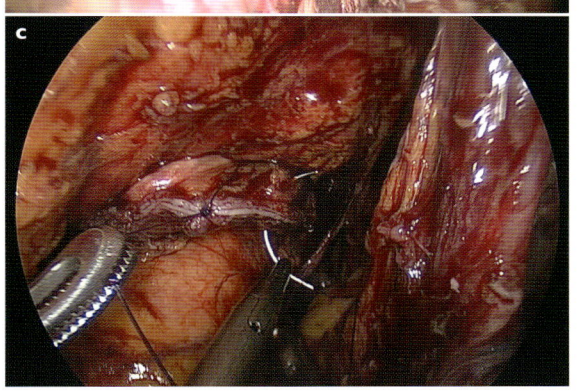

図3　食道の剝離と切離
a：横隔膜食道裂孔の開大，b：右胸腔内からの食道の切離，c：食道断端の支持牽引．

B　食道の剝離と切離

　通常の腹腔鏡下胃癌手術に準じて根治性の確認後に腹腔内リンパ節郭清と胃の授動を行う．続いて食道裂孔部では食道横隔靱帯を切開し，左右の食道裂孔の横隔膜脚に沿って食道周囲を剝離する．食道腹側で弓状靱帯および横隔膜腱中心部を腹側に切開し，食道裂孔を十分に開大させる．このとき，下横隔静脈は切離してもよいと思われるが，確実に止血しないとその出血は容易に止めにくいこともある．高位の食道切離が予測され胸腔鏡下手術を回避したいときは，まず左横隔膜脚を切開して左開胸にし，さらに大きな術野の展開をする（**図3a**）．食道剝離は下行大動脈面を確実に露出して下縦隔郭清の起点とし，左右の横隔膜上から下肺靱帯（下肺間膜と呼ぶべきとの意見がある）に沿って，腹側では心囊面に沿って剝離を進める．経験的には右下肺静脈のレベルまでの剝離は経裂孔的に可能である．

　予定された食道切離の周囲で必要な食道剝離を行った後，経鼻胃管に注意して食道を切離する．食道切離はなるべく管腔軸に垂直な方向に切離したいので，助手の展開と右側腹部から挿入した自動縫合

2．Overlap 法─高位での吻合　39

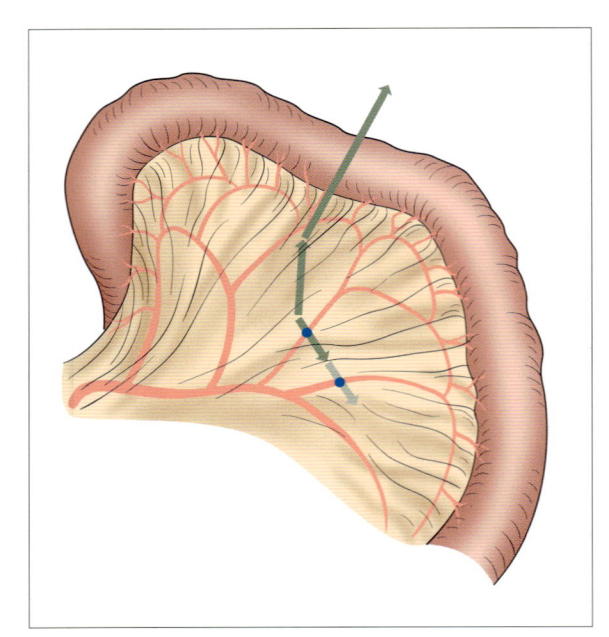

図4 挙上空腸の準備(文献2をもとに作成)

器の可変アングルも利用する．この食道切離は左開胸にしてあると有利である．それでも不可能なときは，右第7肋間中腋窩線上に12 mmポートを挿入し，これより右胸腔内を経由して縦隔内に誘導した自動縫合器を用いると容易に食道を垂直に横切できる（図3b）．このときはあらかじめ安全のために分離肺換気として右の肺を虚脱し，自動縫合器挿入に際して肺の損傷をしないように注意しておく必要がある．離断された食道はすぐに短縮してしまうので，すぐにこの断端に2針の支持糸をかけて助手のポートより体外に誘導し，口側食道を腹腔側に牽引する（図3c）．

C 空腸脚の作製

再建に利用する空腸脚の作製はTreitz靱帯より20 cmほど離れた空腸にて間膜の切り込みを入れ，十分な挙上性を確保できるようにする．腹腔鏡下手術では，腸間膜に脂肪が多い患者などは透光を利用できないためこの操作が容易ではないが，腸間膜を正面に展開して注意深く見れば，血管の走行はある程度想定できる．

まずアーケード血管を切離し，間膜の根部に向かっていずれの血管も切離しないように電気メス凝固モードで腸間膜を切離すればよい．しかしながら高位縦隔内吻合ではこれでも十分な挙上が得られないことが多く，空腸動脈を1〜2本切離する必要がある．着脱型血管クリップを用いてクランプテストを行い，血流の問題がないことを確認後，間膜および空腸動脈を1〜2本切離してできた空腸を自動縫合器で切離して空腸脚を完成させる（図4）．これを結腸後経路で挙上して食道空腸吻合をoverlap法で行っている[2]．空腸の切離断端は，胸腔内が開放されていると肺に直接当たることで肺瘻を作ることが懸念されるので，漿膜筋層縫合を追加して埋没している．

D 縦隔内overlap法による食道空腸再建

食道断端を術野下に見ることができればこのまま再建に移行する．もし心臓により術野が狭ければ，先に胸腔内に挿入したポートがある場合，これより何らかのリトラクターを挿入すると術野が確保されることがある．

胃全摘術後のoverlap法による食道空腸再建術は，宇山ら[4]が報告するように応用範囲が大きい吻合で，吻合がたとえ縦隔高位になっても可能な術式である．

まず口側食道断端が前後方向に切離されていれば後壁側，もしくは左右に切離されていれば左側壁の自動縫合器切離端に小孔を作製する．食道切離断端の1/3以上を切開するつもりでないと粘膜までの切開が得られない．このとき経鼻胃管を内腔より食道断端に押し当て，ガイドにすると操作が容易である．作製された小孔部で多くは粘膜が短縮して引っ込むので，PDS®Ⅱ 4-0を用いて3か所縫合し，全層固定を行う．後の吻合操作の自動縫合器挿入が容易になるばかりではなく，確実に全層での吻合を作製することにもつながるので，筆者らは必ず行っている（図5a）．

空腸側では断端より手前約5 cmの部位の腸間膜と反対側に電気メス切開モードで小孔をあける．

現在，自動縫合器はさまざまなものが利用可能であるが，カートリッジの厚み設定のみならずその自動縫合器特有の使用上の注意事項も多々あるので，十分に確認されたい．吻合操作では助手の左側腹部

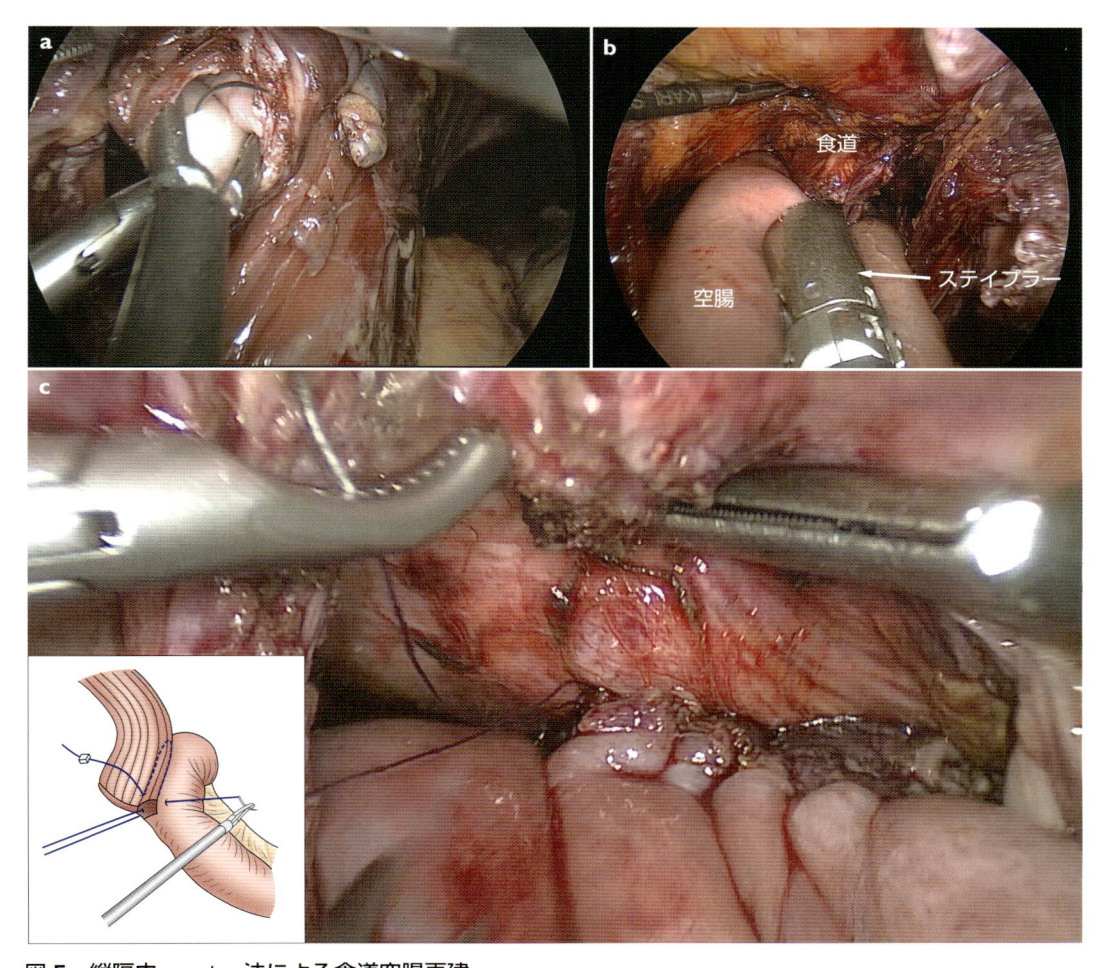

図 5 縦隔内 overlap 法による食道空腸再建
a：食道側小孔の全層固定，b：自動縫合器を用いた overlap 法による食道空腸吻合術，c：手縫い連続縫合による共通孔の閉鎖．

のポートより挿入した 45 mm 長の自動縫合器のカートリッジ側を空腸に挿入，食道側に誘導し，アンビル側を食道に挿入可能かを検証してアンビルフォークを食道に挿入する（**図 5b**）．空腸側に過緊張がかかっていたらこれを十分に解除することが重要で，無理をすると自動縫合器が空腸を穿孔してしまうことになる．このようなトラブルの発覚がこの時点であればリカバリーショットも難儀なことではないが，吻合操作後であればその修復はきわめて困難なものになる．

十分に食道と空腸が両フォーク内に挿入されたことを確認後，経鼻胃管などにも注意を払って自動縫合器の両フォークを閉鎖し吻合を作製する．自動縫合器を共通孔より無理せずゆっくり引き抜き，吻合の状況と出血がないことを確認する．

共通孔の閉鎖はこの部分では手縫い操作以外には今のところ考えられない．この点が腹腔鏡下胃全摘術の敷居を高くしている一因であるが，腹腔鏡下の縫合・結紮に習熟することが術式のバリエーションを増やすのみならず本来の手術素養であることを強調したい．共通孔の閉鎖は施設ごとにいろいろな方法があるが，筆者らは食道空腸吻合の V 字が大きく開くようなデザインで術者側の端に PDS Ⅱ 4-0 の支持糸を全層縫合でかけ，これを術者左手のポートより体外に誘導する．LAPRA-TY®（エチコン社）でアンカーを作った 20 cm の PDS Ⅱ 4-0 を用い，

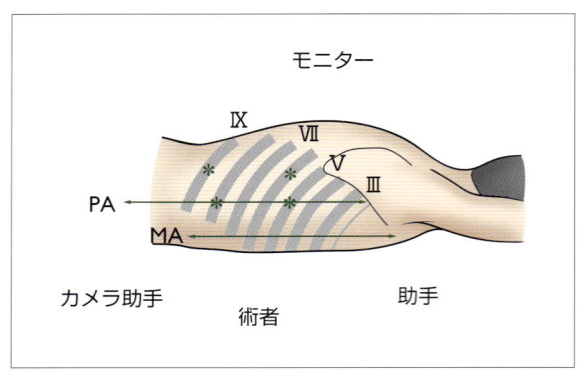

図6 胸腔鏡手術のポート配置
PA：後腋窩線，MA：腋窩中線．（文献2をもとに作成）

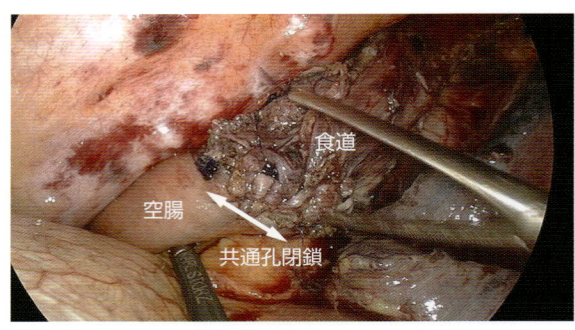

図7 胸腔内食道空腸吻合術

左端から連続縫合で確実に全層にかかるように運針し，約10～15針で閉鎖し，ふたたびLAPRA-TYでアンカーを固定すれば吻合操作は終了する（図5c）．

E 内ヘルニア予防など

開胸操作になっているときは，食道裂孔の閉鎖を必ず行わないと，本術式は高率に内ヘルニアになりやすい術式であることを知っておかなければならない．内ヘルニアの予防のため，挙上空腸を直接食道裂孔に固定した際，食道裂孔の瘢痕収縮で空腸脚が狭窄し，再手術を余儀なくされた例を3例も経験している．したがって，最近は縦隔内に向けてドレーンを挿入後，横行結腸を裂孔周囲に数針縫合固定している．空腸脚を通した横行結腸間膜の閉鎖と固定を行った後にこれより30 cm肛門側でRoux-en-Yの空腸空腸吻合を作製するが，この詳細は他項に譲る．Petersen's defectによる内ヘルニアの予防や十二指腸断端の自動縫合器切離断端も漿膜筋層縫合で埋没している．

2 手技の実際②：胸腔鏡併用高位縦隔内overlap法による食道空腸再建

胸腔鏡下手術併用の食道浸潤胃癌手術では2通りの術式が考えられる．

1つは通常胃癌に準じて腹腔鏡下に腹腔内リンパ節郭清と胃の授動を行い，経裂孔的に下縦隔郭清と食道切離を行い，先に述べたような再建が経裂孔的に行うことができないと判断した場合である．

もう1つは，腹腔内に非治癒因子がなさそうなときで，食道切離があらかじめ縦隔内高位であることが想定される場合や中下縦隔郭清を十分行う必要がある場合である．まず腹臥位で中下縦隔の郭清と食道切離を先行し，仰臥位にして腹腔鏡下手術で胃切除（および脾摘）を行い，胃全摘において食道空腸吻合になる場合は空腸脚を作製して縦隔内に捻れないように押し込んで，ふたたび腹臥位にして胸腔鏡下手術で食道空腸吻合を行う．

いずれの術式でも切除臓器の摘出は腹部で行い，再建が最終的に胸腔鏡下に行われる．ここでは再建の手順を解説する．

挙上空腸の準備は前項と同じである．このときあらかじめ想定される空腸の長さを5 cm以上多く見越して縦隔内に捻れないように押し込んでおく．腸間膜側が左側で腸管側が右胸腔側にくるようなレイアウトに腹腔側から設定しておく必要がある．空腸断端の漿膜筋層縫合糸を残しておき，これを先に縦隔内に挿入し，挙上空腸にビニール袋を被せておくと，挙上の際の無用な損傷が回避される．

前述の内ヘルニア予防などの腹腔内操作をすべて済ませたあとに体位を腹臥位とする．通常食道癌と異なり，ポート位置は中下縦隔の操作用に設定される（図6）．胸腔内では食道剝離と縦隔郭清が十分であるならば，第8もしくは9肋間ポートから空腸に自動縫合器を挿入し，上述と同様に食道空腸吻合を自動縫合器にて作製する．この操作は腹腔側で

行っていた困難性をほとんど感じることなく，非常に容易であることに驚く．

共通孔の閉鎖は手縫い縫合を用いているが，腹臥位手術を導入してこの縫合操作が容易になった（図7）．向かって手前にアンカー支持糸をかけ，奥よりこれも連続縫合で閉鎖している．肺瘻予防のため，食道の自動縫合器切離断端の埋没縫合を追加している．腹腔側からの縦隔ドレーンと右胸腔にもドレーンを挿入して手術を終了する．

3 手技の利点と欠点

胸腔鏡下に食道空腸再建が可能になると，どのようなケースにも対応できるのは最も大きな利点である．JCOG9502 study は開腹・開胸手術を対象としているが，内視鏡下手術では拡大視効果で繊細な縦隔郭清も行うことができるほか，本来低侵襲であり呼吸器合併症率も低下させるので，そのメリットは再評価される必要がある．

欠点は手技が煩雑で時間がかかり，高度の技量を要することである．しかし一度その手技を習得したならば患者に与える恩恵は少なくない．

エキスパートからのアドバイス

胸腔鏡を併用する overlap 法は先を想定した手技の積み重ねである．十分にシミュレーションし，その小さなノウハウが十分に理解されたうえに，縫合手技などが完成されてから行うべきで，**場当たり的な局面では完遂は難しい**と心得てほしい．

文献

1) Sasako M, Sano T, Yamamoto S, et al：Left thoracoabdominal approach versus abdominal-transhiatal approach for gastric cancer of the cardia or subcardia：a randomised controlled trial. Lancet Oncol 7：644-651, 2006
2) Noshiro H, Miyasaka Y, Akashi M, et al：Minimally invasive esophagogastrectomy for esophagogastric junctional cancer. Ann Thorac Surg 93：214-220, 2012
3) 能城 浩和，宮﨑 耕治：State of the art—腹腔鏡下手術の適応拡大について．胃がん perspective 3：24-31, 2010
4) 宇山 一朗，櫻井 洋一，小森 義之，他：腹腔鏡下胃切除後の消化管再建術—linear stapled end-to-side anastomosis（overlap）法．手術 60：199-204, 2006

〔能城 浩和，浦田 雅子，池田 貯〕

胃全摘術後再建

3 リニアステイプラーを用いた再建
Overlap法―Inverted-T

◉ DVD-04

　胃全摘術後の再建法としてはRoux-en-Y再建が一般的である．開腹手術では手縫い吻合からサーキュラーステイプラーを用いる方法へと変遷してきたが，腹腔鏡下手術となり，腹腔鏡下手術用機器としてのリニアステイプラーが開発され，消化管などの離断，縫合，吻合に用いられるようになった．当科で工夫を重ねてきたリニアステイプラーを用いたRoux-en-Y再建法[1]について紹介する．

🔍 手技の実際

A 食道の離断

　トロッカーを挿入する（**図1**）．膵上縁#11p郭清終了後に食道周囲を露出し（**図2a**），食道の後壁を把持し（**図2b**），手前に引き，結果として食道を90度時計回りに回転させた状態でリニアステイプラー（ECHELON FLEX™ ブルーまたはEndo GIA™ パープル）を用いて離断する（**図2c**）．食道離断面は背側から腹側に向かうことになる（**図2d**）．

　食道の背側は十分に剥離するが（**図3a, b**），腹側はあまり剥離せず，横隔食道靱帯を残す（**図3c**）．吻合に使用するリニアステイプラー45mmが十分に挿入可能であることを確認する（**図3d**）．

B 空腸の切離

　Treitz靱帯を確認後（**図4a**），同部から30cmの部位で空腸をリニアステイプラー（ECHELON FLEX ホワイトまたはEndo GIA キャメル）を用いて切離

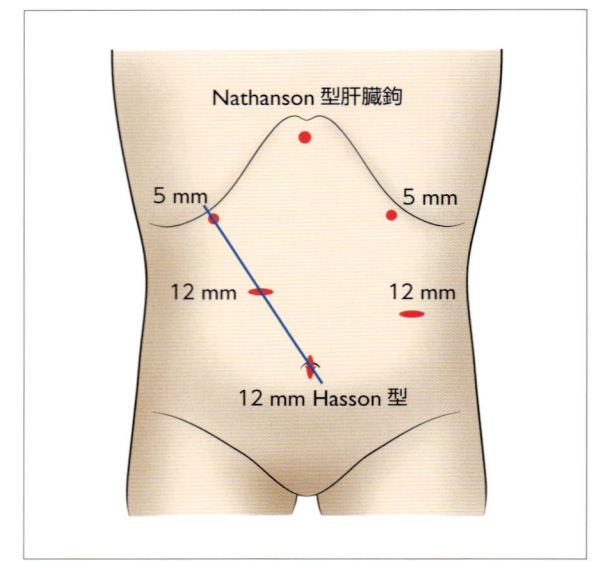

図1 ポート配置

するが，その口側にはピオクタニンでマークしておく（**図4b**）．リニアステイプラーは切離線が腸間膜付着側からその対側に向かうように設定する（**図4c**）．空腸沿いに超音波凝固切開装置（今回はSONICISION™）を用いて腸間膜を切開し，10cm程度の空腸を犠牲としリニアステイプラーを用いて空腸を切離する（**図4d**）．

C 食道および空腸のリニアステイプラー挿入孔の作製

　肛門側空腸を結腸前経路で挙上し，捻れがなく緊張がかからないことを確認する．挙上空腸の切離断

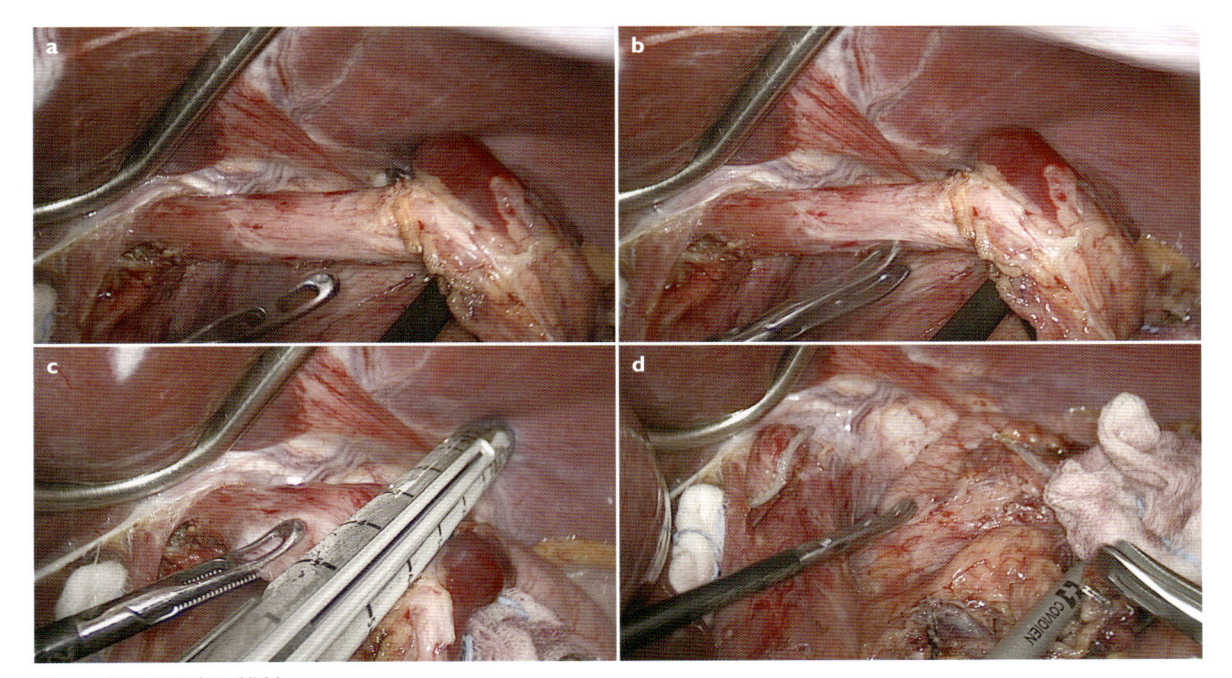

図2 食道の露出と離断
a, b：食道の露出, **c, d**：リニアステイプラーによる食道の離断.

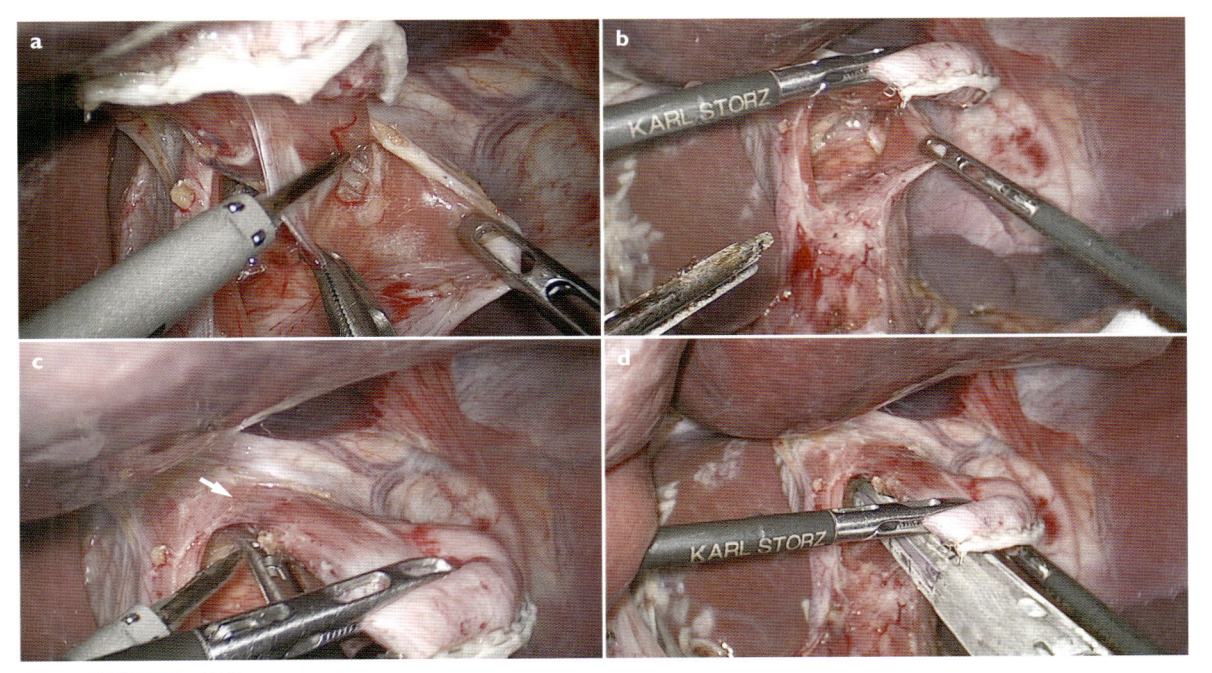

図3 食道周囲の剥離
a, b：食道周囲の剥離, **c**：横隔食道靱帯の確認（矢印）, **d**：吻合に必要な食道長を確認.

端から5 cmの部位を確認し（**図5a**），空腸の前壁腸間膜近傍に小孔をあける（**図5b**）．食道の切離線後壁端に小孔をあける（**図5c, d**）．

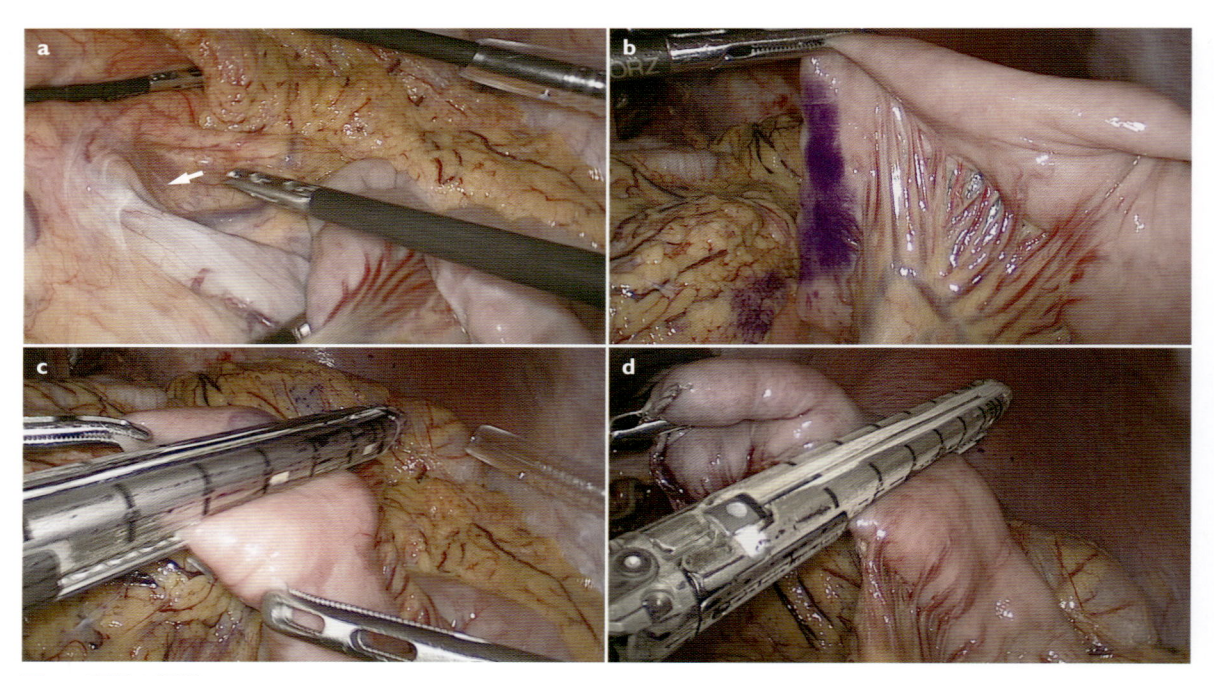

図4 空腸の切離
a：Treitz 靱帯の確認（矢印），**b〜d**：空腸の離断．

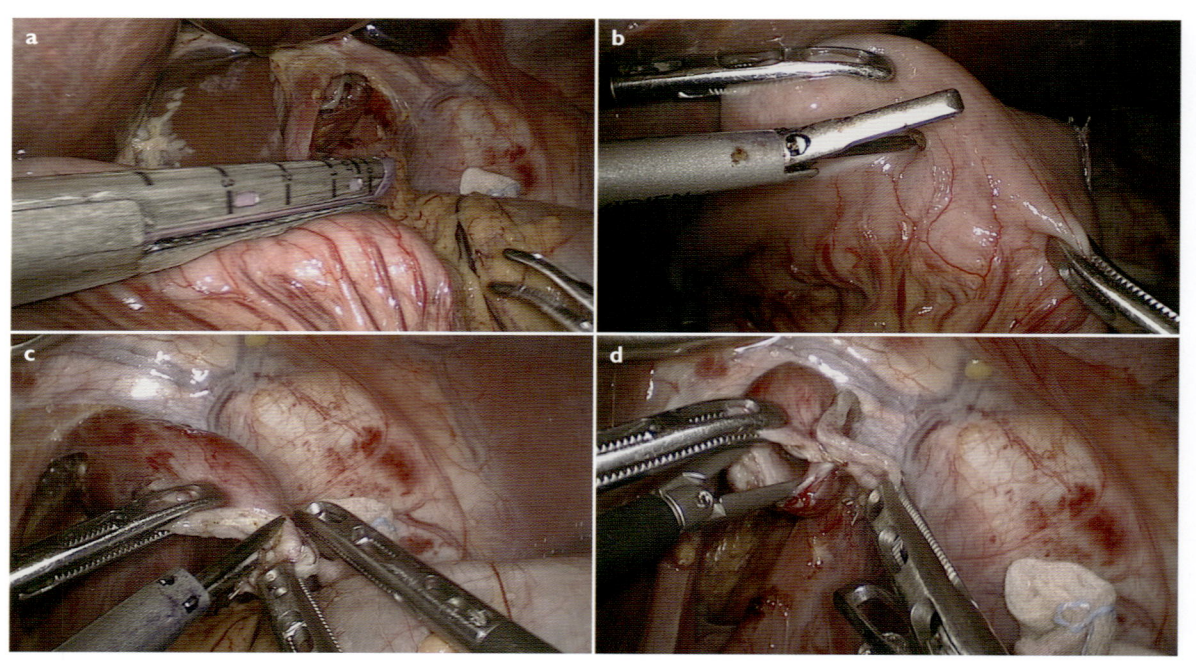

図5 食道および空腸のリニアステイプラー挿入孔の作製
a，b：空腸の小孔作製．**c，d**：食道断端の小孔作製．

D リニアステイプラーの挿入

リニアステイプラー（ECHELON FLEX ブルーまたは Endo GIA パープル）は助手左手で患者左側腹部の 12 mm ポートから挿入する（図1）．リニアステイプラーは横行結腸，膵を乗り越えるようにして

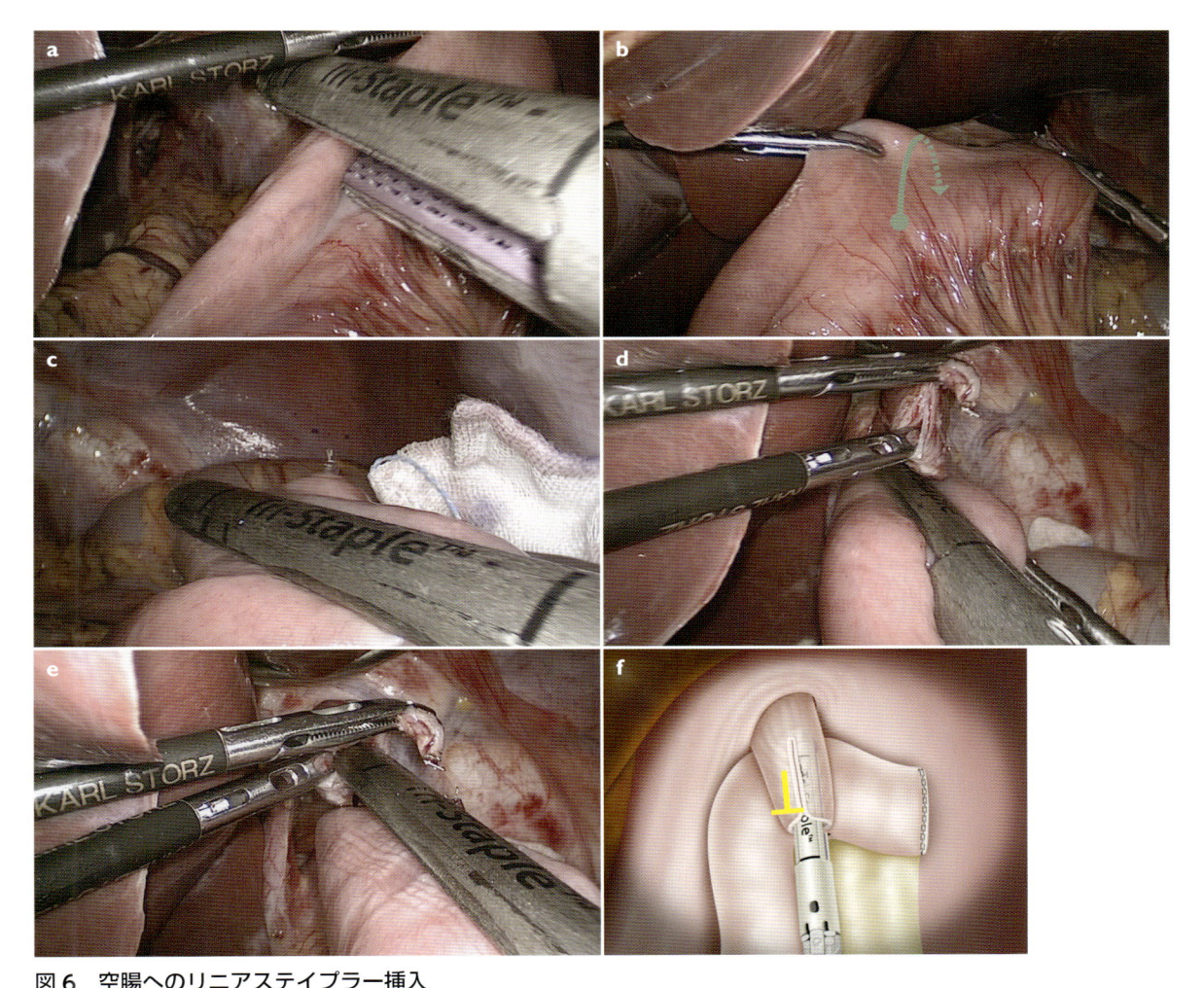

図6 空腸へのリニアステイプラー挿入
a：リニアステイプラー挿入，**b**：リニアステイプラーの空腸への挿入方向（矢印），**c〜e**：リニアステイプラーを挿入し空腸を挙上，**f**：吻合は逆T字型になる．

食道裂孔部まで到達させることになるので，リニアステイプラーの先端部は腹側に向かうことになる．リニアステイプラーと食道の軸をまっすぐに合わせるようにするため，リニアステイプラーは背側に若干押さえるようにしなければならない．そのため，リニアステイプラーの先端のうち開くほう（ECHELONであればアンビルフォーク側，GIAであればカートリッジ側）を空腸に挿入したほうがスムーズとなる．

まず，リニアステイプラーのカートリッジ側（GIA使用の場合）を空腸に挿入する（**図6a**）．このとき，カートリッジは空腸後壁側に向かうように挿入し，把持する（**図6b，c**）．この状態で吻合部までゆっくり空腸を挙上し，緊張なく吻合が可能かどうかを確認する（**図6d**）．引き続き，リニアステイプラー対側を食道の軸に沿って挿入する．リニアステイプラーの縫合線は空腸側では前壁から後壁へ，食道側は後壁で軸に平行になるようにする（**図6e**）．この操作により吻合は逆T字になり（**図6f**），共通孔は腹側に向かう．

E 体腔内吻合による共通孔の閉鎖

食道，空腸の共通孔の位置は合わせる（**図7a，b**）．共通孔は腹側に向かうので良好な視野のもと

3. Overlap法—Inverted-T

図7 食道空腸吻合
a, b：45 mm リニアステイプラーを挿入し，共通孔の位置を合わせる．c：共通孔は腹側に向く．

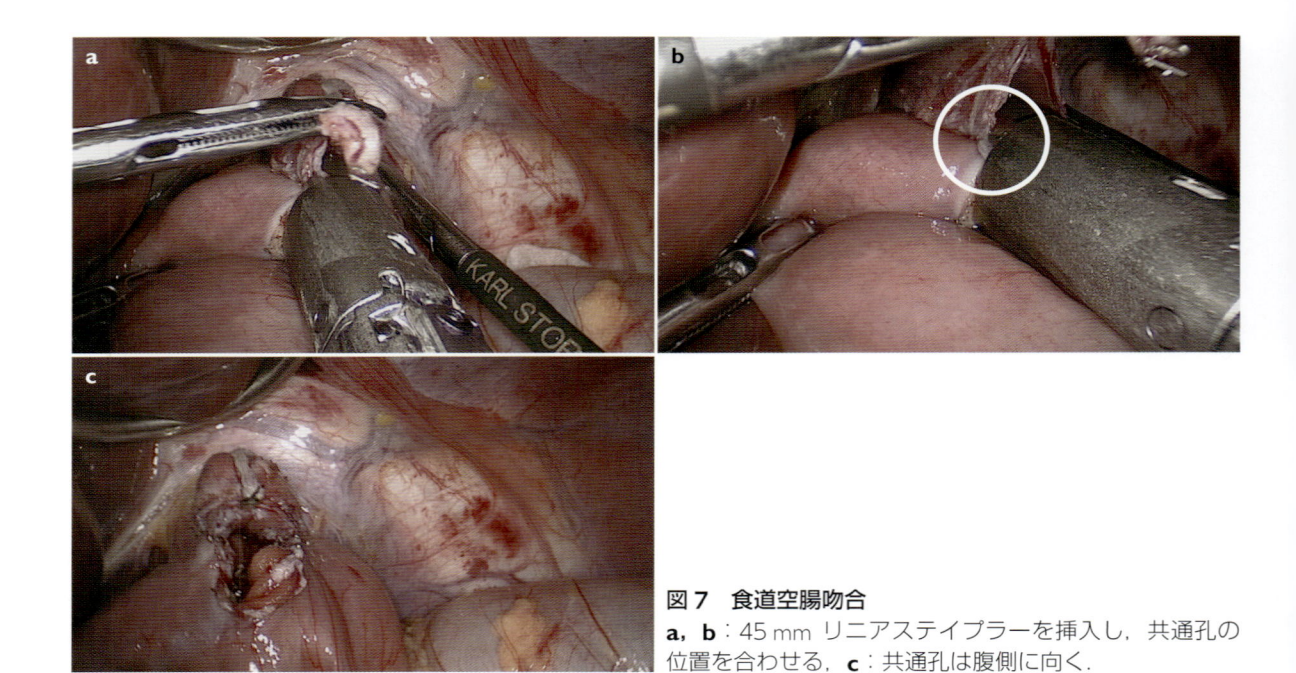

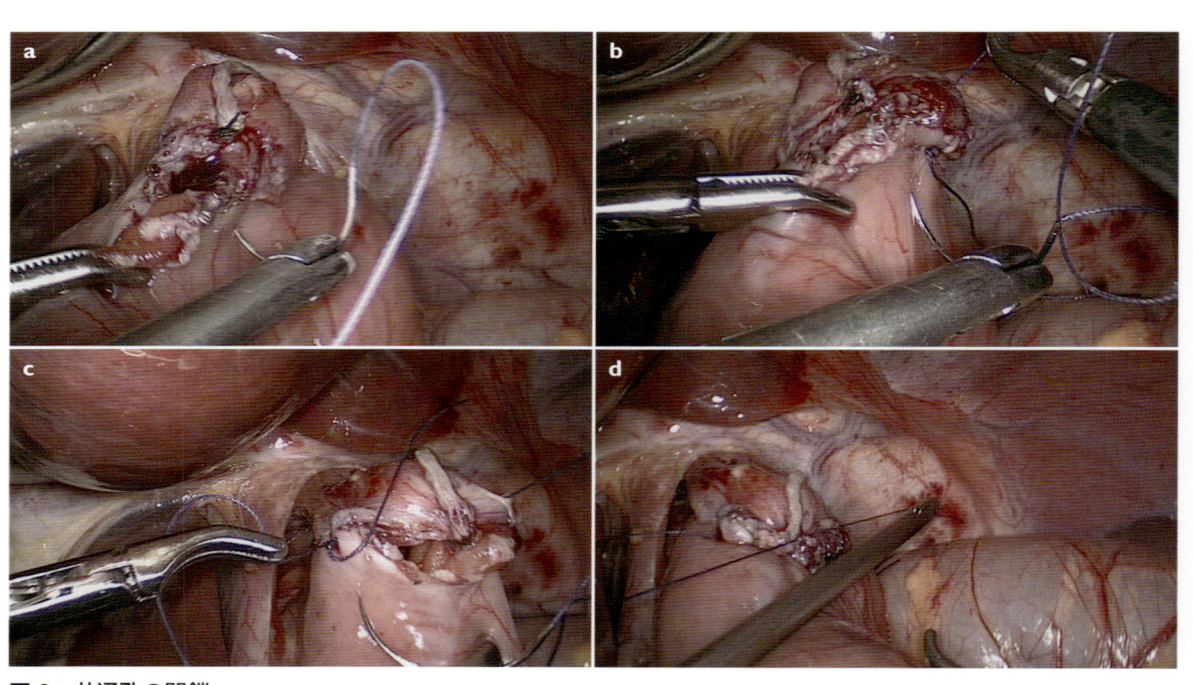

図8 共通孔の閉鎖
a, b：共通孔左側端から連続縫合を開始．c：右側端から連続縫合．d：結紮．

での縫合閉鎖が可能である（図7c）．

まず，共通孔左側端から連続縫合を開始し（図8a, b），ほぼ中央付近で一旦中断し，助手に糸が緩まないように把持させておく（そのままにしておいても緩まないことも多い），次に右側端から連続縫合を行い（図8c），1針分だけ重複して縫合し，最後はほぼ中央付近で結紮する（図8d）．その後，術前に挿入しておいた経鼻胃管の先端を鼻孔から約

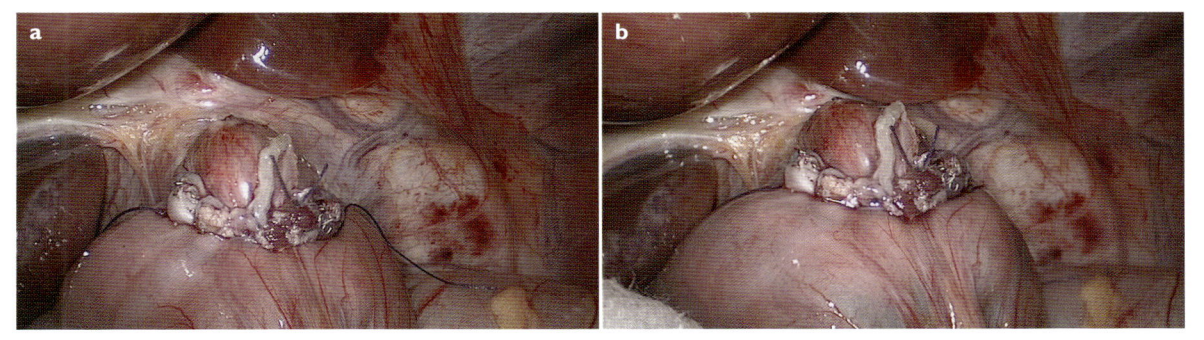

図9 共通孔閉鎖後の色素を用いたリークテスト
a：色素注入前，**b**：注入後．

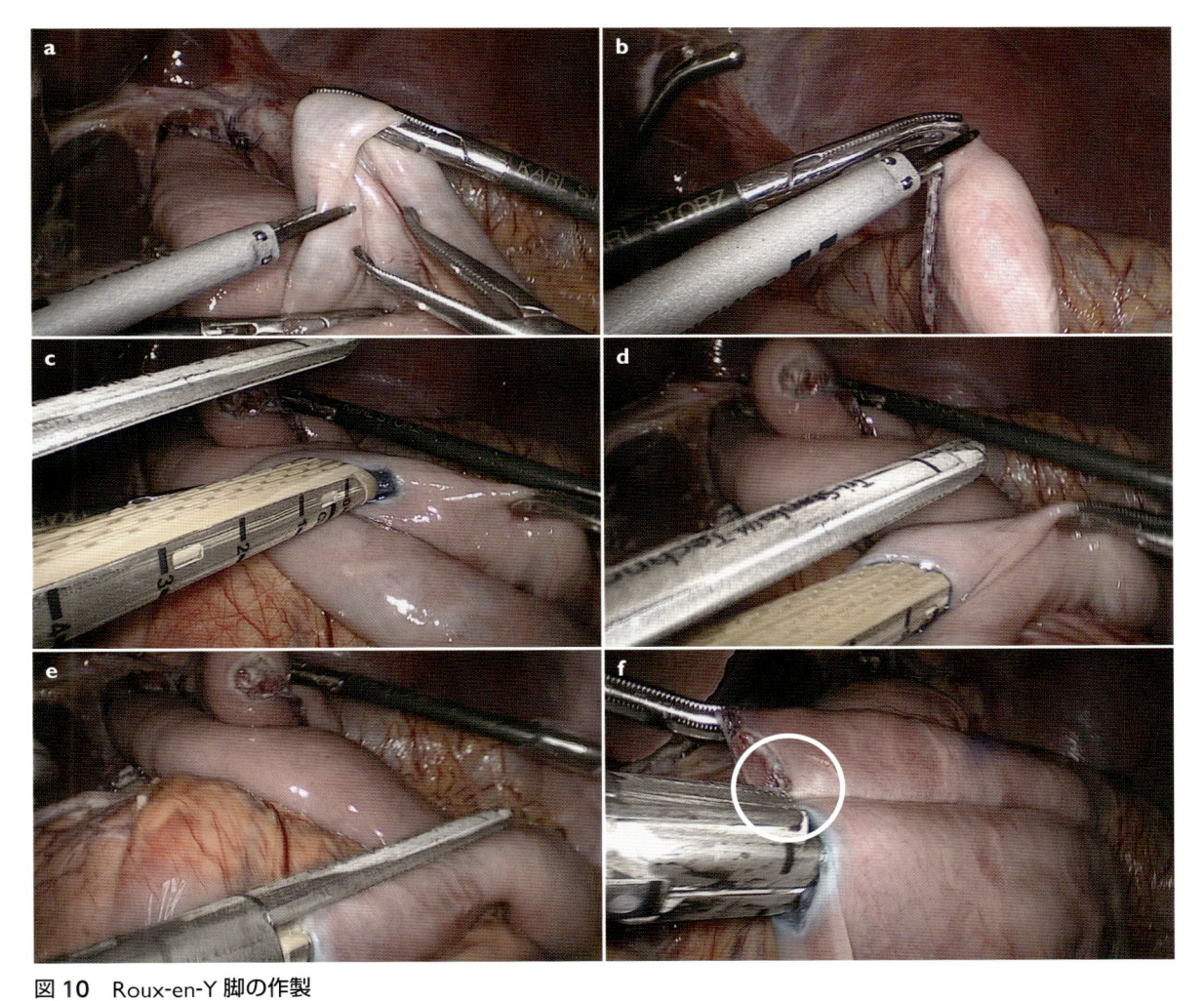

図10 Roux-en-Y 脚の作製
a，b：食道空腸吻合から40 cm の部位（**a**）と Treitz 靱帯側空腸（**b**）に小孔を作製する．**c〜e**：空腸ヘリニアステイプラーを挿入．**f**：小孔の位置を合わせる．

3. Overlap 法—Inverted-T　49

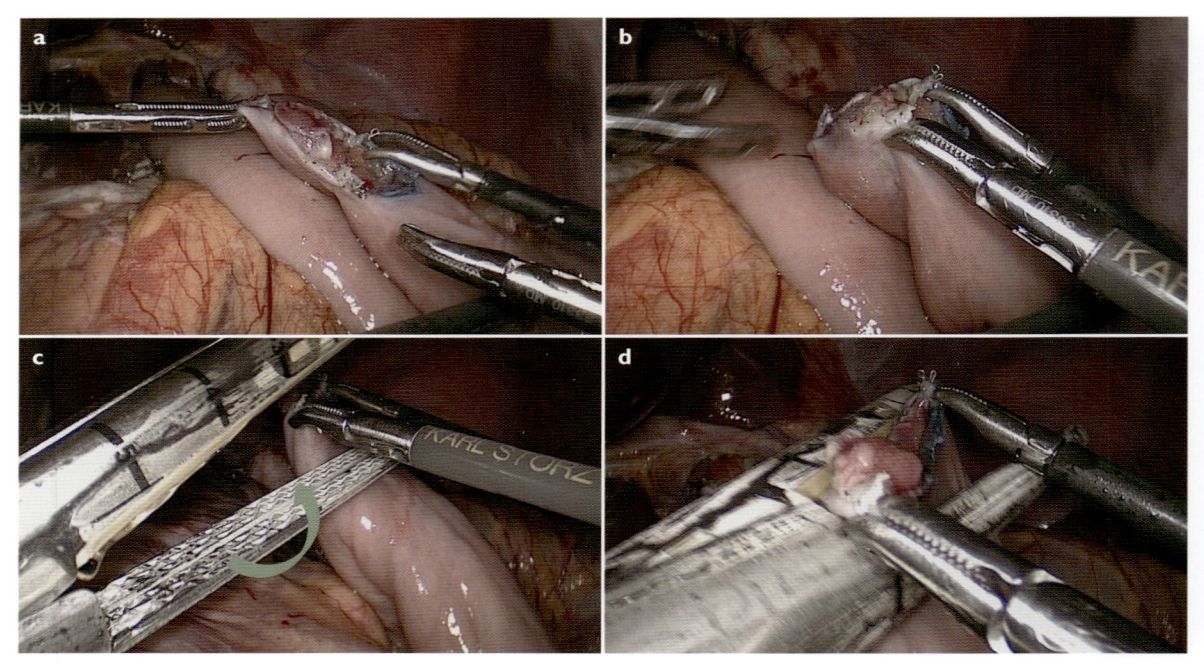

図 11 共通孔の閉鎖
a：助手が空腸ステープルラインを把持する．**b**：把持した鉗子を挙上する．**c**：リニアステイプラーを挿入し，縫合予定方向にひねる（矢印はひねる方向）．**d**：共通孔を挟み込む．

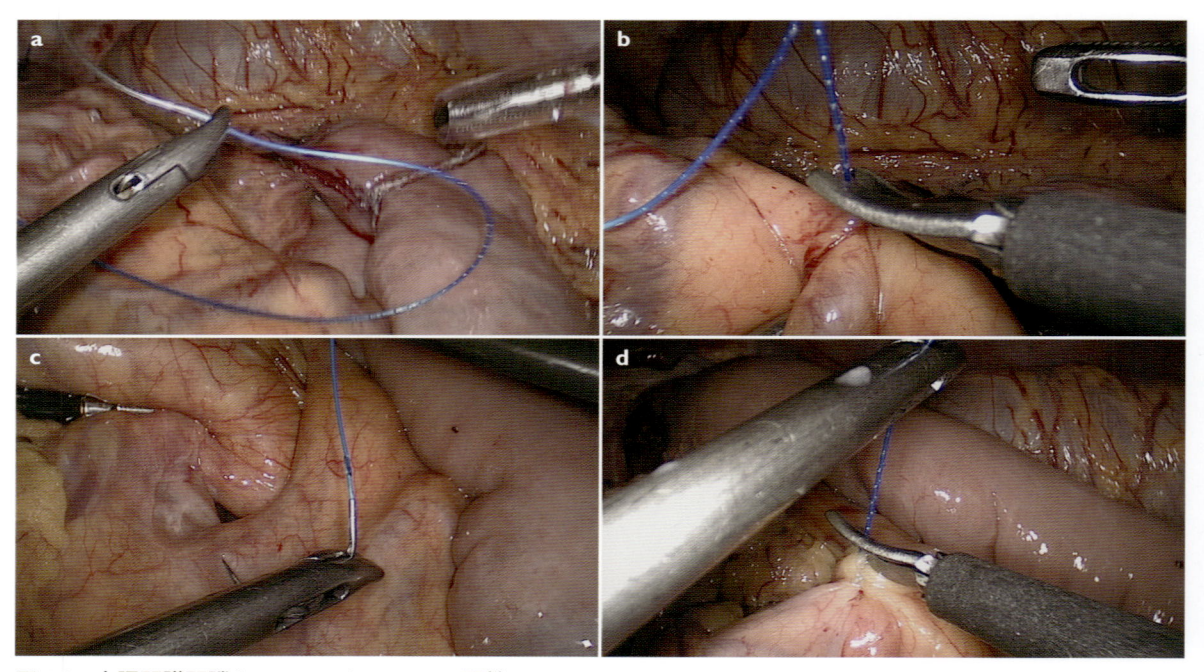

図 12 小腸間膜間隙と Petersen's defect の閉鎖
a，b：小腸間膜間隙の閉鎖．**c，d**：Petersen's defect の閉鎖．

40 cm の部位で留置し，吻合部肛門側空腸を鉗子で圧迫し，10 倍希釈インジゴカルミン 50 mL を注入し，リークテストとする（図 9）．このあとに経鼻胃管は抜去する．

F 空腸空腸吻合

食道空腸吻合部から約 40 cm の空腸と十二指腸側空腸の吻合を行う．腸間膜対側の空腸壁に小孔を作製した後（図 10a），Treitz 靱帯側の空腸断端，腸間膜対側にも小孔を作製する（図 10b）．

リニアステイプラー（ECHELON FLEX ホワイトまたは Endo GIA キャメル）[2]のカートリッジ側を最初に作製した小孔から肛門側に挿入し，カートリッジ側はまず腸管の短軸方向に挿入する．このとき，先端が入ったところでリニアステイプラーを空腸長軸方向に合わせると挿入が容易である（図 10c, d）．十分に挿入した後にアンビルフォークを Treitz 靱帯側の空腸にも挿入する（図 10e）．ともに空腸間膜対側が縫合線となるように設定し縫合する（図 10f）．縫合予定の空腸壁の漿膜の位置を合わせることで共通孔は適切なサイズとなり，後の閉鎖も容易となる．

G 空腸空腸吻合の共通孔の閉鎖

助手が鉗子を用いて空腸空腸縫合線端を摘み上げるようにした際に，Treitz 側空腸断端と肛門側空腸間膜対側が一直線となるようにする（図 11a, b）．リニアステイプラー（ECHELON FLEX ホワイトまたは Endo GIA キャメル）を十分に開き，アンビルフォークを寝かせるようにしてゆっくり挿入しながらリニアステイプラー全体を左側にひねり，共通孔を挟み込む（図 11c, d）．このとき，粘膜層を十分に嚙み込んでいること，空腸壁がタック状に折れ重なっていないことを確認する．

H 内ヘルニアの予防

空腸間膜間隙と Petersen's defect を連続縫合し閉鎖する（図 12）．

2 手技のポイントと特徴

われわれの手技のポイントは，食道と空腸を前述のように逆 T 字型になるように設定することである（図 6f）．リニアステイプラーを使うことで，①吻合部狭窄がほとんどない．逆 T 字型にすることで，②共通孔が腹側を向き，縫合閉鎖が容易である，③吻合部が縦隔内に迷入しない，④空腸の流出路が患者右方向に向かい，空腸が捻れない，等々の特徴がある．吻合する前に空腸を十分に挙上し，吻合後に緊張がかかりすぎないかどうかの確認が必要である．

体腔内吻合は必要であるが，体外結紮の結節縫合でももちろん問題はないし，慣れないうちは結節縫合がよいかもしれない．

エキスパートからのアドバイス

胃全摘術後の再建の成否はその後の患者 QOL に重大な影響を及ぼす可能性があることを肝に銘じて，注意深く操作を進めることが肝要である．

文献

1) Nagai E, Ohuchida K, Nakata K, et al：Feasibility and safety of intracorporeal esophagojejunostomy after laparoscopic total gastrectomy：inverted T-shaped anastomosis using linear staplers. Surgery 153：732-738, 2013
2) 永井 英司，仲田 興平，大内田 研宙，他：幽門側胃切除術後再建―Roux-en-Y 再建：リニア再建（順蠕動）．臨外 69：584-591, 2014

〔永井 英司，仲田 興平，大内田 研宙，清水 周次，田中 雅夫，中村 雅史〕

胃全摘術後再建

4 リニアステイプラーを用いた再建
Functional 法

◎ DVD-05

　当科では，腹腔鏡下胃全摘術後の再建は Roux-en-Y 法・結腸前経路を標準とし，食道空腸吻合はリニアステイプラーを使用した機能的端々吻合 (functional end-to-end anastomosis) 法[1] (以下，functional 法) と overlap 法[2]を採用している．通常は手技が簡易で短時間に施行可能な functional 法を行い，食道浸潤により腹部食道を切除した症例には overlap 法を採用している．Functional 法は手技が簡便である半面，腸管3本分のスペースが必要であり，縦隔内の狭く深いスペースでの操作が必要となる食道浸潤例では，腸管2本分のスペースで施行可能な overlap 法が適している (**図1**)．本項では，当科で施行している functional 法の手技を紹介する．

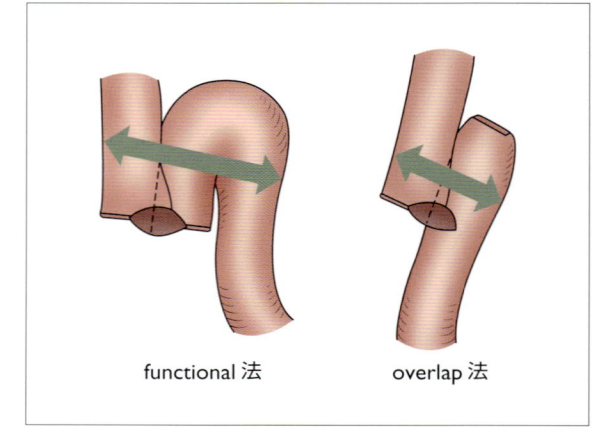

図1 Functional 法と overlap 法のスペースの違い
Functional 法は腸管3本分のスペースが必要であるが，overlap 法は2本分のスペースで施行可能である．

🌱 Functional 法での基本原則

　下記の4原則を順守することによって，安全で術後合併症の少ない吻合が可能と考える．

A 吻合の 1st stapling は患者左側

　吻合の 1st stapling は患者左側に行う．吻合時のトラブル（ステイプラー先端での腸管損傷など）の際，左横隔膜脚を切開し，大きく左開胸することで，良好な視野のもと修復操作が可能なためである (**図2**)．

B 横隔食道膜は可及的に温存

　横隔食道膜は可及的に温存する．横隔食道膜 (**図3**) を切離した場合，完成した吻合部が縦隔内に引き込まれることが多く，挙上空腸が横隔膜脚によって屈曲し，通過障害を起こしやすい．また，万が一縫合不全を起こした際には，炎症が縦隔炎，さらには膿胸へと進展し，重篤化しやすいからである．

C 挙上空腸の直線化

　挙上空腸を直線化することで食物の通過が良好となり，食渣のうっ滞の予防ができると考える．当科で施行している functional 法は逆蠕動であるため，手術終了時に，挙上空腸を患者の左側腹部，下行結腸に沿うような状態にしておく (**図4**)．

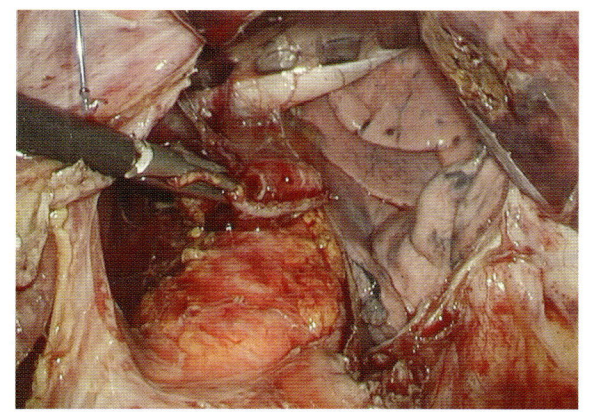

図2　左開胸後の視野（追加切除症例）
左横隔膜を大きく切開し，左開胸することで，縦隔の良好な視野が得られる．

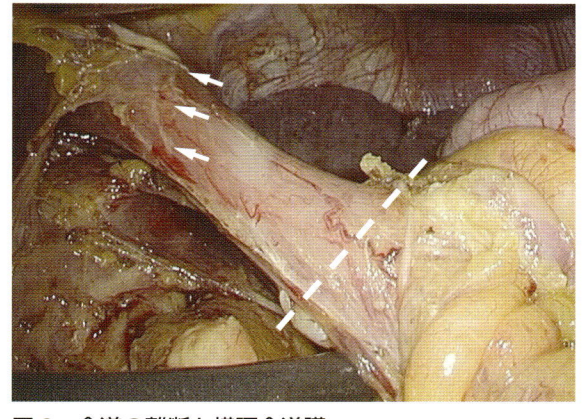

図3　食道の離断と横隔食道膜
横隔食道膜（矢印）を可及的に温存する．食道の離断は，食道胃接合部直上（破線）で行う．

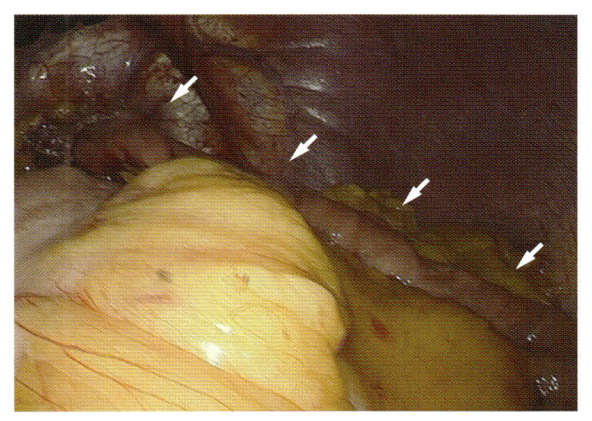

図4　挙上空腸の直線化
挙上空腸（矢印）を患者の左側腹部，下行結腸に沿うように直線化しておく．

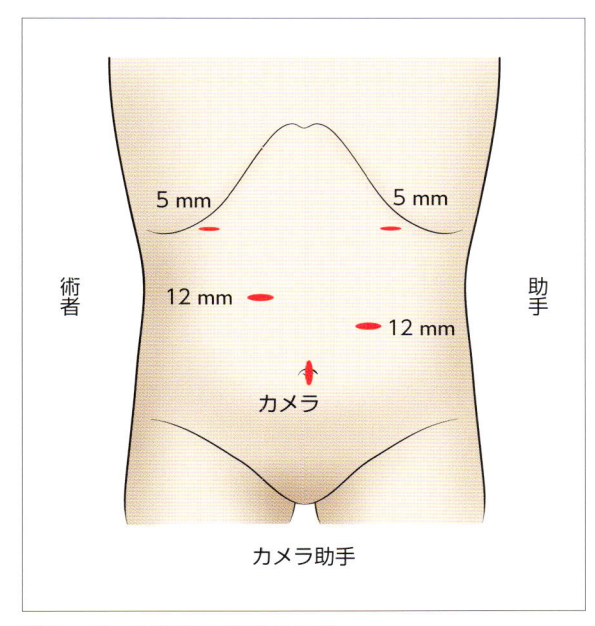

図5　ポート配置と術者の位置

D　Petersen's defect は非吸収糸で閉鎖

　内ヘルニア予防のため，Petersen's defect ならびに空腸間膜の間隙は非吸収糸で縫合閉鎖している．合成吸収糸を使用し，術後に同部の内ヘルニアをきたした経験がある．癒着の少ない腹腔鏡下手術では，非吸収糸で縫合したほうが安全と考えている．

2　手技の実際

A　トロッカー挿入

　体位は開脚，頭高位とする．上腹部にカメラトロッカーと，5 mm と 12 mm トロッカーを 2 本ずつ，計 5 本を留置する（**図5**）．吻合時，術者は患者右側に立つ．

4．Functional 法　53

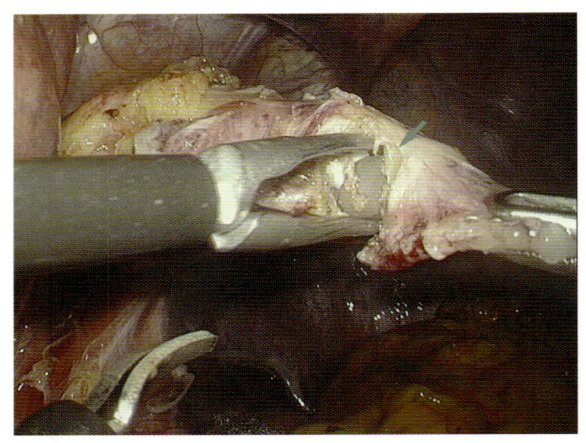

図6 食道側のステイプラー挿入孔の作製
胃管（矢印）を利用することで，容易に食道内腔まで切開できる．

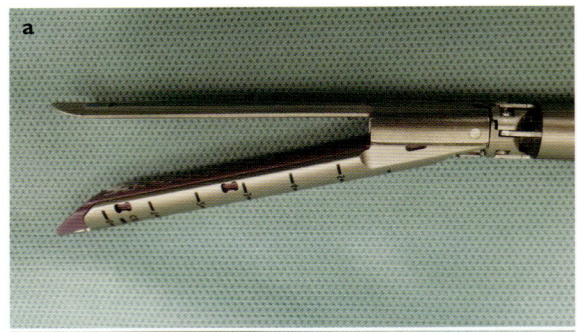

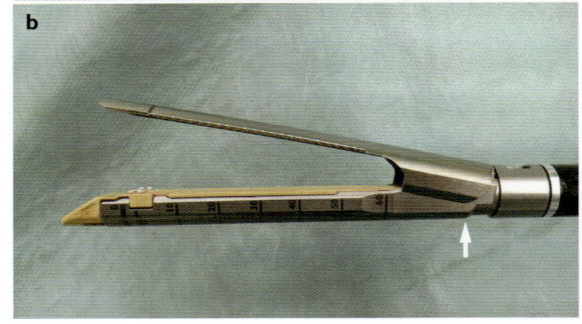

図7 ステイプラー
a：Endo GIA．カートリッジフォークが開閉する（写真は Endo GIA Tri-Staple 60 mm パープル），b：ECHELON．アンビルフォークが開閉する（写真は ECHELON FLEX 60 mm ゴールド）．閉じる際にカートリッジフォークを引き込んでいく（矢印の部分まで本体に引き込まれる）．

B 肝外側区域の挙上

ペンローズ法[3]か Nathanson 型肝臓鈎を用いて，肝外側区域を腹側に挙上する．食道裂孔付近の視野が良好となり，広い術野を確保できる．

C 食道の離断

胃癌リンパ節郭清を行ったのち，食道胃接合部直上で食道を離断する．Functional 法では食道の長軸方向に吻合を行うため，腹部食道を可及的に温存することも重要である．また，前述のごとく，横隔食道膜を温存することも重要である．

D 食道側のステイプラー挿入孔の作製

食道断端の患者左側を切開し，ステイプラー挿入孔を作製する（図6）．食道粘膜下層は疎な組織であり，粘膜と筋層が剥離しやすい．麻酔科医に胃管を誘導してもらい，食道断端に押しつけながら切開することで，容易に食道内腔まで切開できる．

E 挙上空腸の作製

延長した臍部創から標本を摘出し，同部から空腸を体外に引き出し，腸間膜を処理したのち，空腸空腸吻合を施行する．空腸空腸吻合を食道空腸吻合に先行した場合，ほぼ全例で直視下に腸間膜の処理が可能で，空腸空腸吻合も体外で施行できる．しかし，先に食道空腸吻合を行った場合，腸間膜の切離を体内で行わなければならない以外に，Y脚の腸間膜が頭側に引っ張られて体内吻合とせざるを得ない場合がある．食道空腸吻合の操作に慣れ，再吻合の危険性が減った現在，腸間膜の処理と空腸空腸吻合を体外操作にすることによって，手術時間の短縮を図っている．

Treitz 靱帯から約 20 cm 肛門側で空腸と腸間膜を切離する．辺縁動脈のアーケードを切離すれば食道断端まで届くことが多い．届かなければ，空腸動静脈を1本切離する．Y脚は食道空腸吻合予定部から 40〜50 cm 肛門側に吻合する．Y脚と挙上空腸の腸間膜の間隙は非吸収糸で閉鎖する．最後に，挙上空腸盲端の腸間膜対側にステイプラー挿入孔を作製し，体内に戻す．一度，挿入孔にフォークを挿入しておくと，体腔内での挿入が簡単になる．

なお，手技の説明のため，DVD-05 では体腔内

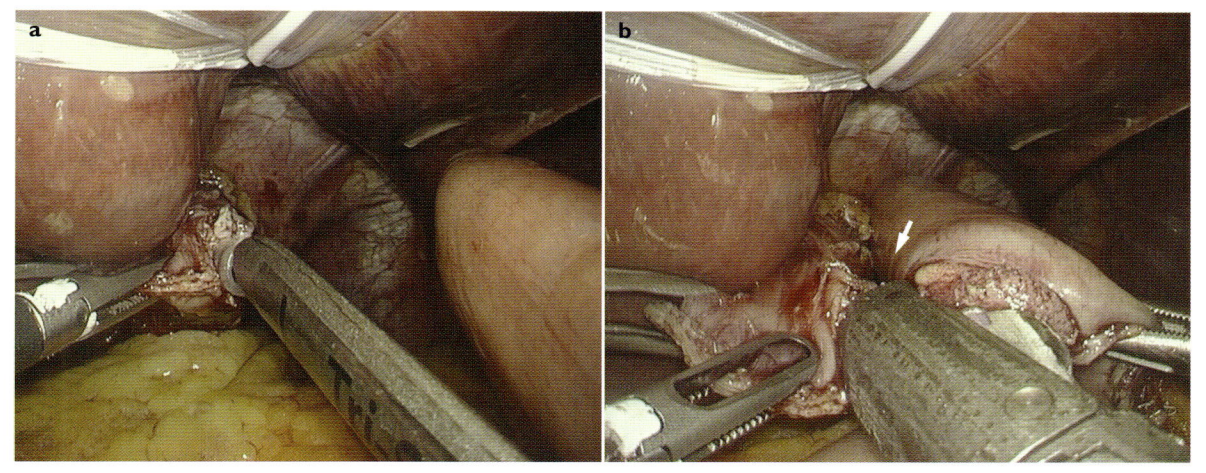

図8 食道側へのステイプラーの挿入
a：ステイプラーの先端を胃管の先端に合わせ，食道内に挿入する．b：食道側と空腸側の「段差」（矢印）が大きくならないよう注意する．

で空腸側のステイプラー挿入孔を作製した．

F 各ステイプラーの特徴

主に使用するのは，Endo GIA™ Tri-Staple™ 45 mm パープル（コヴィディエン社．以下，Endo GIA），ECHELON FLEX™ 45 mm ゴールド（エチコン社．以下，ECHELON）と，ENDOCUTTER ETS FLEX™ 45 mm グリーン（エチコン社．以下，ENDOCUTTER）である．各製品ごとに特徴があり，理解して使用する必要がある．

Endo GIA はカートリッジフォークが単純に開閉する（**図7a**）．ECHELON と ENDOCUTTER はアンビルフォークが開閉し，閉じる際にカートリッジフォークを引き込んでいく（**図7b**）．把持力は ENDOCUTTER＞＞ECHELON＞Endo GIA である．

筆者らは，食道側に開閉しない固定されたストレートフォークを挿入することにしている．そのため機種により挿入するフォークが異なる．Endo GIA ではアンビルフォーク，ECHELON，ENDOCUTTER ではカートリッジフォークである．ストレートフォークの角度が食道内に挿入しやすいということに加え，ECHELON，ENDOCUTTER では閉じる際にカートリッジフォークが食道断端を引き込み，食道と空腸との「段差」の解消を図れる利点がある．

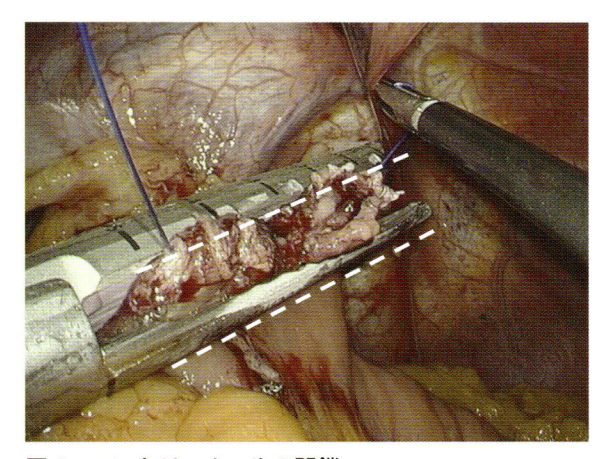

図9 エントリーホールの閉鎖
エントリーホールの閉鎖ラインとステイプラーの軸を合わせる（破線）．

ちなみに overlap 法では，食道断端の引き込みと強力な把持力を考慮して，ENDOCUTTER を多用している．

G 空腸側へのステイプラーの挿入

助手は左手でステイプラーを操作し，空腸内に挿入する．空腸が抜け落ちないように右手で空腸を把持し，食道空腸吻合部付近で待機する．

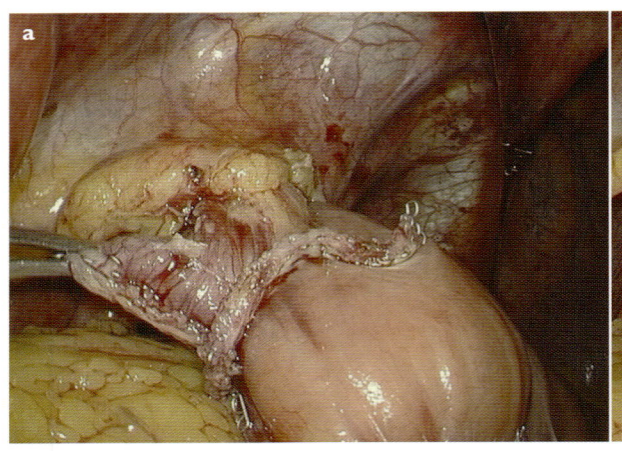

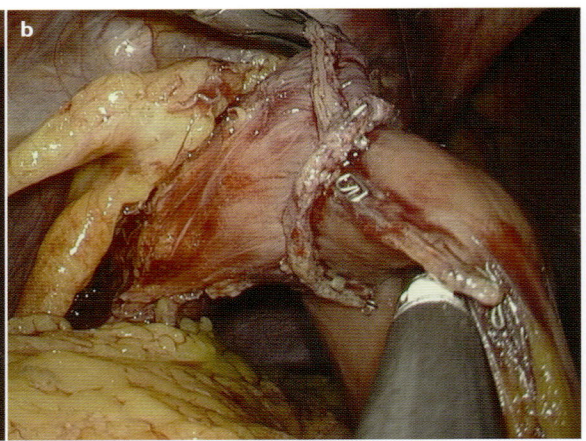

図 10　吻合完成図
a：腹側から見た図，b：背側から見た図．

H 食道側へのステイプラーの挿入

　最初に，術者が食道断端を食道裂孔内から引き出す．このとき，ステイプルラインを把持すると，食道壁を損傷しづらい．

　この状態で，助手がステイプラーを食道内に挿入する．胃管をガイドにすると，容易に食道腔内に挿入できる（図 8a）．ステイプラー先端での空腸損傷を避けるには，ステイプラーを食道に挿入するというよりは，食道を手前に引っ張り，ステイプラーの脚に被せるように意識するとよい．食道側と空腸側とに「段差」が生じないように微調整を行い，患者左側で吻合する（図 8b）．「段差」が大きいと，エントリーホールの閉鎖が困難になる．

　ファイア後に，吻合の形成と止血を確認する．

I エントリーホールの閉鎖

　Functional 法では，エントリーホールは吻合部の断端側である．食道壁あるいは空腸壁を多少切除しすぎたとしても，吻合部の狭窄はきたしにくい．以上より簡便さと手術時間の短縮を考慮し，ステイプラーを用いてエントリーホールを閉鎖している．

　ステイプリングの前に，食道側と空腸側の「段差」の解消を兼ねて粗い手縫いでエントリーホールを仮閉鎖する．モノフィラメント非吸収糸を使用し，4〜5 針で連続縫合する．1st stapling は V 字を大きく開く方向とする．仮閉鎖の糸を腹側に挙上し，術者が右下のトロッカーから入れたステイプラーを用いて閉鎖する（図 9）．60 mm 長のステイプラーを使用する場合は 1 回で，45 mm 長の場合は 2 回で閉鎖している．

　この際，エントリーホールの閉鎖ラインとステイプラーの軸を合わせ，歪みなくステイプリングすることが重要である．ステイプラーの軸はトロッカーの位置である程度決まってしまうため，組織側の軸をステイプラーに合わせる必要がある．ステイプルの形成を確認して，吻合を終了する（図 10）．

J 吻合終了後

　最後に，横隔食道膜を切離した場合は，食道空腸吻合が縦隔内に引き上がらないように，吻合部と横隔膜脚を数針固定する．挙上空腸を直線化し，Petersen's defect を閉鎖して再建は終了である．

3 手技の成績

　2011 年 4 月からの 2 年間で，38 例の functional 法での食道空腸吻合を施行した．吻合時間（食道側ステイプラー挿入孔の作製〜エントリーホールの閉鎖）の平均値は 13.4 分であった．術中・術後合併症は食道空腸のステイプル時に胃管を噛み込んだ 1 例と，軽度の縫合不全症例（Clavien-Dindo Grade

Ⅱ）の 1 例であった．吻合部狭窄は認めていない．

4 手技の利点と欠点

　リニアステイプラーによる吻合は，サーキュラーステイプラーでの吻合に比べ，本体が細く視野展開が有利であること，食道への挿入が容易であること，細径の食道でも吻合口径が確保できるなどの利点がある．また，functional 法は overlap 法と比較して，高度な体腔内縫合技術を必要とせず，手技が簡易なうえ，短時間で施行可能である．

　ただし，overlap 法よりも腸管 1 本分広いスペースを必要とし，狭い空間での吻合は困難なため，汎用性という点では overlap 法に劣る．また，食道の長軸方向に吻合するので，トラブルの際に再吻合がやや難しい．再吻合は腹腔鏡下に左開胸とし縦隔内で overlap 法を行うか，腹臥位にして胸腔鏡下に食道空腸吻合を行っている．

エキスパートからのアドバイス

　体腔内吻合にはステイプラーの操作が重要である．機器を使用するにあたり，その特徴や操作を熟知する必要がある．また，術後合併症を避けるためにも，**妥協のない正確な吻合を心がけること**が重要である．

　さらには，不測の事態に備えて腹腔鏡下での縫合技術をもつことは，内視鏡外科医にとって必須であると考える．

文献

1) Okabe H, Obama K, Tanaka E, et al：Intracorporeal esophagojejunal anastomosis after laparoscopic total gastrectomy for patients with gastric cancer. Surg Endosc 23：2167-2171, 2009
2) Inaba K, Satoh S, Ishida Y, et al：Overlap method：novel intracorporeal esophagojejunostomy after laparoscopic total gastrectomy. J Am Coll Surg 211：e25-e29, 2010
3) 岩崎 寛智，金谷 誠一郎，川田 憲洋，他：腹腔鏡下上腹部手術時の肝挙上の工夫．手術 62：1089-1093, 2008

（山浦 忠能，金谷 誠一郎）

胃全摘術後再建

5 サーキュラーステイプラーを用いた再建
経口的アンビル挿入法

◎ DVD-06

　腹腔鏡下胃全摘術後における再建は，視野展開や手技が煩雑なため難易度が高く，より安全で簡略化された手技の確立が望まれる．当科では経口的アンビル（OrVil[TM]）挿入法による食道空腸吻合[1~4]，およびリニアステイプラーを用いた Y 脚部空腸パウチ付加の Roux-en-Y 再建[4]を行い，手技の定型化を図っている．本項では上記手技のコツとピットフォールについて概説する．

1 手技の実際

A 体位およびトロッカー配置

　体位は開脚仰臥位とし，体幹はマジックベッド，両下肢はレビテーターで固定する．モニターは患者の頭側に設置する．Open 法で臍部に 12 mm スコープ用トロッカーを挿入し，左上腹部に 11 mm，左側腹部に 5 mm，右上腹部に 5 mm，右側腹部に 12 mm を逆台形型に挿入する（図1）．上腹部正中に 5 mm トロッカーを挿入し，ロック付き鉗子で横隔膜を把持して肝左葉を圧排する．スコープは 30 度斜視鏡を用いる．

B 十二指腸と食道の切離

　リンパ節郭清終了後，術者は患者の右側から再建を行う．右側腹部のトロッカーより内視鏡外科用自動縫合器（endoscopic linear stapler：ELS，以下リニアステイプラー）60 mm を挿入し，十二指腸を切離する（図2a）．食道空腸吻合の後，十二指腸断端は

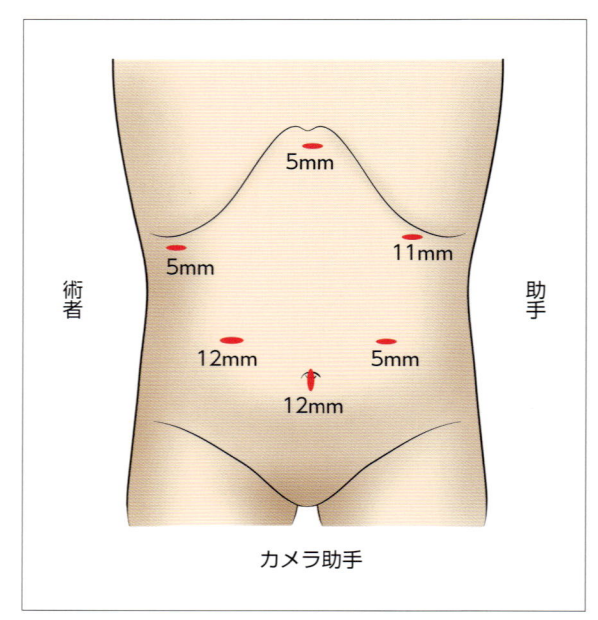

図1　ポート配置と術者の位置

漿膜筋層縫合にて埋没する（図2b）．食道を全周性に剝離し（図3a），右側腹部のトロッカーから右側がわずかに鋭角になるよう角度をつけ，リニアステイプラー 60 mm を用いて切離する（図3b）．われわれは，食道空腸吻合を食道右側端に hemi-double stapling technique（hemi-DST）で行っており，食道を斜めに切離することにより，食道端への経口アンビルのチューブの誘導が容易となる．

C 挙上空腸の作製

　大網と横行結腸を頭側に挙上し，Treitz 靱帯から

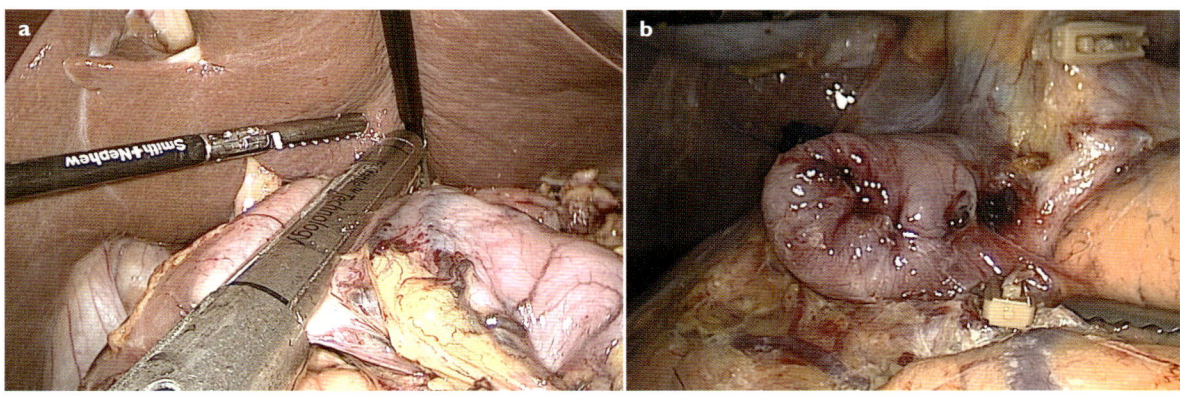

図2　十二指腸の切離
a：リニアステイプラーによる十二指腸の切離，b：十二指腸断端は漿膜筋層縫合にて埋没．

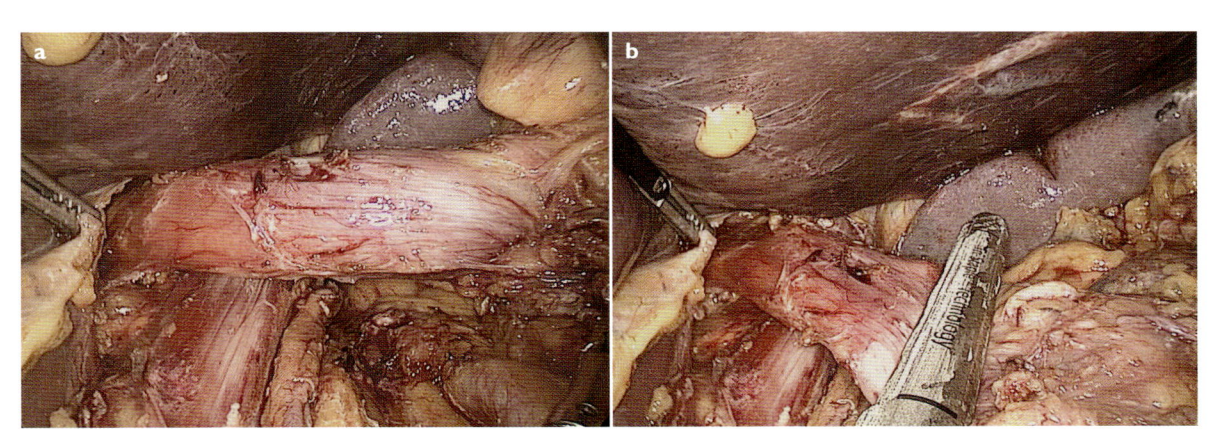

図3　食道の剥離と切離
a：食道の剥離，b：リニアステイプラーによる食道の切離．

30 cm の空腸を腹腔鏡下に確認する（**図4a**）．空腸間膜を処理し（**図4b**），リニアステイプラー 60 mm にて空腸を切離する（**図4c**）．

D　Y脚の作製（空腸パウチ造設）

臍部のポート創に 4 cm の縦切開を加え，OCTO™ Port（DalimSurgNET）を装着する．創部より切除検体を体外に摘出する．Y脚作製は，挙上空腸切離端から 45 cm の部位でリニアステイプラーによる側々吻合で行う．

まず挙上空腸に Y 脚を逆蠕動性に揃えて，それぞれの腸管の間膜対側にリニアステイプラーの挿入孔をあける．ここから口側に向かってリニアステイプラー 60 mm を用いて吻合を行い（**図5a**），次に Roux 脚と Y 脚を 180 度回転させ，先の挿入孔から今度は肛門側に向かってリニアステイプラー 60 mm で再度吻合を行う（**図5b**）．挿入孔の閉鎖をリニアステイプラー 60 mm（**図5c**），あるいは手縫いの連続縫合で行い，Y 脚部の間膜を手縫いの連続縫合で閉鎖する．この手技により約 9 cm の Y 脚部空腸パウチが作製される（**図5d**）．腹壁が薄く，やせ型体型の症例では，臍部の小開腹創より空腸を体外に引き出し，体外にて空腸切離や Y 脚部空腸パウチ造設を行っている（**図5e, f**）．

E　自動吻合器本体の挿入

挙上空腸を体外に引き出し，盲端より吻合器本体を挿入して vessel loop で固定する（**図6a**）．再気腹

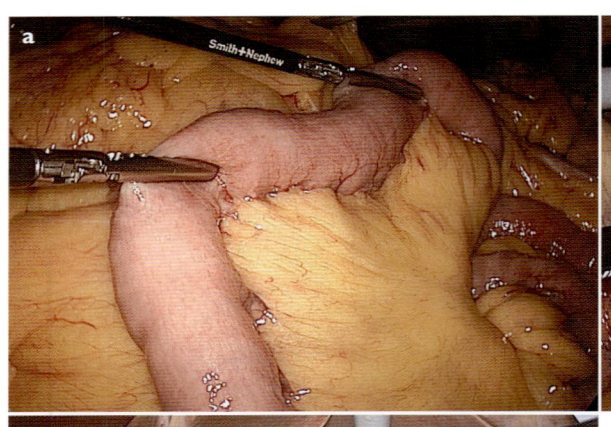

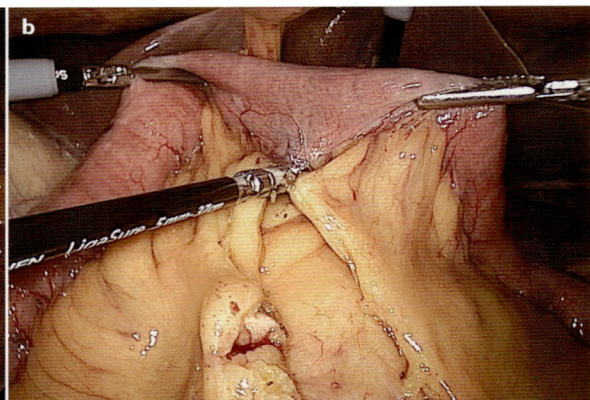

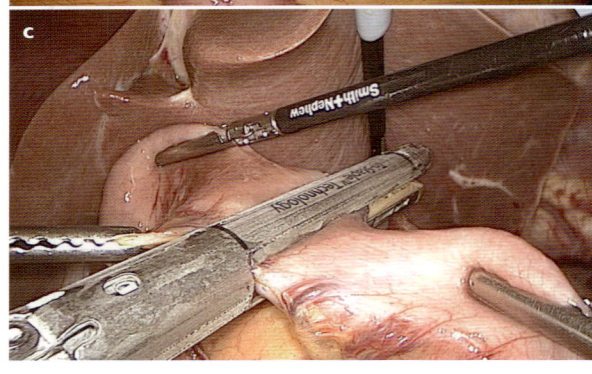

図4 挙上空腸の作製
a：空腸の切離部を確認，b：空腸間膜の切離，c：リニアステイプラーによる空腸の切離．

を行い，OCTO Portより吻合器本体を腹腔内に挿入する（図6b）．

F 経口アンビル留置

　麻酔科医と連携し，喉頭鏡下に喉頭展開しながら口腔より経口アンビル（OrVil）のチューブを挿入する．チューブの先端が断端に達したら，食道断端の右側端に軽く押しつけながら超音波凝固切開装置を用いて小孔を作製し，チューブを引き抜く（図7a, b）．

　アンビルヘッドが水平方向に咽頭を通過するように挿入し，口腔内から見えなくなるまでゆっくり誘導する．その際，食道の生理的第一狭窄部位を通過させる前に，患者の枕を外し，頸部を伸展させて下顎を挙上させる．

　チューブを引き抜く際に抵抗を感じたら，一旦腹腔内からチューブを押し戻して口腔内でアンビルヘッドの向きを確認する．チューブは硬いため，容易に口腔側に戻すことができる．チューブは左上腹部のトロッカーから腹腔外へ引き出す．食道断端からアンビルのプラスチックカラーが出るまで引き出し（図7c），その部分を術者左手の無傷把持鉗子で固定する．アンビル保持糸の片側を鋏で切離し（図7d），アンビルからチューブを外して体外へ引き出す．これにより食道右側端にアンビルが留置される（図7e）．

G 食道空腸吻合

　腹腔内で吻合器のセンターロッドを出す（図8a）．右上腹部のトロッカーから挿入した術者左手の鉗子でアンビルのプラスチックカラーの部分を把持し，術者右手で吻合器本体を把持してアンビルと本体を接合させる（図8b）．この際，術者左手で軸を合わせるようにアンビルを固定しておき，右手で本体を押し込むように接合する．アンビル把持鉗子より，ある程度フレキシブルに稼働するほうが接続しやすいため，無傷把持鉗子を使用している．

　吻合器本体のオレンジのマークまでしっかり接合されていることを確認する．接合によりアンビルヘッドがフラットになり，食道断端に対して水平と

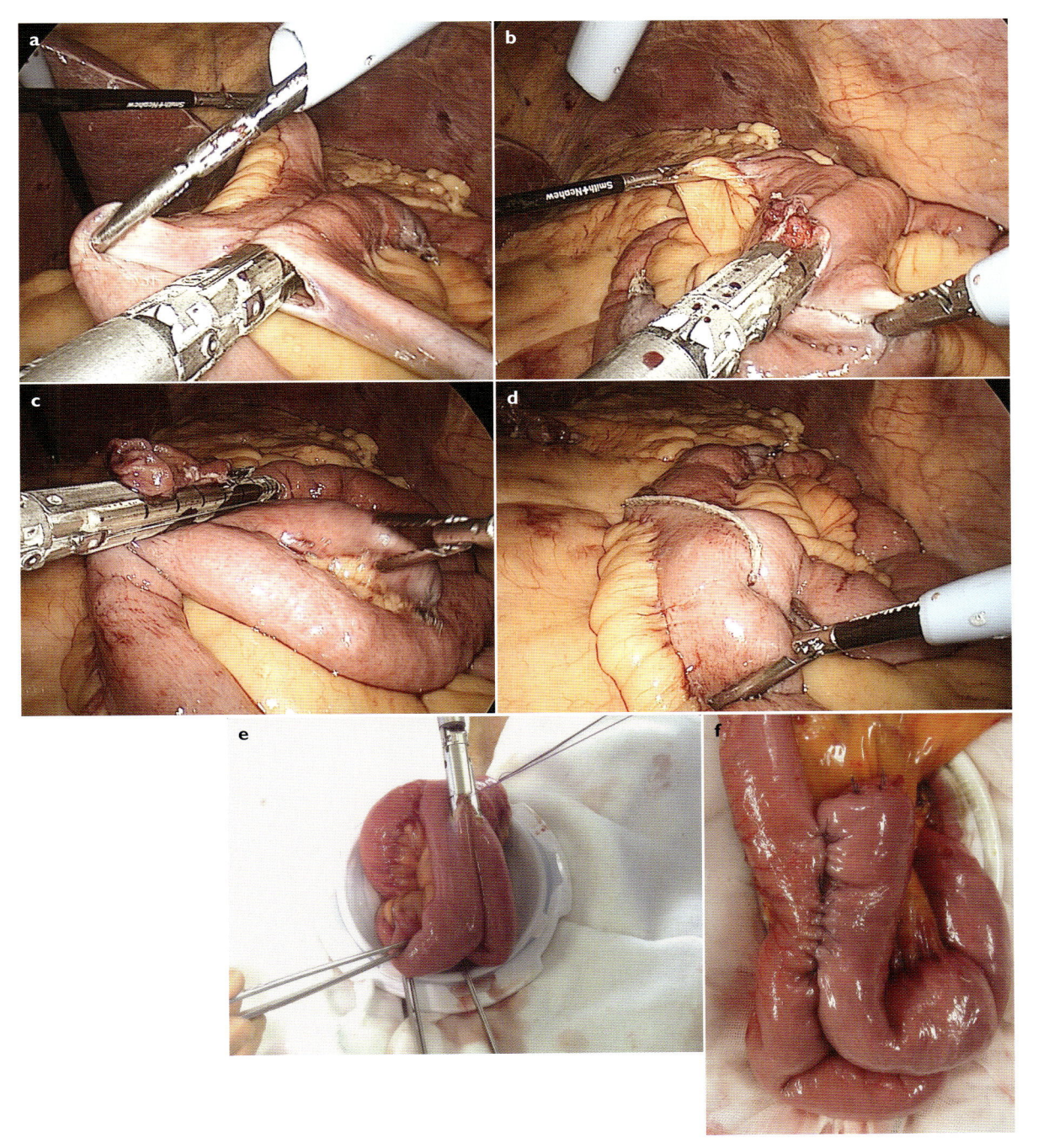

図5 Y脚の作製（空腸パウチ造設）
a：リニアステイプラーによる側々吻合（近位側），**b**：リニアステイプラーによる側々吻合（遠位側），**c**：挿入孔の閉鎖，**d**：Y脚部空腸パウチの作製，**e**：体外でのリニアステイプラーによる側々吻合，**f**：体外でのY脚部空腸パウチ作製．

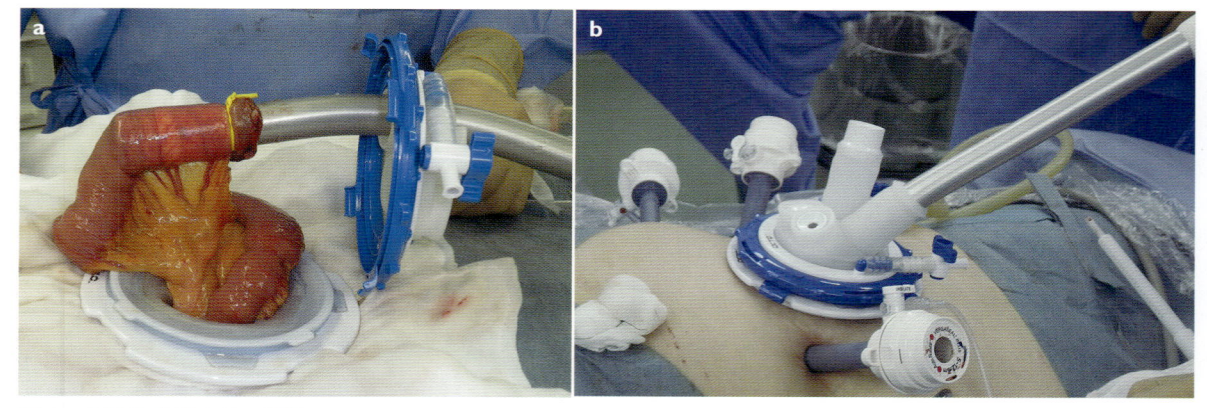

図6　自動吻合器本体の挿入
a：挙上空腸を体外に引き出し，吻合器本体を挿入して vessel loop で固定．**b**：創部に OCTO Port を装着して再気腹を行い，吻合器本体を腹腔内に挿入．

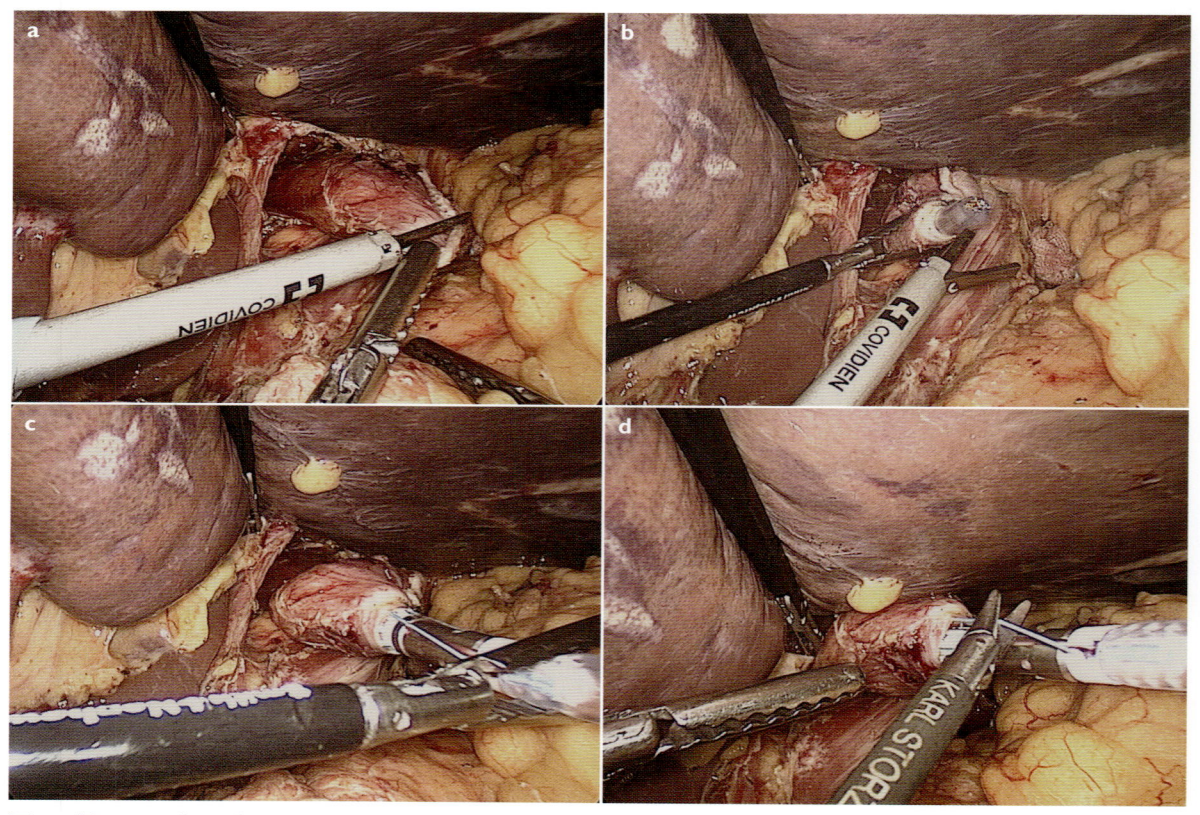

図7　経口アンビルの留置
a：食道右側端に小孔作製．**b**：アンビルチューブの引き抜き．**c**：食道右側端へアンビルを誘導．**d**：アンビル保持糸の切離．
（つづく）

なる（**図8c**）．術者左手の鉗子で空腸を把持して捻れ，巻き込みがないかを確認する（**図8d**）．吻合は食道右側端に hemi-DST で行う（**図8e**）．本体を締め込み，空腸の挟み込みがないことを確認してファイアする．吻合の際，アンビルを引っ張りすぎないよう注意する．引きすぎにより吻合線と縫合線の交

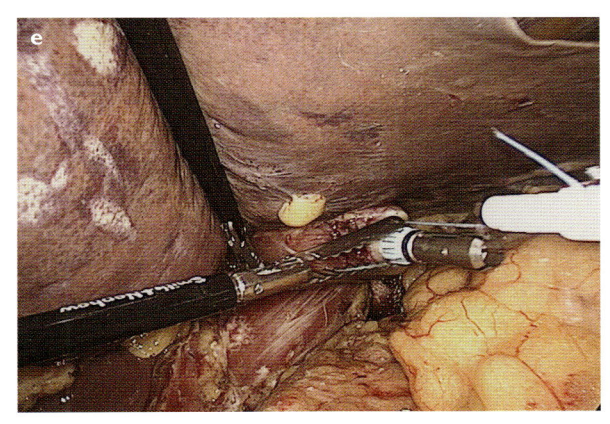

図7 （つづき）
e：アンビルを食道右側端に留置．

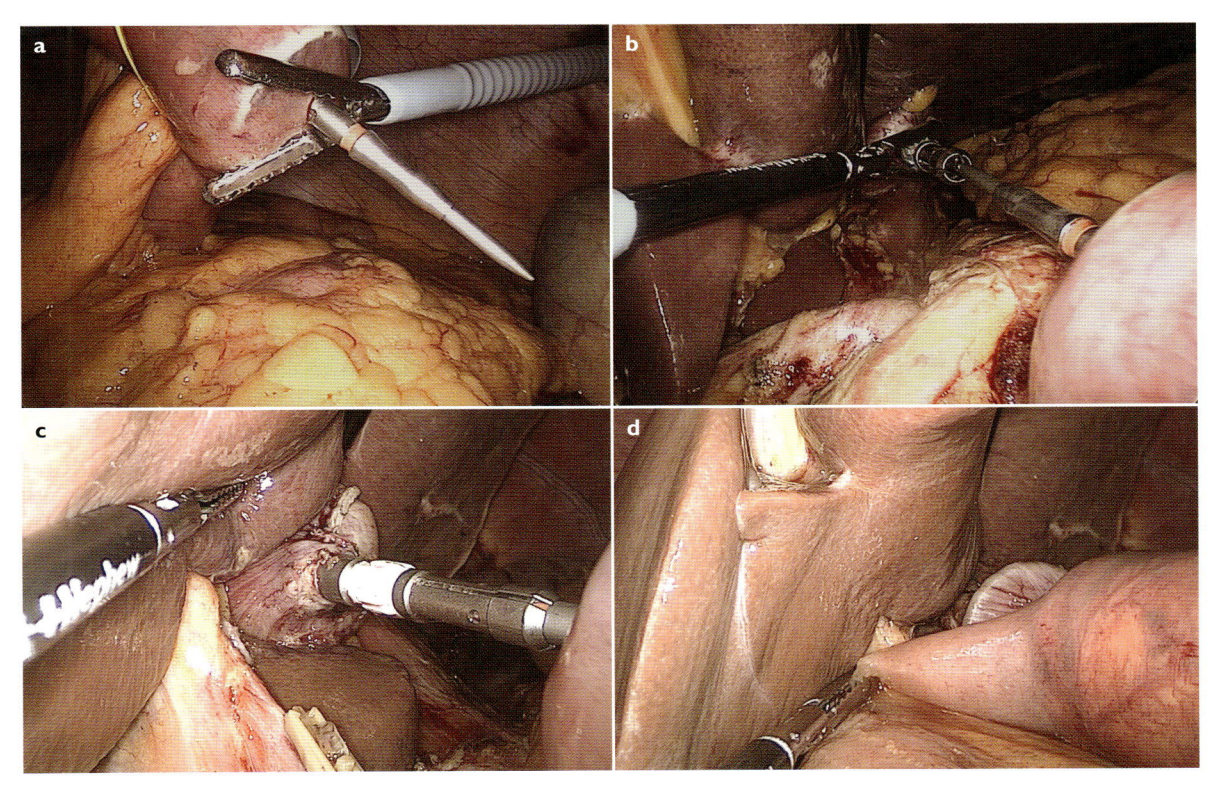

図8 食道空腸吻合
a：センターロッドを貫通．b：アンビルと本体を接合．c：接合によりアンビルヘッドが平坦．d：鉗子で腸管の捻れ，巻き込みを確認．
（つづく）

差部分が鋭角になった場合は，漿膜筋層縫合を追加して補強する．吻合器と空腸を固定している vessel loop を切り，挙上空腸から吻合器本体を抜き，盲端をリニアステイプラー 60 mm で閉鎖し（図8f），食道空腸吻合が完成する（図8g）．最後に挙上空腸を十二指腸断端に縫合固定する（図8h）．

2 手技の利点

腹腔鏡下胃全摘術後の食道空腸吻合の際に経口アンビルを用いることで，消化管を開放せず，食道断端にアンビルを簡便に留置・固定することが可能となる．また，本手技は体腔内での吻合のため，患者

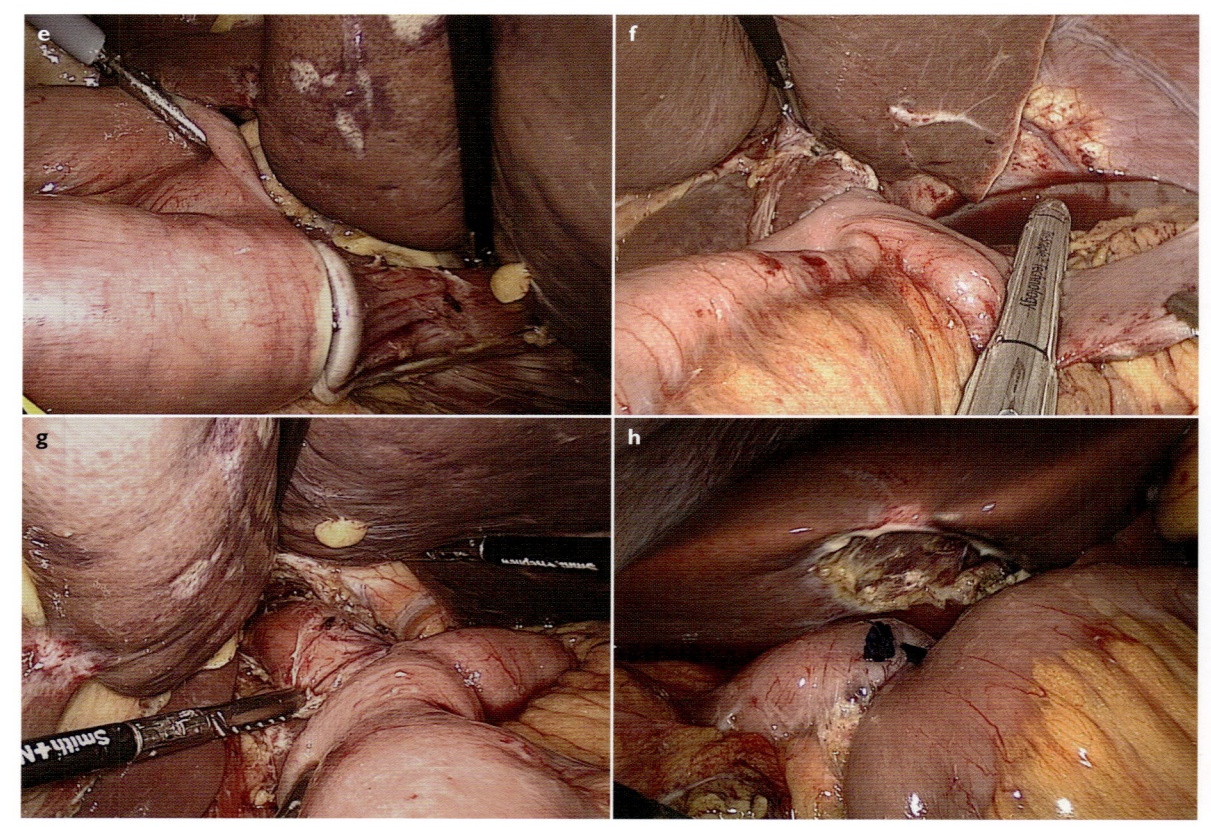

図8 食道空腸吻合(つづき)
e：hemi-DST にて吻合，f：挙上空腸盲端をリニアステイプラーにて閉鎖，g：食道空腸吻合の完成，h：挙上空腸を十二指腸断端に縫合固定．

の体型に左右されることなく，安全に吻合予定部にアンビルを誘導でき，他の吻合法と比較して食道周囲の剥離範囲が最小限で済む．煩雑な縫合なども不要である．さらに，食道浸潤例などの高位吻合や追加切除に十分対応することができるなど，経口的アンビル法は多くの利点を有する吻合法である．

エキスパートからのアドバイス

福永らが開発した当初から指摘する声もあった経口アンビル挿入時の咽頭・食道損傷は，喉頭展開を確実に行うことでクリアできる．経口的アンビル法は縦隔内吻合にも対応できるため，ぜひとも覚えておきたい手技である．

文献

1) 福永 哲，比企 直樹，徳永 正則，他：腹腔鏡下胃切除術における安全・確実な器械吻合．消外 31：1243-1254, 2008
2) 福永 哲，比企 直樹，明石 義正，他：経口アンビルを用いた食道—空腸吻合．臨外 65：628-632, 2010
3) 福永 哲：経口的 Anvil 挿入法(Orvil 法)．山口俊晴(編)：腹腔鏡下胃切除術—癌研スタイル．pp 143-150, メジカルビュー社，2011
4) 福永 哲，民上 真也，櫻井 丈，他：進行胃癌に対する D2 腹腔鏡下胃全摘術．消外 36：131-141, 2013

(民上 真也，福永 哲，榎本 武治，松下 恒久，佐々木 奈津子，井田 圭亮，山内 卓，藏本 俊輔，大坪 毅人)

胃全摘術後再建

6 サーキュラーステイプラーを用いた再建
引き上げ法

◎ DVD-07

　胃上部の早期胃癌に対する手術として、噴門側胃切除は根治性を損なうことがない手術であることは明らかである[1]．一方、術後の quality of life (QOL) は決して良好なものとはいいがたい．噴門側胃切除における術後の QOL に関するエビデンスはまだ結論づけるに至るものはなく、U 領域の T1 胃癌に対する術式として、むしろ胃全摘を推奨する外科医も多い．

　腹腔鏡下胃全摘術 (LTG) は、腹腔鏡下幽門側胃切除術 (LDG) と比較して、技術的に腹腔鏡下手術への応用が困難であるというコンセンサスがあるが、その解剖を熟知したうえで手術を行うことで、腹腔鏡下手術にむしろ適している術式である．噴門周囲や脾門部の視野は腹腔鏡下では良好に得られ、その操作は容易である．しかしながら、吻合のステップは、挙上空腸が上腹部のスペースを占拠することで吻合が困難となるため、コツと工夫が必要となる．また、再建にまつわる合併症が多く報告されている．再建関連の合併症には縫合不全、術後吻合部狭窄、吻合部出血などがあり、重篤となることも少なくない．

　近年、腹腔鏡下胃全摘術が定型化され、安定した成績が報告されるようになったが、われわれがこれまで行ってきた hemi-double または double stapling 法による引き上げ法[2]では、吻合部狭窄は一定の確率で起こる．これらも栄養障害の一因となることは間違いなく、われわれはこれを防ぐ意味で開腹手術に近いまつり縫いを用いた自動縫合器による食道空腸吻合を行い、安定した成績を得ている．

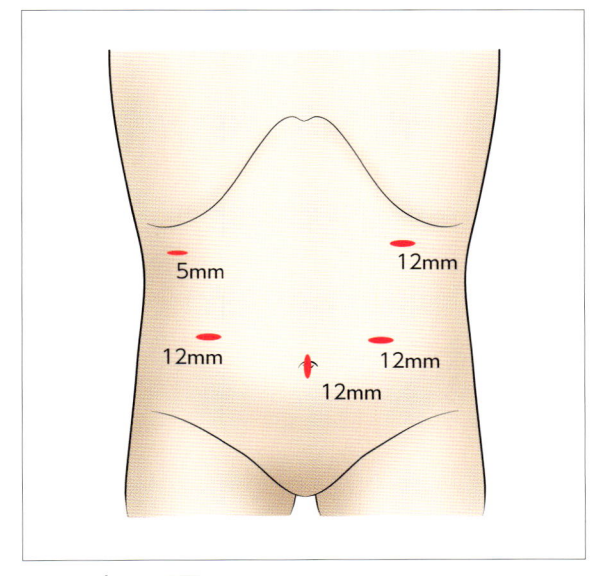

図1　ポート配置

　本項では、以前より行っている引き上げ法によるアンビルヘッド挿入法と、まつり縫いを用いたアンビル縫着方法を紹介する．

1 セッティング
—手術体位と皮膚切開の位置

A 手術体位

　腹腔鏡下幽門側胃切除術に準じた体位をとる．レビテーターを用いて開脚位で、わずかに下腿を下方に屈曲した肢位をとる．左上肢は外旋させ、右上肢

65

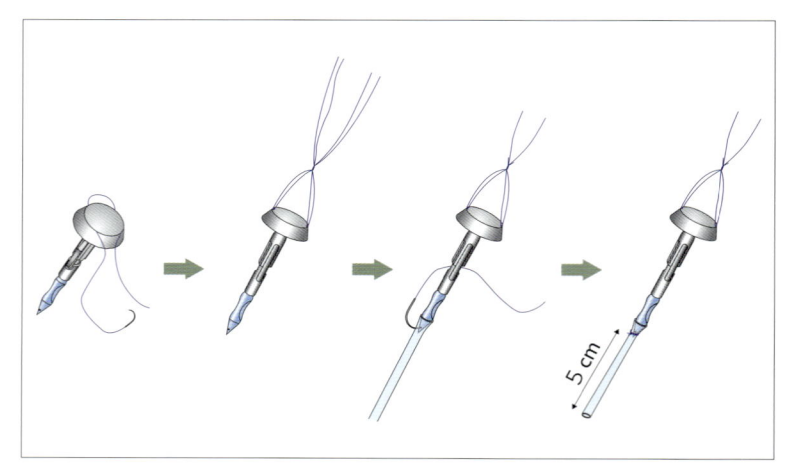

図2 アンビルヘッドの加工

はしまい込むようにする．モニターは基本的に術者，助手，カメラ助手，スクラブナースの意識統一を図る意味でも，頭側1台のモニターを使用する．頭側にモニターを置くことで，術者や助手もカメラ助手と同様に同じモニターに向かって立ち，体や首をひねることなく手術操作を行うことができる．

B トロッカーの位置

通常，臍縦切開で皮膚切開を置き，open Hasson法にてカメラポートを挿入する（図1）．10 mmHgにて気腹を行う．12 mmのセカンドポートを挿入するが，術者・助手が患者頭側に身体を開いて立って，患者頭上に置いた1つのモニターを見ながら，単一方向に向かって鉗子操作をスムースに行えるように，逆台形の位置決めをするようにしている．

摘出胃を取り出す目的と，カーブ型自動吻合器（PROXIMATE® ILS自動吻合器CDH：以下CDH）の操作のための小開腹は正中，臍切開を上方に5～10 mm延長する形で行っている．

C 腹腔鏡・ポート挿入

術者は患者左側，助手は右側，カメラ助手は脚間に立つ（図1）．トロッカーの穿刺時には腸管や他臓器の損傷などを予防しなければならない．カメラポートは従来のopen Hasson法を用いるが，その他のポートの挿入方法は腹膜に小切開を入れるところまでトロッカーの刃を使用し，その後はトロッカーを捻り込むように挿入するcut & screw法によって安全な挿入を行う．基本的に，両側とも右手の操作鉗子のポートには12 mmを選択している．

30度の斜視鏡を用いて腹腔内を検索し，進行度を評価する．斜視鏡では覗き込みが不十分であるとの意見も聞くが，全くそのようなことはない．軟性鏡では鉗子と接触することで視野がぶれるなどの難点があり，狭いスペースでの繊細な操作が要求される胃のリンパ節郭清には，硬性鏡の斜視30度が最も適していると考える．触診による深達度補助診断はこの時点では行えないため，小開腹後に行う．

D 肝円索の吊り上げ

肝円索の吊り上げは，体外より2-0プロリーン®の直針を剣状突起左側に穿刺する．肝円索の血管を避け，薄く穿刺し，剣状突起右側より体外に出し，Uの字状に吊り上げを行う．この操作で鉗子が肝円索に引っかかることが予防できる．

2 手技の実際

腹腔鏡下胃全摘術では，吻合は重要なポイントで，特に食道空腸吻合ではワーキングスペースが狭いことから，CDHのアンビルヘッド挿入に難渋することが多い．これに対して経口アンビル法なども試みられてはいるが，われわれは独自のアンビルヘッド挿入法（引き上げ法）を行っている．

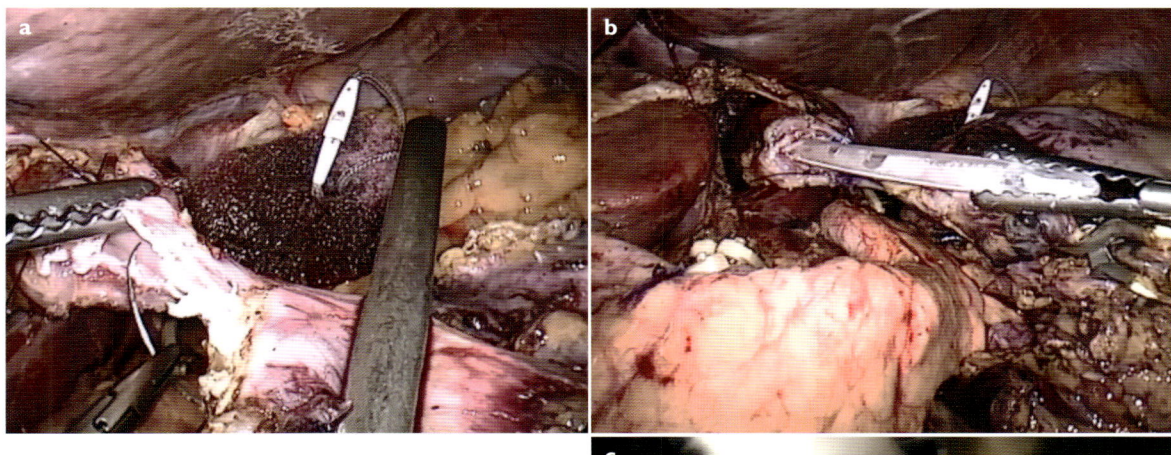

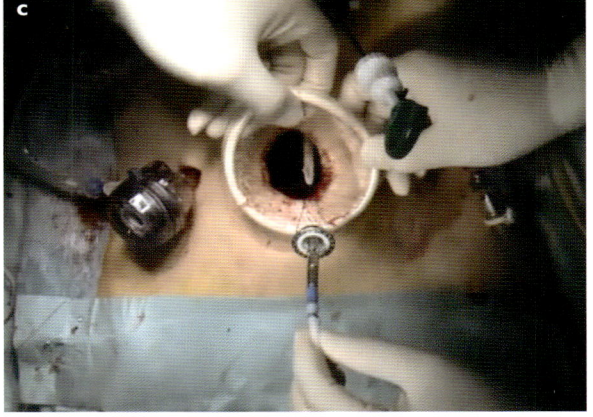

図3 食道の離断
a：筋層と粘膜のずれを防ぐ全層縫合，b：胃管を食道内腔から引き出す，c：胃管へのアンビルヘッドの縫着．

　露出した食道に脱着式腸管クランプ鉗子を装着する．食道の切離ラインを決定し，ピオクタニンでマークする．この時点で臍部のポートを上方に5～10 mmほど切り上げて小開腹し，手袋を被せたウンドプロテクターにカメラポートを装着して再気腹する．

A アンビルヘッドの加工

　あらかじめ，アンビルヘッドに加工を施す（図2）．

B 食道の離断

　食道をマーキングに沿ってHARMONIC ACE®を用いて約5/6離断する．このとき，HARMONIC ACEにより離断することで，筋層と粘膜がずれずにシーリングされる．食道を開放し，3-0モノクリル®を用いて筋層と粘膜のずれを防ぐ目的で全層縫合を4～5針かける（図3a）．この時点で胃管を食道内腔から引き出し，小開腹から体外へと導く（図3b）．気腹を解除して，準備したアンビルヘッドを縫着して腹腔内に落とし込み，再度気腹を行う（図3c）．

C アンビル引き上げ

　胃管を引き上げ（図4a），加工したアンビルヘッドを食道付近まで誘導しておく（図4b）．

D アンビル挿入

　食道を左右に開くように助手と術者の鉗子で開き，横隔膜脚の間隙を利用して，アンビルヘッドのディスクをはめ込む（図5）．そして，胃管を経鼻的に引き上げることでアンビルを食道方向に引き込むと同時に，鉗子を用いてアンビルシャフトについたチューブを押し込むことで，アンビル全体を胃内か

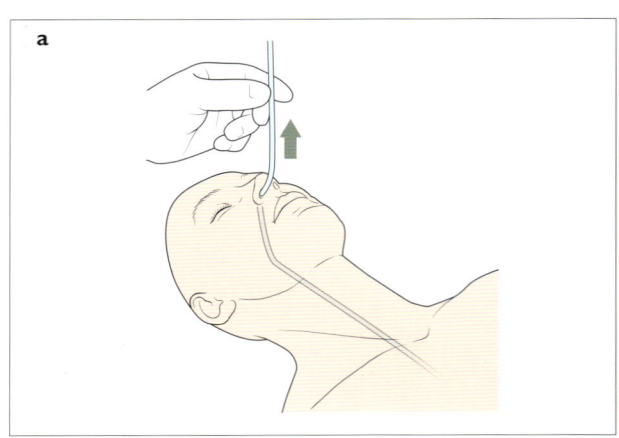

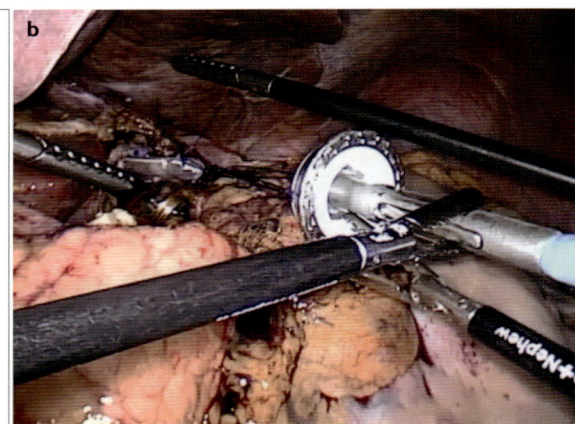

図4　アンビル引き上げ
a：胃管の引き上げ，b：食道付近に誘導したアンビルヘッド．

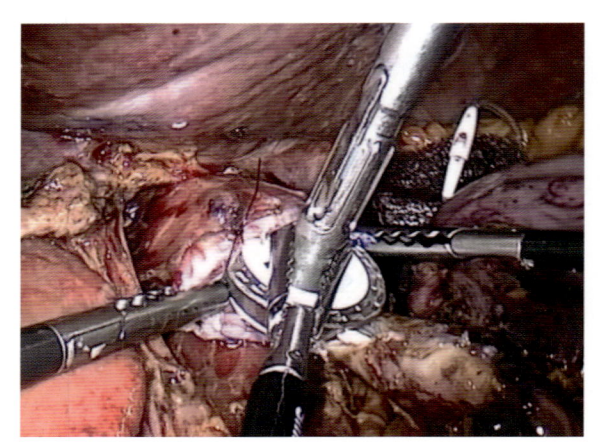

図5　アンビルヘッドのディスクはめ込み

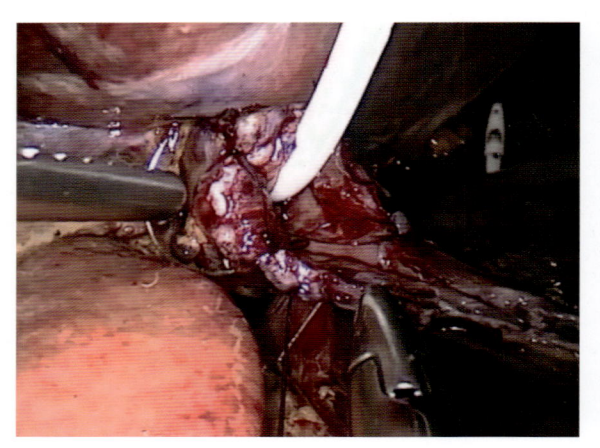

図6　巾着縫合

ら食道内に深く導入する．この際，助手左手で胃を牽引することにより食道を直線化する．

E 巾着縫合

その後，3-0モノクリルを用いて，まつり縫いにて全周性に糸をかけ，絞り込むように糸を結紮する（図6）．患者右側（助手側）の運針は難しいが，食道を助手がハンドルを回すようにすると運針が楽になり，糸がかけやすい．まつり縫い後に残った食道を切離する．胃管を引き出すと食道断端へアンビルヘッドが挿入された状態となる．

F エンドループによる縫縮

エンドループ®を用いて，さらに縫縮を強化する（図7）．

G 挙上空腸の作製

術者の鉗子に10 cmの目印をつけてTreitz靱帯より約20 cmを測り，第二空腸動脈と第三空腸動脈の間で空腸を切離する（図8）．挙上空腸を同じく50〜55 cm計測し，Y吻合予定部に仮縫合を2針行う．

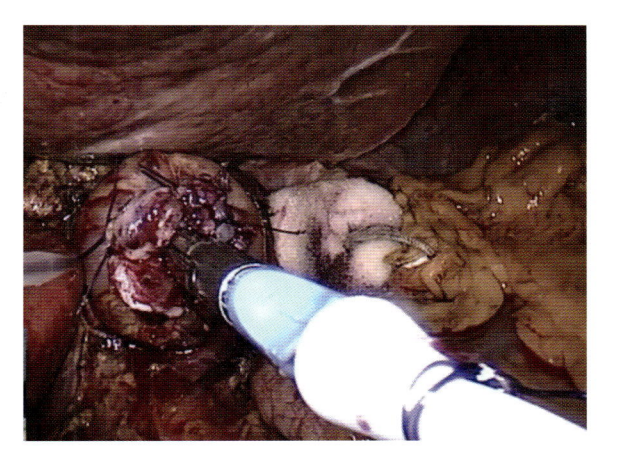

図7 エンドループによる縫縮

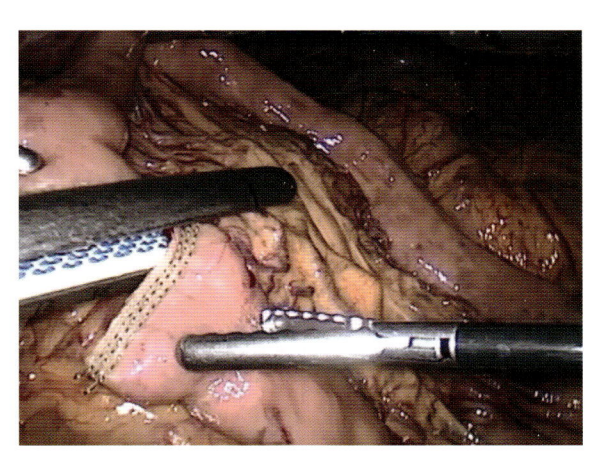

図8 空腸の切離

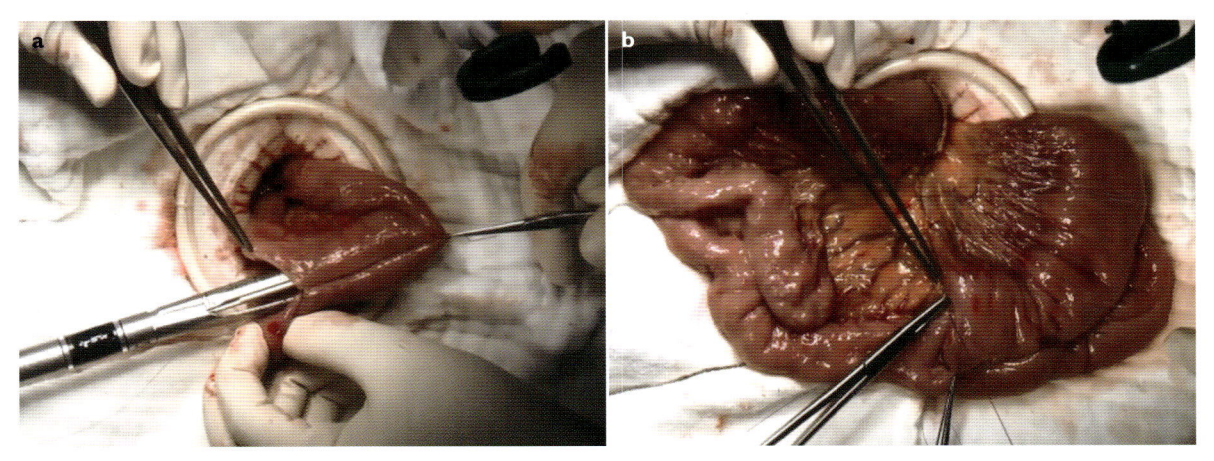

図9 空腸空腸吻合
a：Y 吻合予定部への仮縫合と空腸空腸吻合，b：空腸空腸吻合の挿入孔の閉鎖．

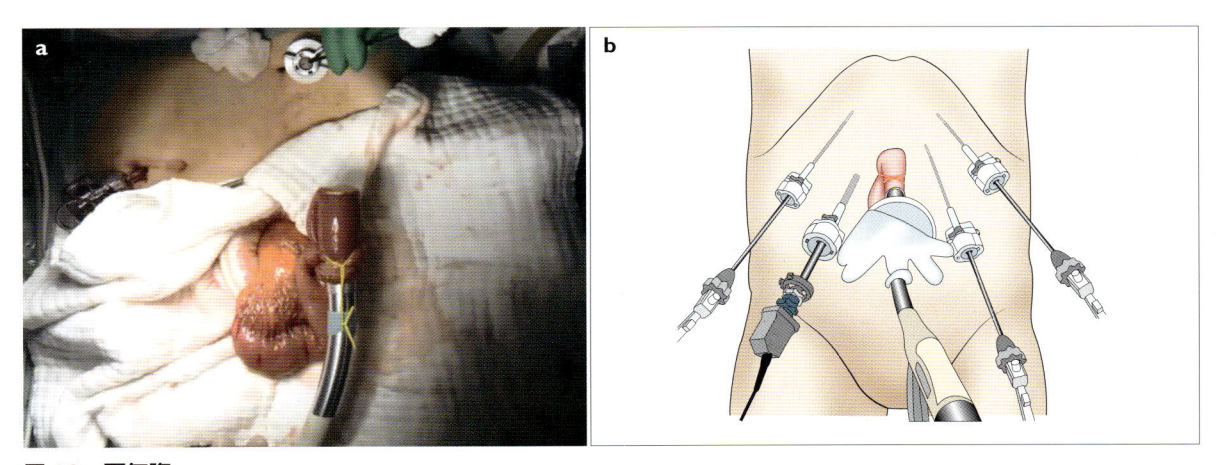

図10 再気腹
a：挙上空腸と CDH の固定，b：CDH を装着した手袋を wound retractor に装着．

6．引き上げ法　69

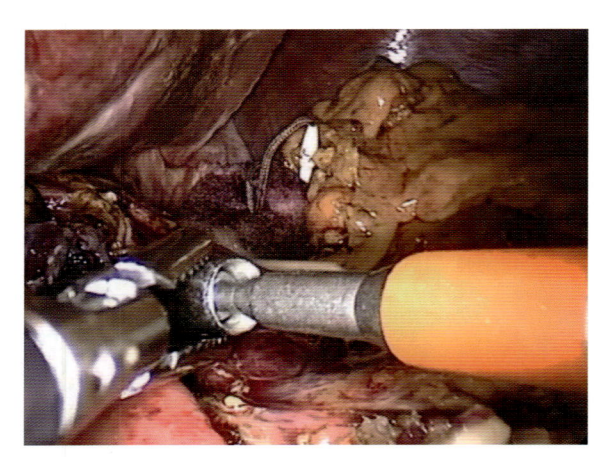

図11 食道空腸吻合

H 空腸空腸吻合

空腸空腸吻合は，臍部の小開腹創よりECHELON FLEX™を用いて側々吻合にて行っている（図9a）．挿入孔は，全層1層結節縫合にて閉鎖している（図9b）．

I 再気腹

空腸空腸吻合部を腹腔内に格納して，挙上空腸にCDH本体を挿入する．Vessel loopを用いて，挙上空腸とCDHがずれないように固定する．その後，CDHを装着した手袋をwound retractorに装着し，再気腹を行う（図10）．

J 食道空腸吻合

アンビルシャフトの胃管を外して腹腔外に取り出す．腹腔内でアンビルシャフトとトロッカーをドッキングして食道空腸吻合を完遂する（図11，12）．

K 間膜の閉鎖

吻合部を確認後，挙上空腸断端をECHELON FLEXにて閉鎖する．挙上空腸間膜とPetersen's defectを閉鎖して，挙上空腸が倒れこまないように横行結腸間膜に2針固定する．

L ドレーンの留置

右季肋下ポート（図1）より，吻合部背側から左横隔膜下に向かいブレイク®シリコンドレイン19 Fr.を挿入する．

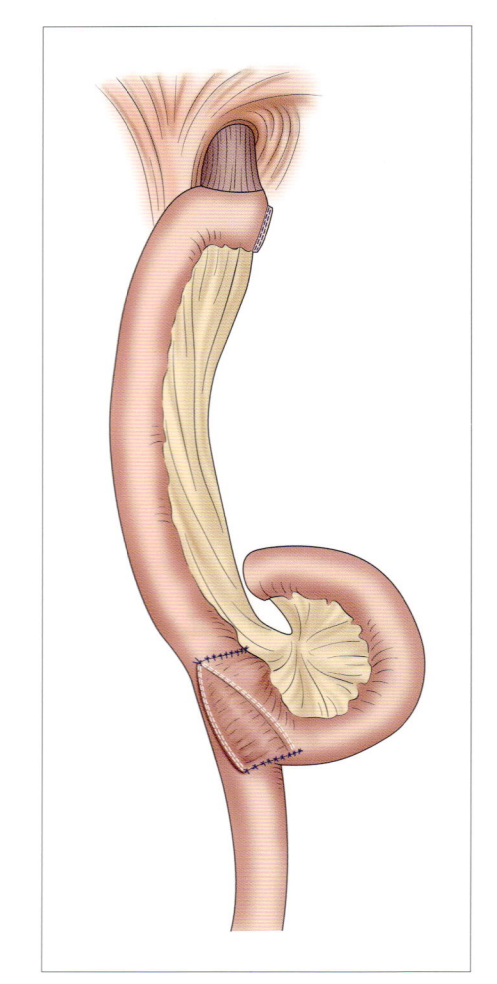

図12 食道空腸吻合の完成

エキスパートからのアドバイス

腹腔鏡下胃全摘術は困難な手技で，特に吻合部関連の合併症が多かったが，再建手技を限りなく開腹手術に倣って定型化することで成績が安定した．**腹腔鏡下胃全摘術は郭清・再建ともに腹腔鏡手術の技術の集大成**ともいえる．**確実にそれらの手技がシミュレーションできていることが非常に重要**である．さらに，技術的にも，腹腔鏡下幽門側胃切除術が問題なく施行できる力量が術者や助手に求められることはいうまでもなく，**腹腔鏡手術の上級者向けの技術**であることを付記したい．

文献

1) 比企直樹,福永哲,山口俊晴:腹腔鏡下噴門側胃切除術.消外 30:752-763, 2007
2) Hiki N, Fukunaga T, Yamaguchi T, et al: Laparoscopic esophagogastric circular stapled anastomosis: a modified technique to protect the esophagus. Gastric Cancer 10: 181-186, 2007

(比企 直樹,布部 創也)

胃全摘術後再建

7 サーキュラーステイプラーを用いた再建
手縫い巾着縫合法

DVD-08

　自動吻合器（サーキュラーステイプラー）による食道空腸端側吻合は，長年にわたり多数の施設で受け入れられ，標準的に行われている再建方法である[1,2]．食道断端へのアンビルの埋没固定法としては，開腹手術においては巾着縫合が一般的であるが，腹腔鏡下ではその煩雑さを回避する目的で，他の方法が開発され普及している[3,4]．あるいはサーキュラーステイプラーを用いない吻合法も多く行われている[5,6]．

　筆者らはサーキュラーステイプラーによる食道空腸吻合を行っているが，食道壁全層の確実な巾着縫合を可能にする手縫いの利点[7]に着目し，腹腔鏡下でもこれを実践している．開腹手術では食道断端部は視認不良となる場合があるが，腹腔鏡下では良好な視野で捉えられるため，精緻な巾着縫合が可能と

なると考える．本項ではその手技の実際を供覧する．

1 手技の実際

A 食道の切離と断端のトリミング

　食道の切離に先立ち，腹部食道の可及的口側に腸管クリップを固定する（**図1a**）．これにより食道断端の縦隔内への滑脱を防げるとともに，巾着縫合中の食道断端からの出血が制御される．

　右側腹部12 mmポート（**図2**）から挿入した自動縫合器（ECHELON FLEX™ 60 mm ブルーのカートリッジ）を用いて腹部食道を切離する（**図1b**）．続いて食道断端のステイプルラインを，剪刀を使用して

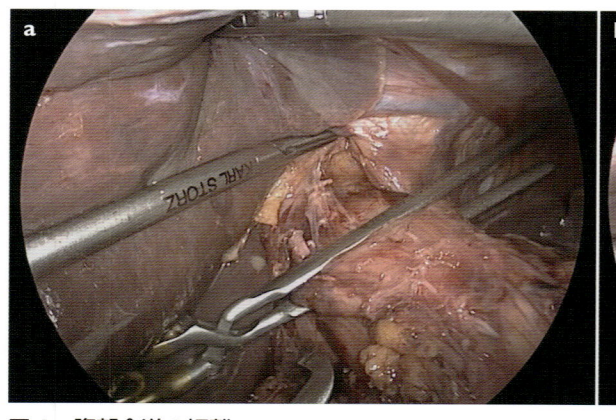

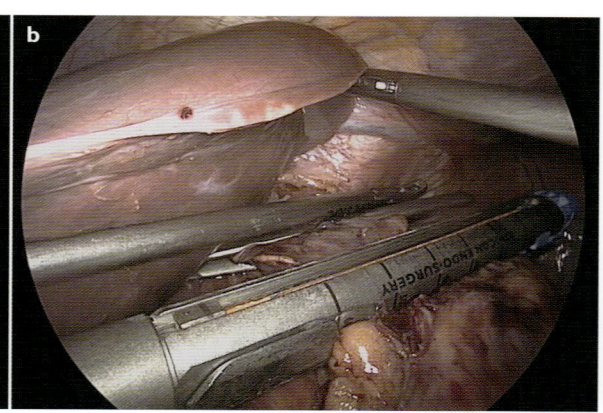

図1　腹部食道の切離
a：腹部食道口側に腸管クリップを固定する．**b**：自動縫合器により腹部食道を離断する．　　　　　　　　　　（つづく）

トリミングし，食道内腔を開放する(**図1c～e**)．筆者らは食道断端の熱変性を皆無にするため，トリミングの際にエネルギーデバイスを用いていない．

B 食道断端の巾着縫合

筆者らは術者の位置を脚間とし，食道断端の巾着縫合を行っている(**図2**)．

巾着縫合に使用する縫合糸は，26 mm 半円形丸針付 3-0 モノフィラメント吸収糸である(以下，単に糸と略す)．吸収糸を用いる理由は，糸を締める際に滑動性がよいことと，この糸の弾力や剛性などに術者が慣れていることである．糸は長さを20 cm長にカットして使用する．筆者らはKarl-Storz社のフラミンゴ・パパガイ型の持針器ペアを使用している．

まず食道断端の4～6時方向で，食道外膜から内腔の粘膜層に向かい運針し，巾着縫合を開始する(**図3a**)．この際，食道断端から針の刺入部までの距離をなるべく小さくするよう心がけている．これ

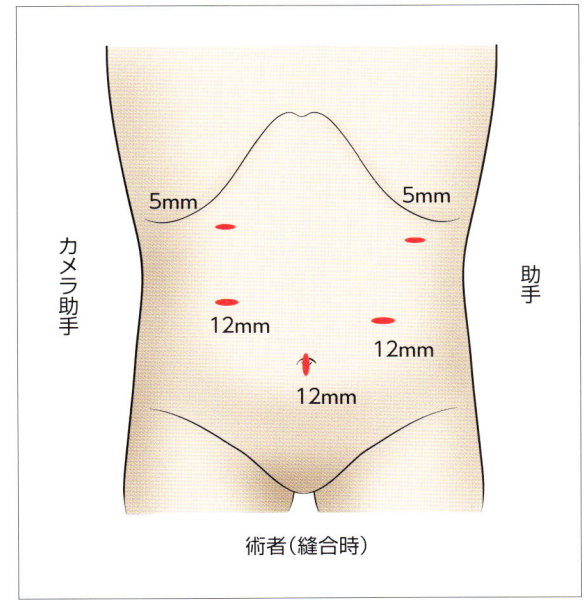

図2　ポート配置と術者の位置

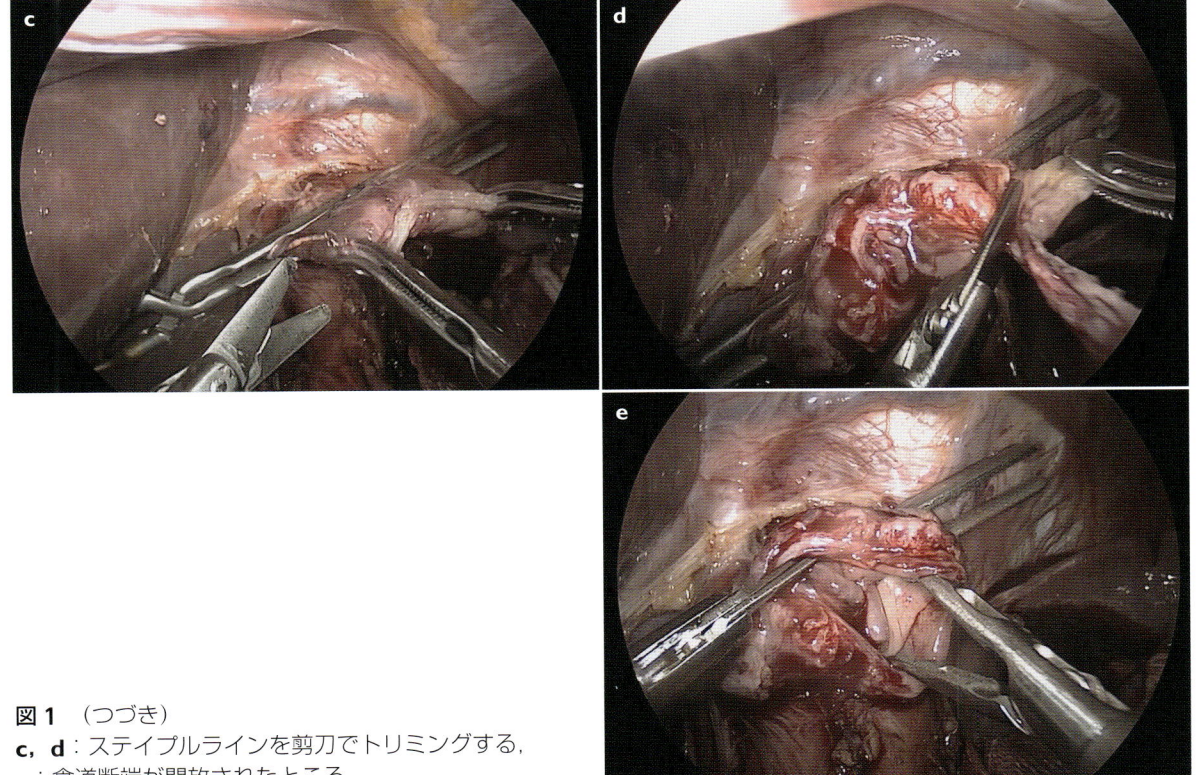

図1　(つづき)
c, d：ステイプルラインを剪刀でトリミングする．
e：食道断端が開放されたところ．

7．手縫い巾着縫合法　73

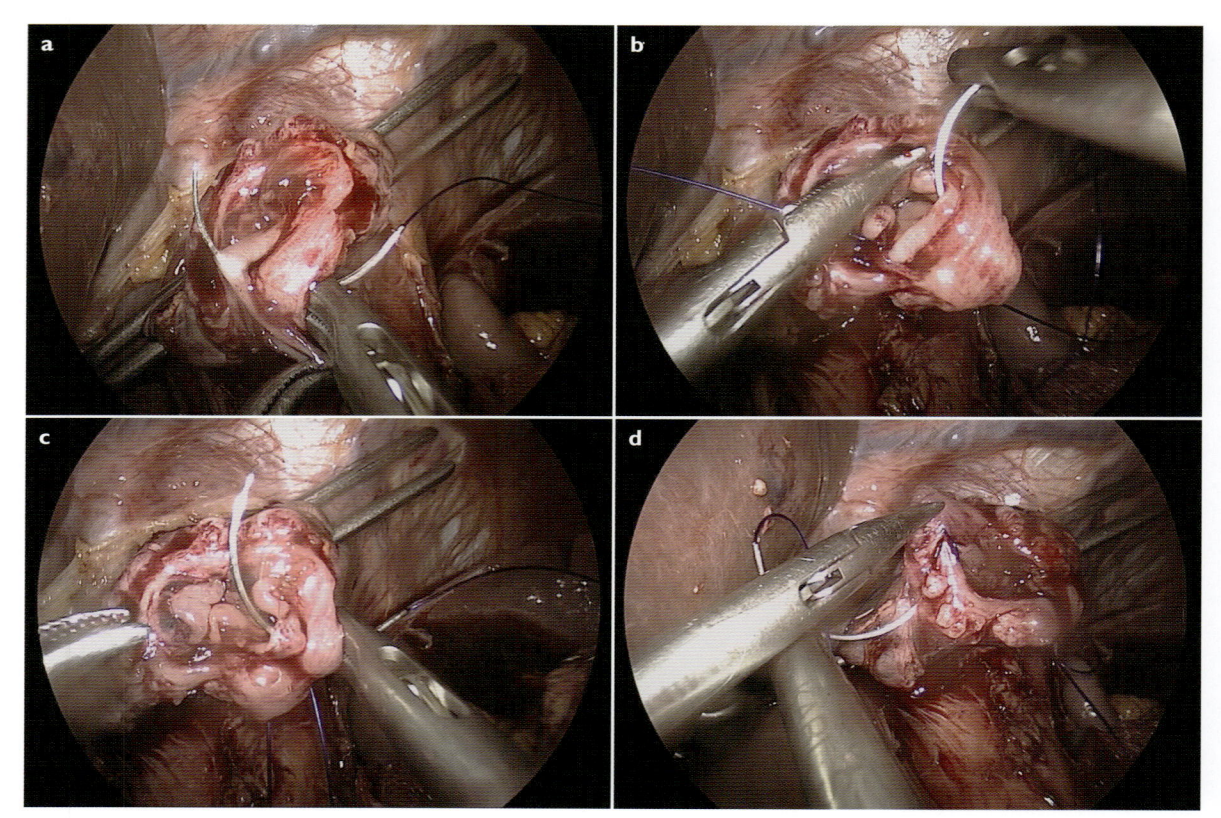

図3 食道断端の巾着縫合
a：食道断端背側にて，食道外膜から内腔に向かって運針を開始する．**b**：内腔側から食道外膜に向かい運針する．
c：反時計回りに巾着縫合を施行する．**d**：食道右側の運針．

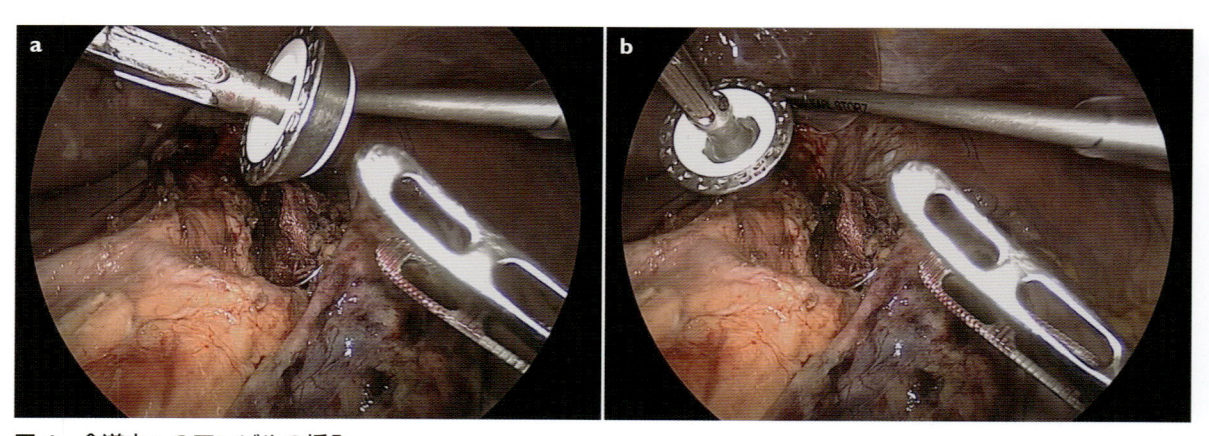

図4 食道内へのアンビルの挿入
a，b：アンビルがどのような軸で回転するかシミュレーションする．

（つづく）

はアンビルとステイプル本体を接合したとき，余剰組織が吻合部接面にはみ出さないようにするためである．続いて食道内腔粘膜面から食道外膜に向かい運針する（**図3b**）．その後，筆者らは反時計回りに運針している（**図3c，d**）．

留意している点は，①なるべく細かいピッチで運針すること，②食道外膜，筋層，粘膜を正確に認識しながら丁寧に運針すること，③1針ごとに糸をた

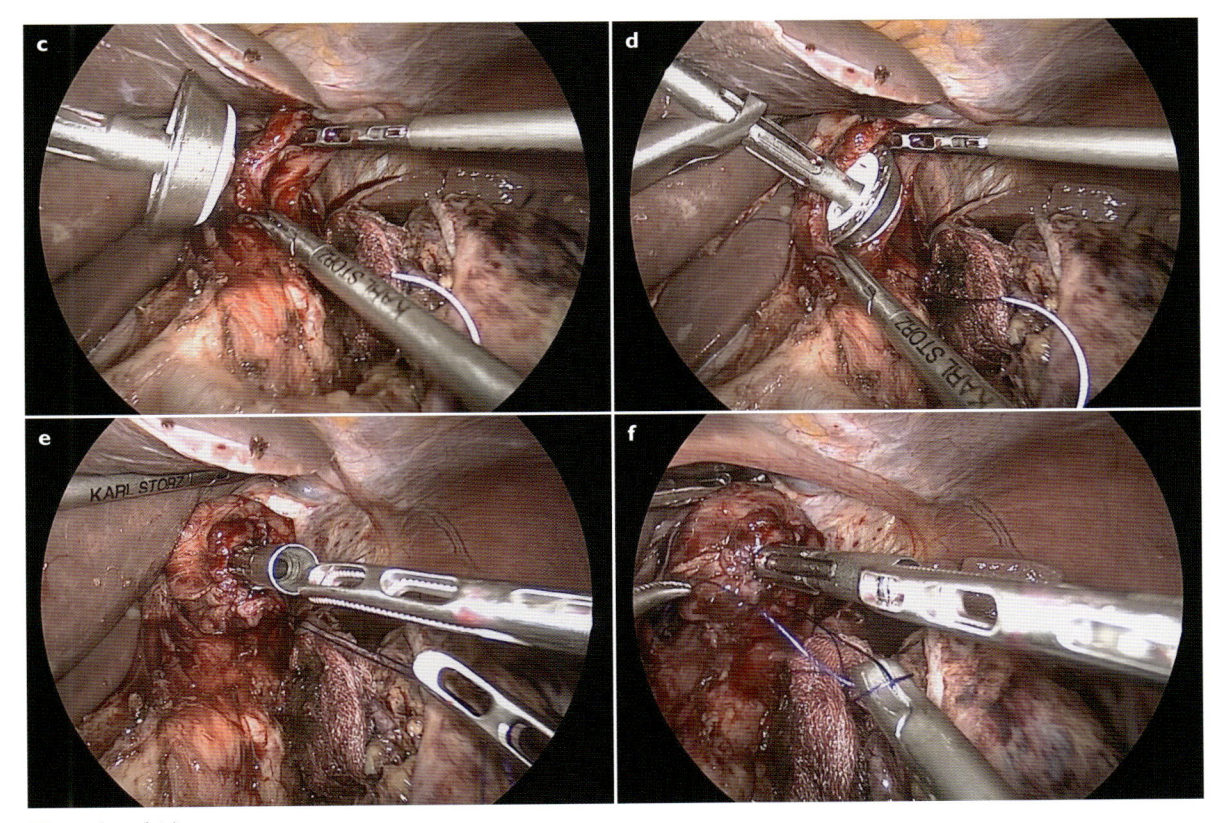

図4 （つづき）
c：アンビルの軸を考慮し，食道断端を鉗子2本で開大する．d：アンビルヘッドのエッジを食道断端にひっかける．
e：アンビルホルダーを回転させアンビルヘッドを挿入する．f：巾着縫合の糸を結び，食道断端をアンビルシャフトに固定する．

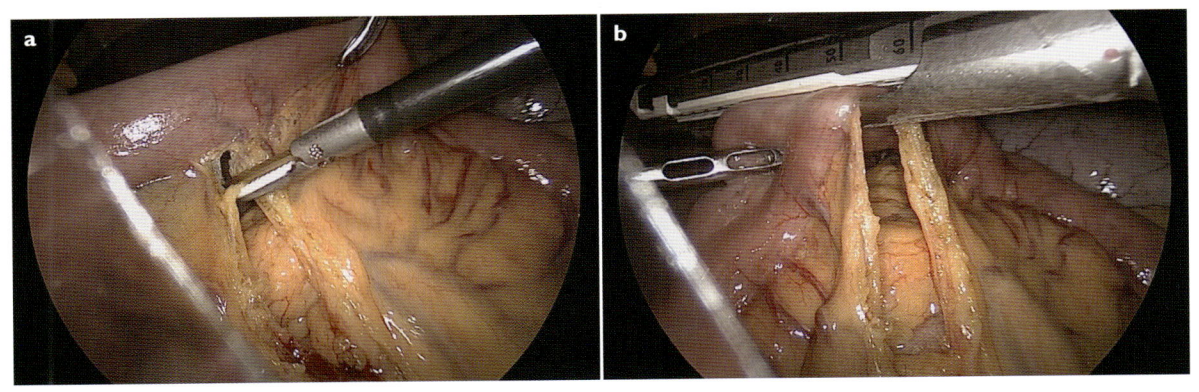

図5 挙上空腸脚の作製とY吻合の準備
a：超音波凝固切開装置にて空腸間膜を切離する．b：自動縫合器にて空腸を切離する． （つづく）

ぐり長さを調整すること，④糸がロックしないように運針することの4点である．食道のサイズにもよるが，1周し巾着縫合が完成すると，全部で12針または16針となる．

C アンビルの食道への挿入と固定

吻合器のアンビルを，臍部創より腹腔内に挿入したら，右側腹部ポート（図2）から挿入したアンビル

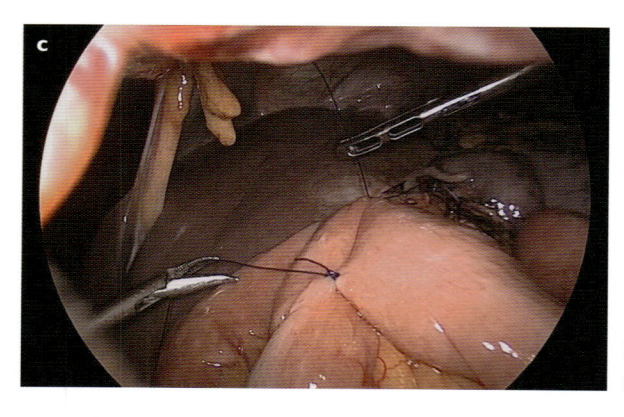

図5 挙上空腸脚の作製とY吻合の準備(つづき)
c：Y吻合予定部を仮縫着しておく．

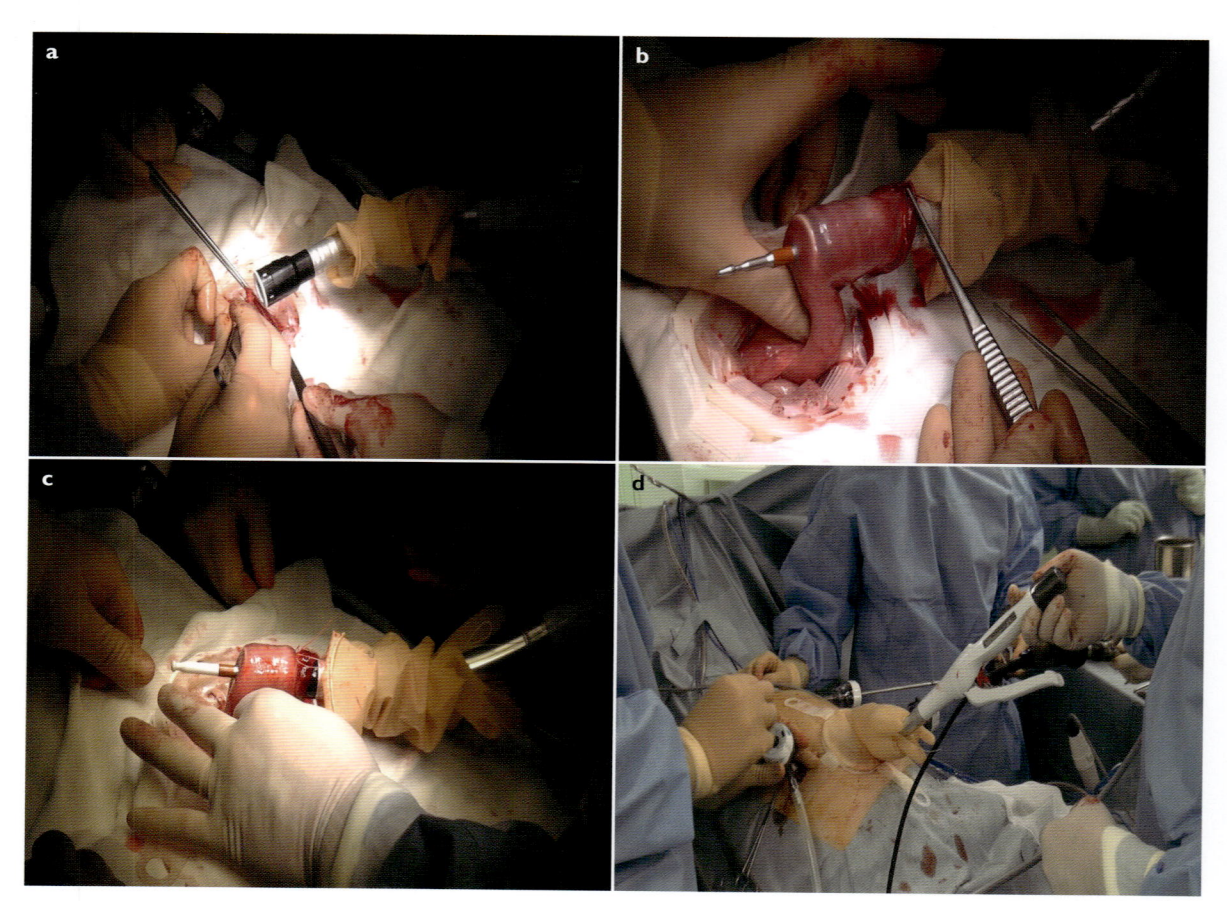

図6 ステイプラー本体の空腸への挿入
a：サージカルグラヴをステイプラーシャフトに通し固定する．b：ステイプラーを空腸断端から挿入し，トロッカーを穿通させる．c：トロッカー先端に専用のプロテクターを被せる．d：ステイプラーを腹腔内に挿入し，サージカルグラブを開窓器に被せる．

シャフト・ホルダー鉗子により，アンビルシャフトを把持する．アンビルヘッドを食道断端に向け，ホルダー鉗子を回転させると，アンビルヘッドが振られるが，このときどのような軸で動くかを確認しておく（図4a, b）．この軸はホルダー鉗子のシャフト軸とほぼ同じものとなるため，おおむね視野の2時8時を結ぶ線となる．

確認した方向を参考に，食道断端2か所を有窓

76　各論：胃全摘術後再建

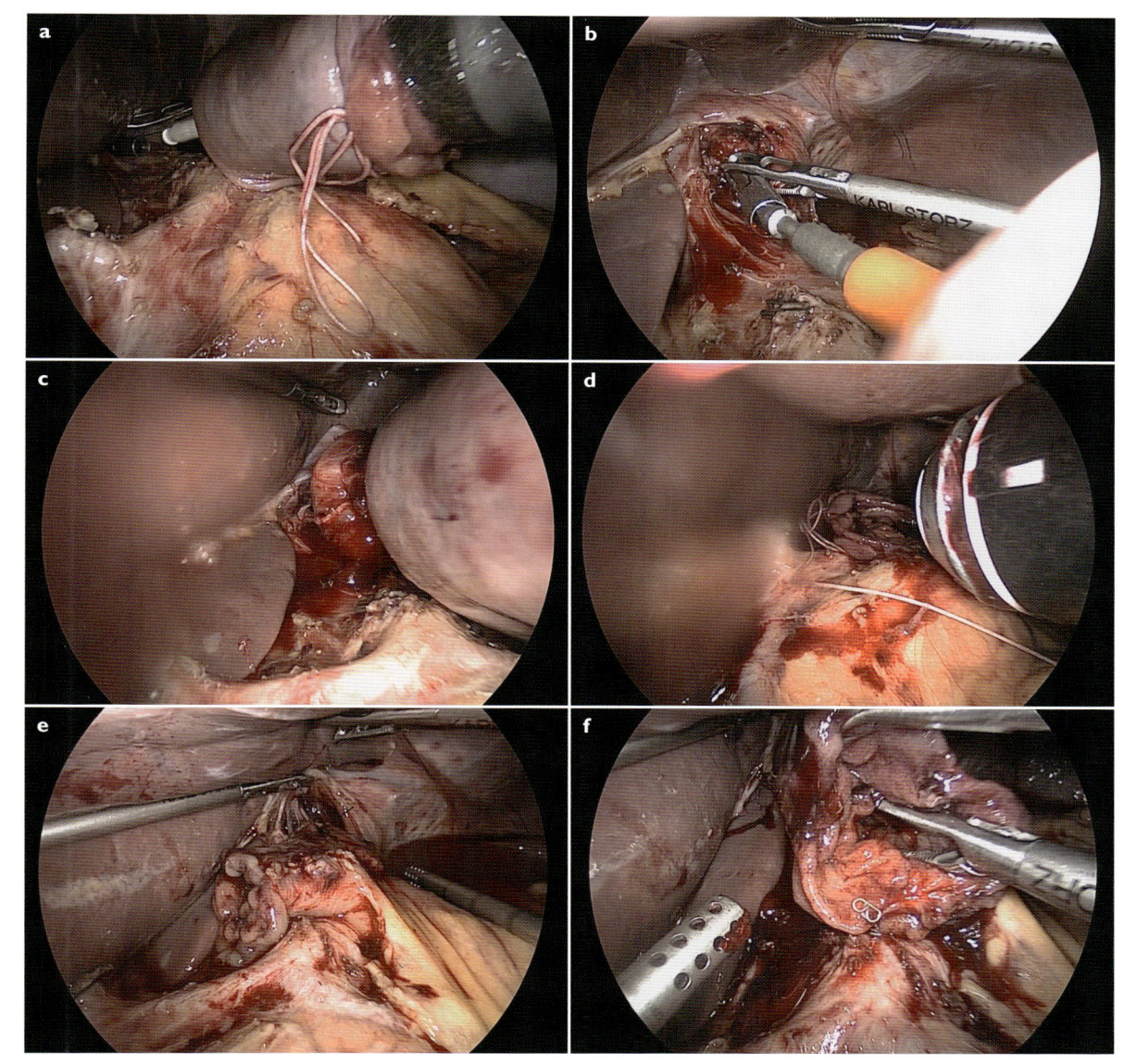

図7 食道空腸吻合
a：挙上空腸を食道断端に近接させ，トロッカーのプロテクターを除去する．b：トロッカーとアンビルシャフトを結合させる．c：ステイプラー本体とアンビルを近接させ吻合する．d，e：空腸断端の固定糸を緩め，ステイプラーを抜去する．f：空腸断端から吻合部内腔に出血がないか観察する．

把持鉗子を用いて全層で把持する．続いて食道断端の把持部を各々外側に向かい牽引すると，食道断端開口部は2時8時方向に細長い楕円形となる（**図4c**）．アンビルヘッドが背側を向くように構え，アンビルヘッドのエッジを細長くなった食道断端開口部に合わせ挿入する（**図4d**）．

ホルダー鉗子を右回転させると，アンビルヘッドが自然に食道の内腔に向くように動き，容易にアンビルヘッド全体が食道内に埋没装着される（**図4e**）．最後に巾着縫合の糸を結び，食道断端をアンビルシャフトに固定する（**図4f**）．

D 挙上空腸作製と吻合器本体の挿入

筆者らは挙上空腸の作製を腹腔内で行っている．Treitz靱帯から25 cm肛門側の空腸間膜を間膜根部に向かって適宜切離し（**図5a**），空腸を自動縫合器

7．手縫い巾着縫合法

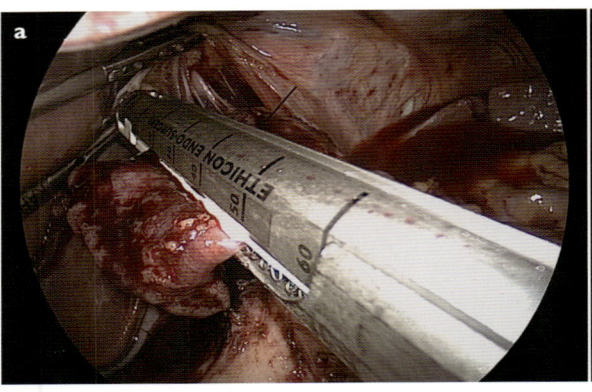

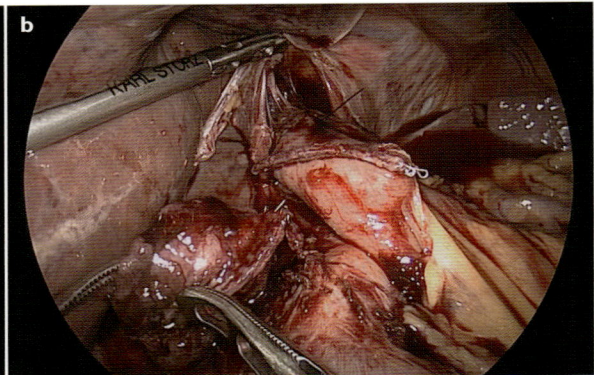

図 8 空腸断端の閉鎖
空腸断端を自動縫合器でトリミングし閉鎖する．

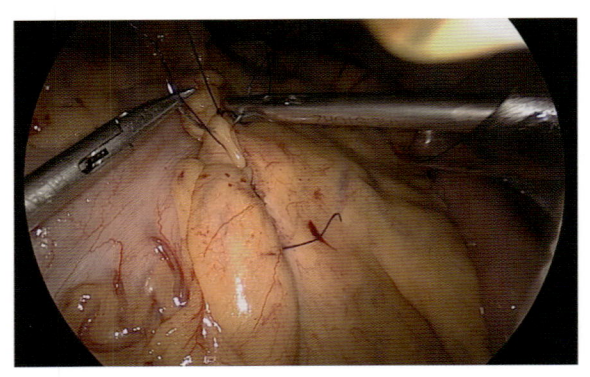

図 9 Petersen's defect の縫合閉鎖

（ECHELON FLEX 60 mm ホワイトのカートリッジ）により離断する（**図 5b**）．肛門側空腸の断端からさらに肛門側に 30～35 cm 程度の部位を Y 吻合予定部とし，口側空腸断端をそこに側々で縫着しておく（**図 5c**）．のちに臍部の小開腹創を通じて体外でこれらの腸管を側々にて吻合する．縫着した糸を長く残しておけば，吻合前に腹腔鏡下に吻合予定部を見出すのが容易となる．この糸を鉗子で把持しておけば，この部の体外誘導も迅速に行える．

ここで小開腹に移るが，その前に挙上空腸断端を鉗子で把持しておく．気腹を一旦中止し，臍部創を縦 3.5 cm 長に延長する．そこにマルチフラップゲート（秋田住友ベーク社）M サイズを装着し，創の保護と開大を行う．

小開腹の間，助手はステイプラーの準備を行っておく．サイズ 6 のサージカルグラヴ指部先端を 1 か所切り落とし，ステイプラー本体をここからグラヴ内に挿入する．のちの気密確保のために，ステイプラーヘッドから十分離れた部位のシャフトにサージカルグラヴを結紮固定する（**図 6a**）．

作製した挙上空腸を小開創から体外に誘導し，空腸断端のステイプルラインを電気メスでトリミングする．ステイプラー本体先端を挙上空腸断端から腸管内に挿入し，腸管断端からおよそ 4 cm の部位で腸間膜の対側にトロッカーを穿通させる（**図 6b**）．空腸断端は滑脱防止のため，2-0 糸を用いてステイプラーシャフトに結紮固定しておく．穿通させたトロッカーには添付の専用プロテクターを被せておく（**図 6c**）．

最後に挙上空腸とステイプラー本体を腹腔内に還納し，サージカルグラヴの手首側裾をマルチフラップゲートの体外リングに被せ固定する（**図 6d**）．

E 食道空腸吻合と挙上空腸断端のトリミング

再気腹を行い，右側腹部ポートから腹腔鏡を挿入し，腹腔内を観察する．挙上空腸間膜が捻れていないか，間膜に過度の緊張がかかっていないかなどをチェックしながら，ステイプラー本体と，空腸吻合予定部を結腸の腹側を通じて頭側に誘導する（**図 7a**）．ステイプラーのトロッカーに被せたプロテクターを抜去し，トロッカーとアンビルシャフトを結合させる（**図 7b**）．食道断端と空腸吻合予定部を接合させる際，挙上空腸の屈曲部が吻合部に巻き込まれないか，隣接臓器や軟部組織が吻合部に挟まれな

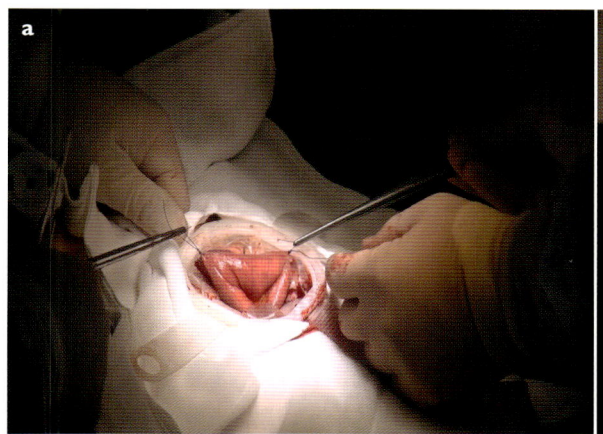

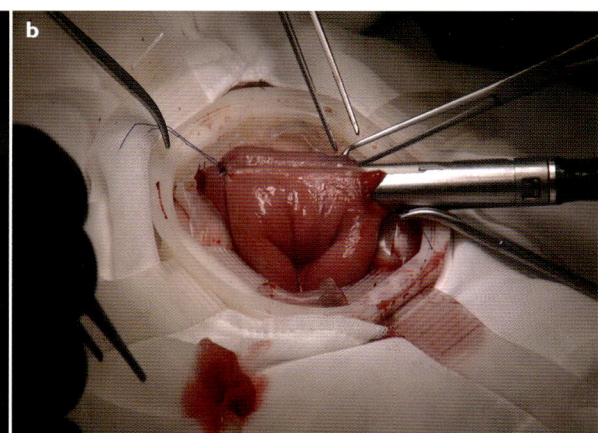

図10　Y吻合
臍部の小開創から体外に誘導し，側々吻合で行う．

いかなど，腹腔鏡下に観察し安全を確認する（図7c）．接合が完了したら食道空腸端側吻合を行う．ステイプラーシャフトに空腸断端を固定した糸は，必ず吻合直後に取り外す．ステイプラーのウィングナットを規定回数回転させ，アンビルを抜去する（図7d，e）．空腸断端から内腔を観察し，吻合部に有意な出血がないことなどを確認する（図7f）．

最後に左側腹部から挿入した自動縫合器（60 mmホワイトのカートリッジ）を用いて空腸断端をトリミングする．前壁・後壁を全層で確実にトリミングできるよう，十分に視認することが肝要である（図8）．

F Petersen's defect の閉鎖と Y 吻合

紙面の都合上，Petersen's defect の縫合閉鎖とY吻合の詳細は割愛する．筆者らは Petersen's defect の閉鎖を連続縫合・体内結紮で行っている（図9）．また，Y吻合は小開創から腸管を体外に誘導し，直視下に側々吻合で行っている（図10）．

2 手技の利点と欠点

A 利点

- サーキュラーステイプラーによる食道空腸端側吻合は，長年開腹手術で行われ，安定した成績を残してきた方法である．同じ水準で腹腔鏡下にこれを行えば，開腹手術同等の成績が期待できる．
- 巾着縫合法を迅速に行うデバイスも市販されているが，時に運針が浅くなり，糸の脱落が懸念される．手縫いは最も確実な全層での巾着縫合を可能にする．
- 腹部食道断端は，開腹手術では視野不良の場合もあるが，腹腔鏡下においては明瞭に視認でき，拡大視野のもと精緻な巾着縫合が可能となる．手縫い巾着縫合法で失敗した場合は，もう一度食道断端をトリミングし，同じ方法で再吻合が可能である．

B 欠点

- 食道断端巾着縫合の運針技術に習熟する必要がある．
- 開腹手術で指摘されていたサーキュラーステイプラーの欠点，すなわち狭窄のリスクなどはそのまま本法のリスクとなる．

> **エキスパートからのアドバイス**

ドライボックスで，針の持ち替えや運針，特にいわゆる逆針（向かって右方に針先を向ける）での運針練習を十分行ったあとに本法に臨むべきである．術者は脚間に立って手技を行うほうが，円滑な運針が

7．手縫い巾着縫合法

可能となる．その場合，カメラ助手のエルゴノミクスを良好にするために，患者の右脚の開き幅を狭くセットする．

文献

1) Fujimoto S, Takahashi M, Endoh F, et al：Stapled or manual suturing in esophagojejunostomy after total gastrectomy：a comparison of outcome in 379 patients. Am J Surg 162：256-259, 1991
2) Nomura S, Sasako M, Katai H, et al：Decreasing complication rates with stapled esophagojejunostomy following a learning curve. Gastric Cancer 3：97-101, 2000
3) Sakuramoto S, Kikuchi S, Futawatari N, et al：Technique of esophagojejunostomy using transoral placement of the pretilted anvil head after laparoscopic gastrectomy for gastric cancer. Surgery 147：742-747, 2010
4) Omori T, Oyama T, Mizutani S, et al：A simple and safe technique for esophagojejunostomy using the hemidouble stapling technique in laparoscopy-assisted total gastrectomy. Am J Surg 197：e13-17, 2009
5) Matsui H, Uyama I, Sugioka A, et al：Linear stapling forms improved anastomoses during esophagojejunostomy after a total gastrectomy. Am J Surg 184：58-60, 2002
6) Tsujimoto H, Uyama I, Yaguchi Y, et al：Outcome of overlap anastomosis using a linear stapler after laparoscopic total and proximal gastrectomy. Langenbecks Arch Surg 397：833-840, 2012
7) Kinoshita T, Oshiro T, Ito K, et al：Intracorporeal circular-stapled esophagojejunostomy using hand-sewn purse-string suture after laparoscopic total gastrectomy. Surg Endosc 24：2908-2912, 2010

（金平 永二，谷田 孝，亀井 文，中木 正文，秀嶋 周）

胃全摘術後再建

8 サーキュラーステイプラーを用いた再建
手縫いまつり縫い法

◉ DVD-09

　"Simple is best !" よく耳にする言葉であるが，外科領域でも大事な言葉である．安全性，リスクマネジメントを考えた場合，複雑な過程で行う吻合よりも，多少技術を要したとしても単純な吻合のほうが，大きな間違いを軽減することができる．腹腔鏡下胃全摘術（LTG）においても，糸を全周性にかけてアンビルを装着するというシンプルな方法こそが安定した手術成績につながるものと考えている．

　本項では，われわれが行っているまつり縫いによるアンビル装着と吻合について述べ，いくつか腹腔鏡で行うことで注意すべき点について合わせて述べる．

1 手技の実際

A トロッカーポジションと術野の確保

　トロッカーポジションに関しては，通常の腹腔鏡下幽門側胃切除術（LDG）と同じ操作ポート配置で，逆台形型に配置する．カメラポートを臍部に配置する一般的なポジションを取っている．ただし，肥満症例やビヤ樽型の体型の場合に，鉗子が届かない場合も出てくるため，右側のトロッカーをやや上方・正中寄りにセットする（図1）．この場合，#6郭清が助手側で，少し実施しにくくなる．それでも鉗子が届かないなど操作に困った場合，5 mmトロッカーを必要に応じて挿入することが肝要である．

　術野の確保，特に肝臓の圧排をどうするかも重要である．筆者らは，Nathanson型肝臓鉤を使用して

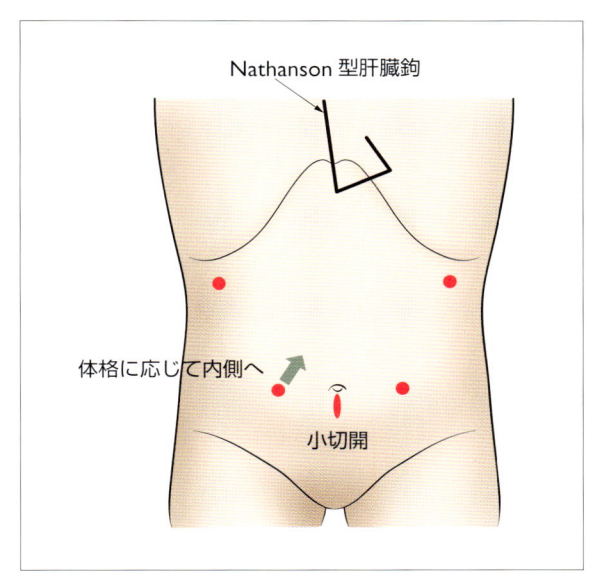

図1　ポート配置

いる．郭清，吻合と操作部位に合わせて場所を変更している．これにより，安定して食道周囲の視野を確保することが可能である．

B 食道の切離

　吻合の観点からも食道をどの剥離層で剥離するかは重要である．横隔膜脚のラインで食道の全周性の剥離を行ったうえ，さらに食道の肛門側も十分に剥離を行い切離する．ここでのピットフォールは，剥離を過剰に行ってしまうことである．内視鏡の拡大視のもと剥離するため，深く剥離する傾向があり，筋層が完全に露出してしまうので注意が必要であ

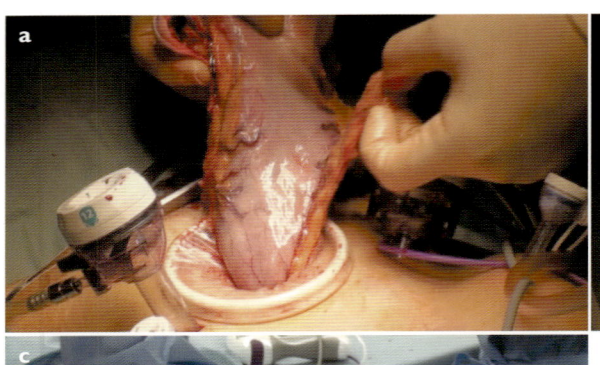

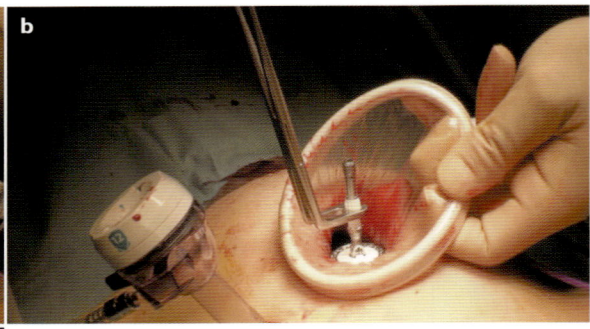

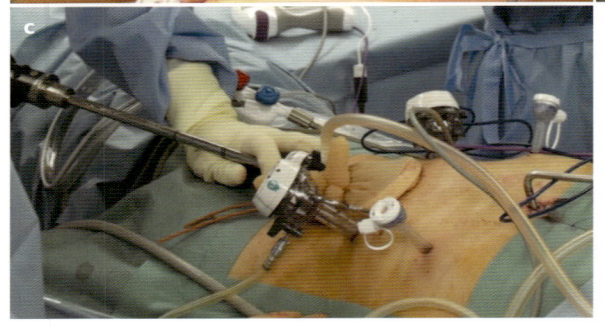

図2 アンビルの腹腔内への挿入
a：小切開創からの切除胃の回収，**b**：アンビルの体内への留置，**c**：再気腹．

る．筋層が完全露出すると縦裂けしやすくなり縫合不全の原因となる．内視鏡下に意識して観察すると食道筋層を被覆している膜が確認できるため，これを意識して温存することが肝要である．また，腹部食道を併走する迷走神経を切離する際には，食道筋層が露出された層で剝離することになる．その神経を切離した層で剝離すると，筋層が全周性に露出することになるので，少し層を戻る意識も必要である．

胃の内容物が外に出ないように，自動縫合器で切離するか，脱着型のクリップをかけて切離する．脱着型のクリップには，腸管をクランプするクリップと大血管吻合用のものがあるが，筆者らはずれにくいことから大血管吻合用のクリップを使用している．切離ラインに合わせて，脱着型鉗子を2本装着後，電気メス，超音波凝固切開装置で食道を切離する．このとき，胃管はあらかじめ抜浅しておき，吻合部にかからないようにしておく．

C アンビルの腹腔内への挿入

胃全摘が完了したら，臍部のカメラポート創を延長し臓器を回収する．回収だけなら3 cmの皮膚切開で十分である．進行胃癌はビニールバッグを使用し回収しているが，早期胃癌は wound retractor を使用していることもあり，丁寧に引き出すことでバッグの使用を省略している（**図2a**）．

再建を行う．アンビルを留置するため，小切開創からアンビルを挿入する．このとき小切開を通したブラインド操作となるが，迷入しないように鉗子を用いて左横隔膜窩のスペースにきっちりと留置することが肝要である（**図2b**）．このときアンビルシャフトの根元に絹糸を結んでおくと，再建時にアンビルを把持するときのスリップ防止としても有効である．手袋の指先を切り，カメラポートを挿入固定し，その手袋を wound retractor に巻き込み気腹を維持する（**図2c**）．

D 食道断端のかがり縫い

再び食道断端に2-0プロリーン®95 cmを用いてかがり縫いを行う．プロリーンの針の対側の糸を把持して体内へ挿入し，糸が絡まないように，別のトロッカー（左上腹部）を経由して体外へ誘導する．食道左側（3時）から外・内・外に全層で糸をかけ，以後，内外に前壁をフォアハンドで1時半・12時・10時半と反時計回りで4針かける．次に9時で内から外に糸を出し，後壁は7時半・6時・4時

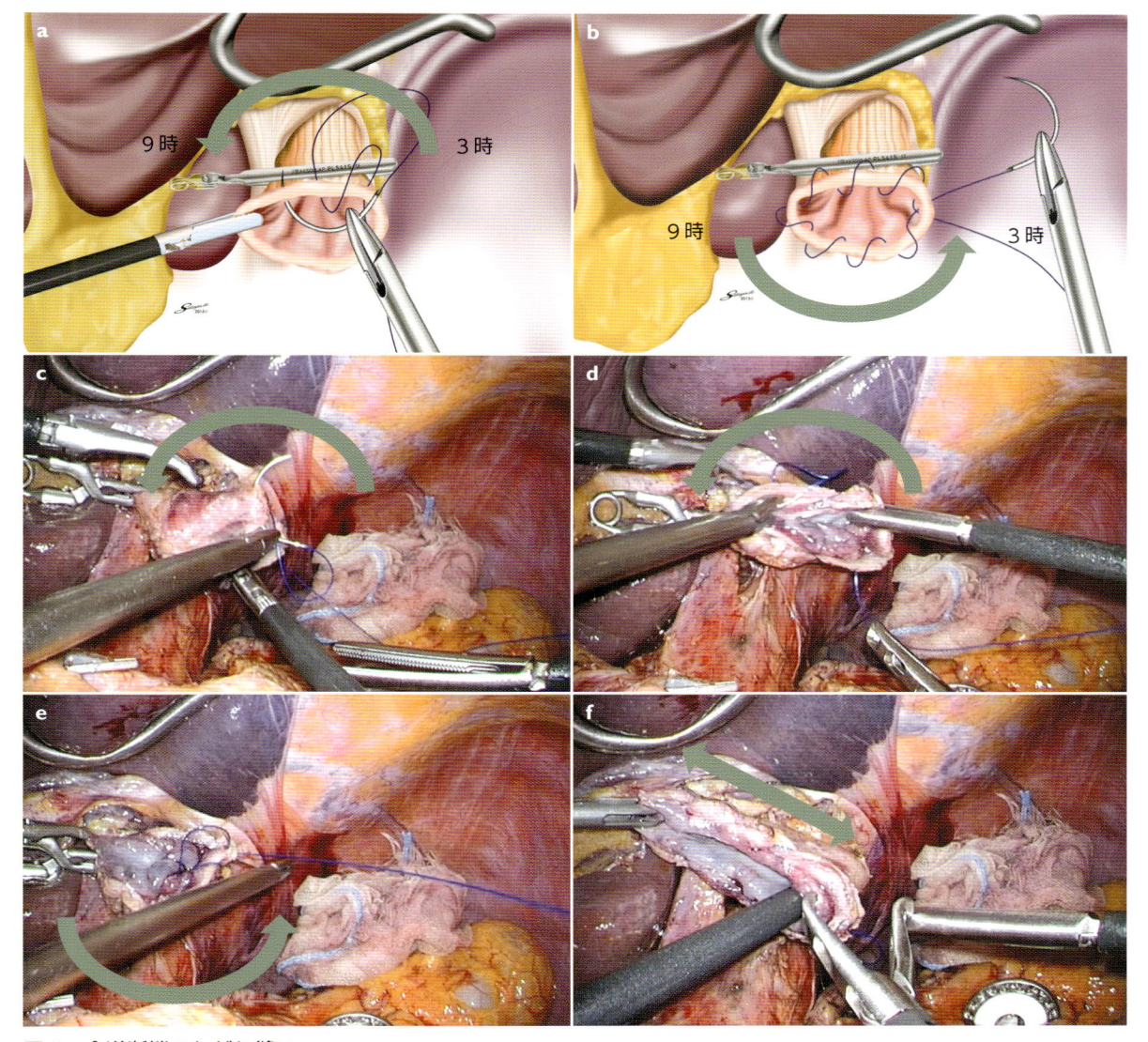

図3 食道断端のかがり縫い
a〜e：反時計回りにかがり縫い，**f**：食道内腔の拡張．

半と外から内にフォアハンドで3針かけ，3時で内から外に針を出し，もとに戻る（**図3a〜e**）．

　テクニックとしては，食道壁に針を通し，右鉗子で針先を把持してそのままの角度で引き抜くが，針が抜けきらないところで再び持針器で把持すると角度が大きく変わらず安定した場所で把持することが可能である．この手技は，ドライボックスを使用してのトレーニングが有用である．また，エンドステッチを用いてまつり縫いを行う方法も筆者は報告しているが，有用な方法である[1]．全周性に針糸がかけられれば，3時方向9時方向を内腔から開大し，アンビルを挿入しやすくする（**図3f**）．

E アンビルの食道への挿入

　アンビルの把持にどの鉗子を使用するか，議論の分かれるところである．通常の把持鉗子でシャフトを把持するとスリップしやすい反面，そのことが食道断端に過剰な力がかかりにくいメリットがあると考えている．そこで筆者らは前述のごとく，シャフトを把持する部分に絹糸をくくりつけスリップ防止

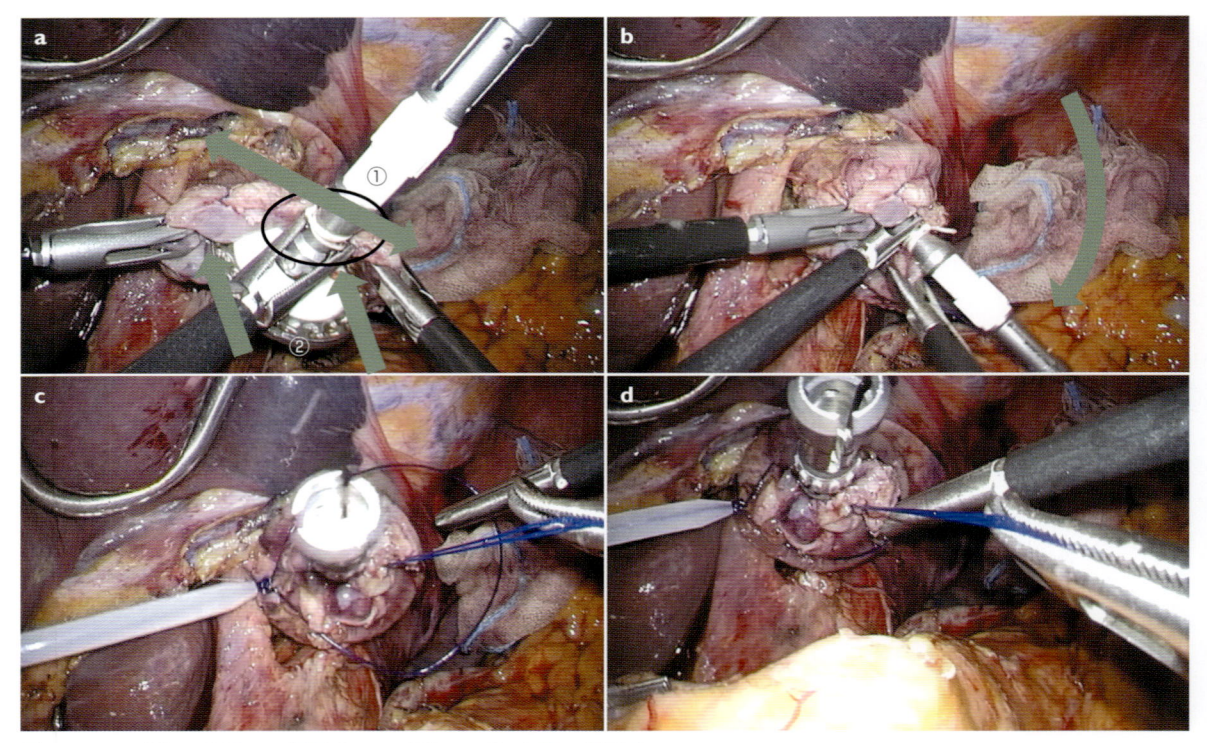

図4　アンビルの食道への挿入とエンドループによる二重結紮
a：アンビルの食道への挿入，**b**：アンビルの縫合固定，**c, d**：エンドループの二重結紮．

の工夫をしている．それでも脱落する場合もあるが，開腹術ではそれほど力を入れずに挿入できるため，この脱落はむしろ過剰な力のサインと考えている．また，十分な食道内腔の拡張などによりあらかじめ準備して挿入すると，滑らない程度の把持力で十分挿入可能である．アンビル鉗子は安定した把持が期待できるが，角度が固定されることで過度な力がかかった場合には食道損傷などが懸念される．

手順は術者の鉗子と助手の鉗子で9時方向3時方向に開き，2点支持で開大する．絹糸で結紮（スリップ防止）したアンビルシャフトの根本をドベーキー鉗子で把持する．アンビルシャフトを立てると先端の受け皿は水平になる．術者の左手，助手の右手で3時方向9時方向に食道壁を全層に鉗子で把持して（図4a①），水平になった受け皿（アンビル）を挿入する（図4a②）．アンビルヘッドの半分が入ればそのままシャフトを水平に倒し，アンビルヘッドを食道内部で立てる（図4b）．プロリーンを引き，そのまま結紮する．緩みについては，スリップノッ

トや外科結紮などの技術を用いて締め付ける．

F　エンドループによる二重結紮

エンドループ®による二重結紮は必ず実施している．ループを通した鉗子で結紮した糸を把持して安定させる．プロリーンの結紮点の向こうでエンドループを落とし締め付ける．この目的は，緩みの補強のほかに，断端部の余分なところを縫縮する意味がある（図4c, d）．

G　空腸Y脚の再建

Treitz靱帯から20 cmあたりで空腸を創部に引き出す．同部位で空腸の辺縁血管を切離し，犠牲腸管を肛側に10 cm作製する．食道空腸吻合よりも先に，手縫いもしくは器械で空腸空腸吻合を行う．

H　自動吻合器本体の挿入

手袋を通した自動吻合器を空腸肛側断端に挿入する（図5a）．メーカーによっては，先端での損傷を

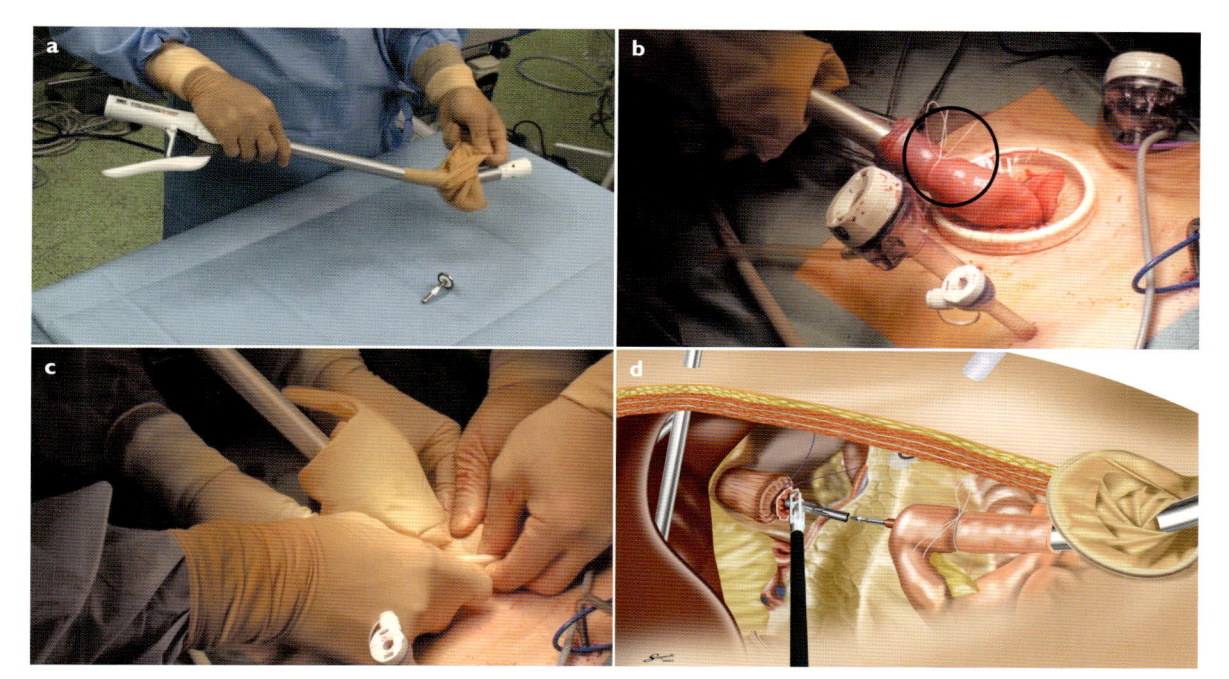

図5 自動吻合器本体の挿入
a：自動吻合器に手袋を装着，b：挙上空腸へ自動吻合器を挿入固定，c：自動吻合器を体内へ挿入し，再気腹，d：腹壁を通して本体とアンビルを結合．

予防するキャップが付属しているものもある．小切開を通して本体を挿入する際にブラインド操作となるため，シャフトの先端に付属のキャップをつけるようにしている．ない場合は，内視鏡観察下に体内でアンビルシャフトを貫いて臓器損傷を起こさないよう心がけている．本体を挿入した空腸がずれないように本体のくびれと空腸の犠牲腸管の部分を糸で軽く固定している（**図5b**）．空腸が捻れないように本体と空腸を体内へ戻し，手袋をwound retractorに巻き込ませ，再度気腹する（**図5c，d**）．

2 自動吻合器の結合

アンビルシャフトを食道周囲まで持っていき，アンビルシャフトに先端キャップをつけた場合は，腹腔内で外して回収する．キャップをつけていない場合は，内視鏡観察下に外に出す（**図6a**）．結合前にアンビルシャフトの軸と本体の軸を並べて平行になるようにシミュレーションし，本体の角度を体に覚えさせることが重要である（**図6b**）．次に，アンビルシャフトの孔に本体シャフトをつく（押す）ようにして挿入する（**図6c**）．ここでも内視鏡用のアンビルホルダーは使用していない．その理由として，角度を固定すると，結果的に結合を難しくする．アンビルの自由度があれば，微妙な角度は自然な形で調整され，むしろ結合しやすくなるからである．すなわち，差し込んだときに奥に行かないように支えるだけの把持力があるものを使用すれば十分と考えられる．少し締め込み，挙上した腸管の捻れがないこととアンビルと本体に巻き込みがないことを確認する（**図6d**）．肥満者では，腸間膜側の片面にピオクタニンでマークしておくと捻れの確認が行いやすい．

ここで，固定された食道と空腸ならびにアンビルと本体との関係を理解しておく必要がある（**図7a**）．本体のダイヤルを回して締め込んでいくとアンビル側が引き寄せられることに注意して，それに合わせるように本体も押し込んでいく必要がある（**図7b**）．開腹手術では無意識に本体を寄せて締め込んでいる

8．手縫いまつり縫い法

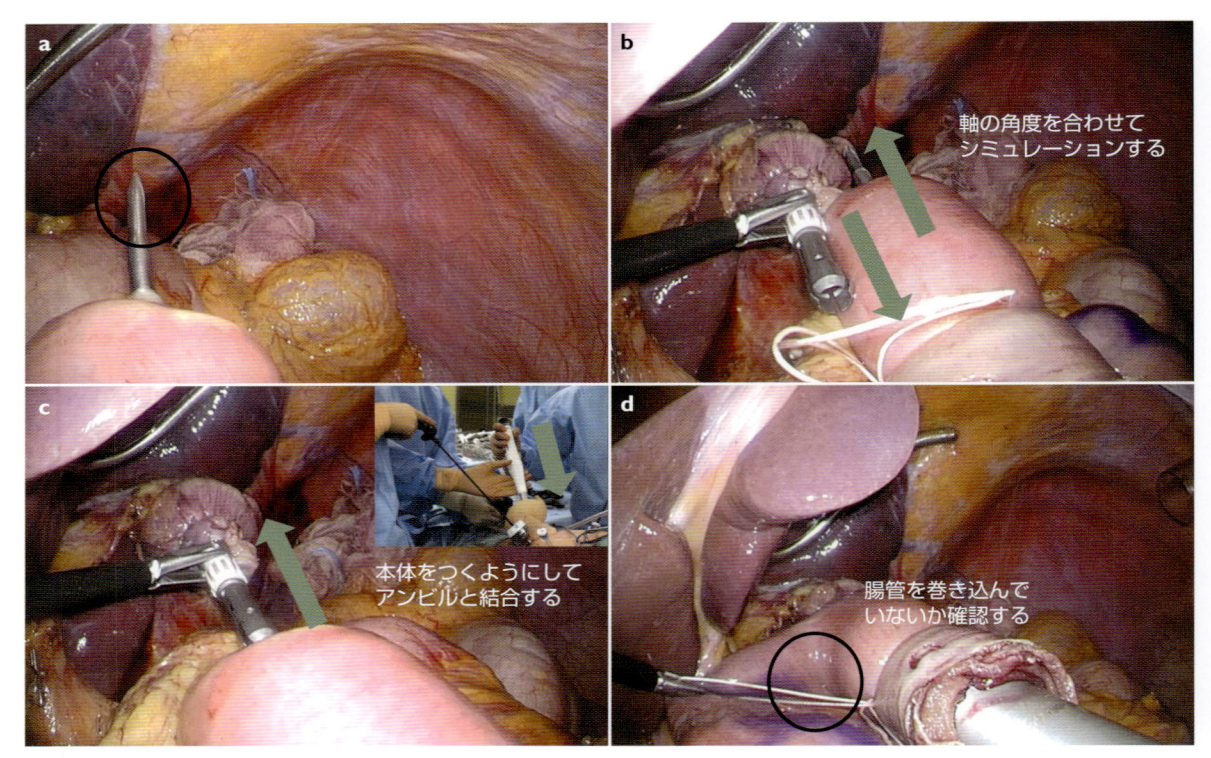

図6 自動吻合器の結合
a：センターロッドを体内で貫通，**b**：アンビルシャフトと本体の結合シミュレーション，**c**：アンビルシャフトと本体の結合，**d**：腸管の巻き込み確認．

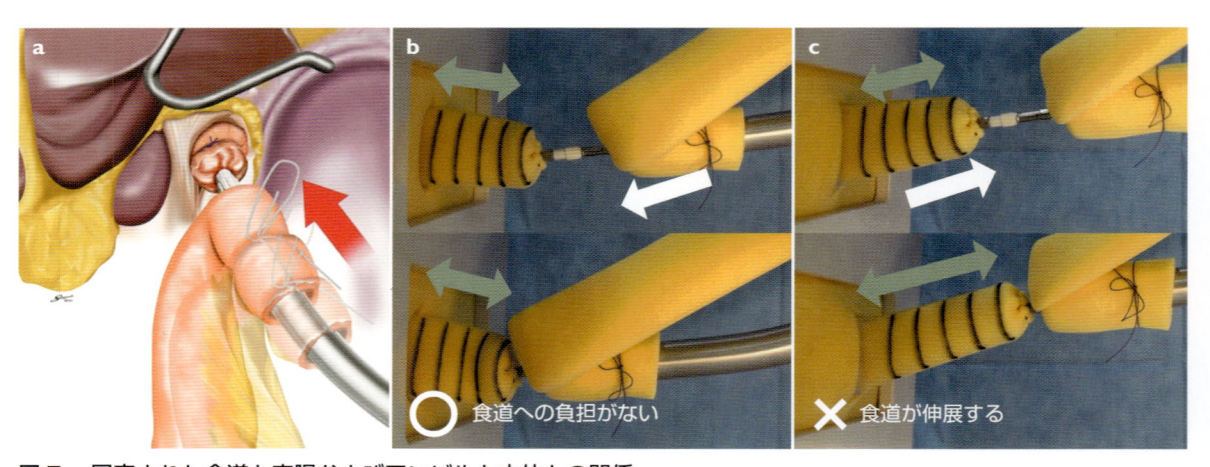

図7 固定された食道と空腸およびアンビルと本体との関係
a：結合固定された食道とアンビル本体との関係（シェーマ），**b**：ダイヤル回転に合わせて本体を押し込んだ場合，**c**：本体を押し込まず，ダイヤルを回した場合．

が，腹腔鏡では本体側が小切開を通していることから動かしにくく，食道側が引き伸ばされることを意識することが肝要である（**図7c**）．食道が引き伸ばされた状態での吻合は，縫合不全・狭窄などにつながると考えられる．吻合が完了すれば，本体と空腸を固定していた糸を外し，空腸から本体を引き出

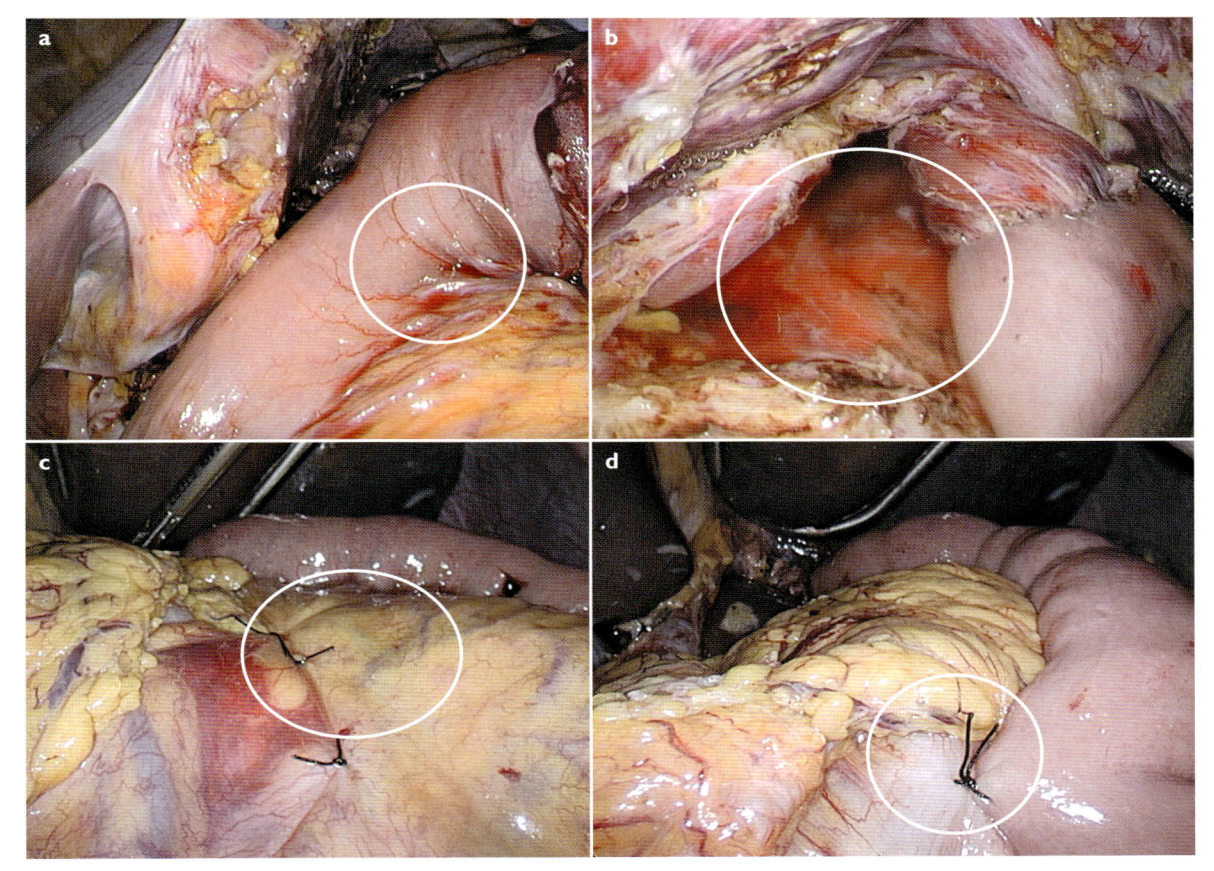

図8 吻合終了後
a：巻き込み確認，**b**：リークテスト，**c**：Petersen's defect の閉鎖，**d**：空腸脚と横行結腸との縫合．

す．自動吻合器を挿入した空腸のステッキ部分は，自動縫合器で切離している．

J 吻合終了後

吻合終了後，再度空腸脚を下方に牽引し，巻き込みがないかを確認する（図8a）．

リークテストは必ず実施している．吻合部まで生食を満たし，経鼻チューブを吻合部に進め，50 cc の空気を注入しリークのないことを確認している．気泡が出れば，針糸をかけ補強している（図8b）．

Petersen's defect の閉鎖は，間膜根元から3針程度行っているが，完全閉鎖は行っていない（図8c）．結腸前で空腸を挙上した場合，空腸の自由度が高く，左右どちらかに落ち込むことも懸念される．われわれは，空腸脚の中間あたりを横行結腸ヒモと縫合するか，肝臍靱帯と縫合するかで落ち込みを防止している（図8d）．

2 手技のポイントと特徴

われわれが，食道空腸断端のかがり縫いを採用している点について述べる．食道断端をまとめる方法として巾着縫合も使われる．実際，開腹手術では，巾着縫合器に直針を通して行っている施設がほとんどであり，腹腔鏡用の巾着縫合器も市販されている．かがり縫いを手縫いで行う場合，巾着縫合よりやや運針が多くなるが，患者右側から運針する場合，針糸をフォアハンドでかけられるメリットがある．すなわち，針の角度をそれほど気にせず，リズムよくかけられる点がこの方法の特徴である．一般的に縫合作業に慣れてくると，針の運びよりも針の持つ角度に苦労することが少なくない．そのつど，

針の持ち替えに気を遣いリズムが途切れるより，運針が多くともリズムよく縫合できるほうが精度が上がると考えている．また，巾着縫合に比べて，アンビル固定時の緩みも少ないと考えている．

エキスパートからのアドバイス

　腹腔鏡下胃切除では，縫合手技の習得が必須である．特に，**胃全摘では，トラブルシュートを含め多くの縫合機会があり，確実な縫合をする技術がなければ行う資格がない**と考えている．その意味では，その技術レベルで行ううえでは，食道断端のかがり縫いは容易にできる手法と考えてもよいと思われる．十分にトレーニングを行い，本術式にトライいただくよう願いたい．

文献

1) Takiguchi S, Sekimoto M, Fujiwara Y, et al：A simple technique for performing laparoscopic purse-string suturing during circular stapling anastomosis. Surg Today 35：896-899, 2005

（瀧口 修司，宮﨑 安弘，高橋 剛，黒川 幸典，山崎 誠，宮田 博志，中島 清一，森 正樹，土岐 祐一郎）

胃全摘術後再建

9 サーキュラーステイプラーを用いた再建
EST法（efficient purse-string stapling technique）

DVD-10

　早期胃癌に対する腹腔鏡下幽門側胃切除術は，手技の定型化により広く普及している．しかしながら，腹腔鏡下胃全摘術においては，食道空腸吻合が技術的に困難で，さまざまな工夫がなされている．われわれはサーキュラーステイプラーを用いた完全体腔内吻合，efficient purse-string stapling technique（EST法；**図1**）を考案し，幽門側胃切除術，胃全摘術後再建に用いている[1〜3]．最近では手技を改良し，金属製のヤリであるEndo Mini Rod（EMR：高砂医科工業株式会社）を用いた，新EST法を行っているので紹介する．

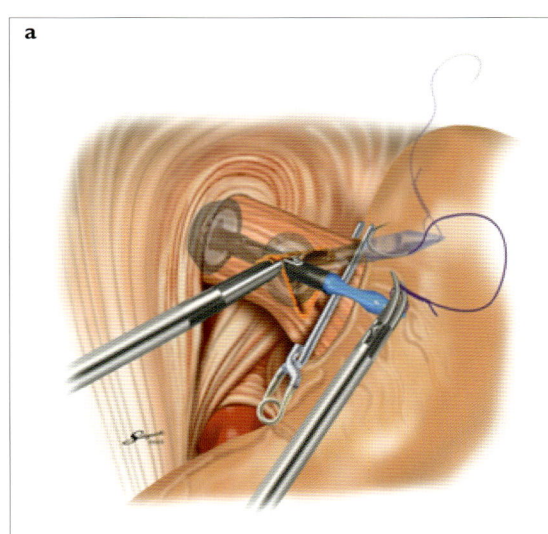

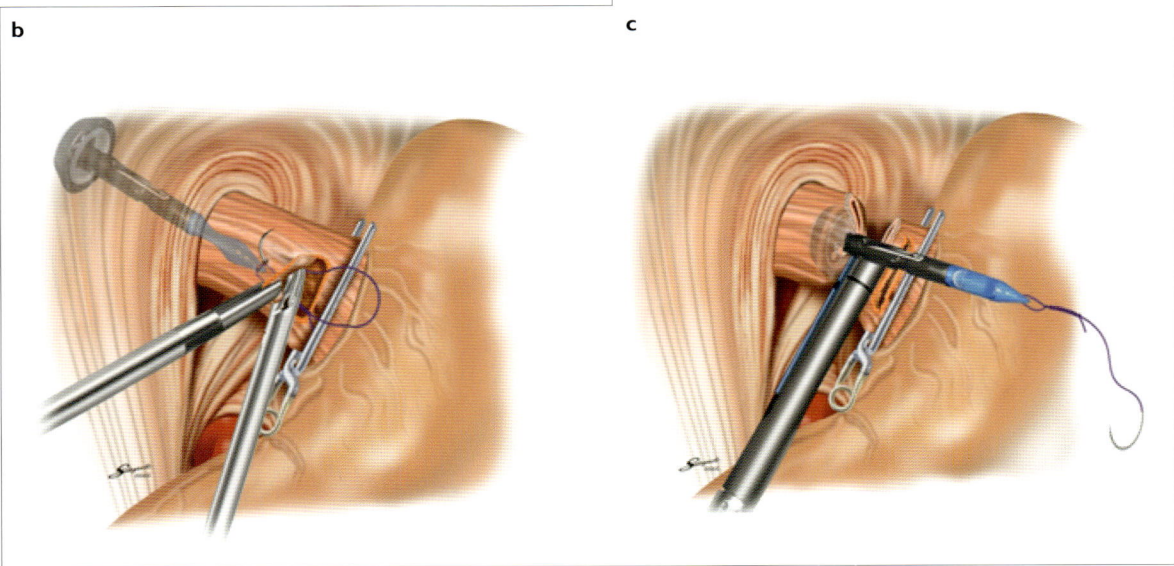

図1　EST法の概略
a：半周性の食道切開からアンビルを挿入，**b**：食道前壁に針刺入，**c**：リニアステイプラーで食道切離と同時にアンビル留置完了．

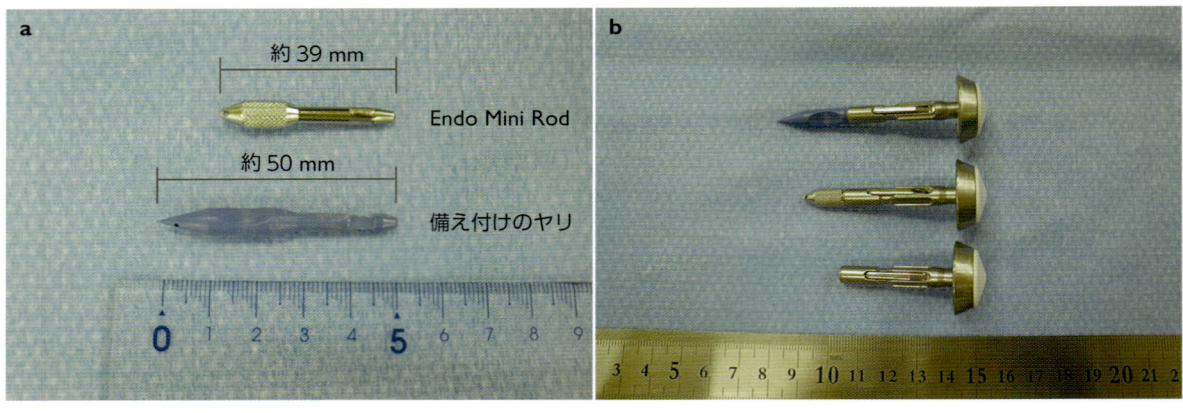

図2 Endo Mini Rod
a：Endo Mini Rodと備え付けのヤリの比較．**b**：ヤリを装着したアンビルの比較．

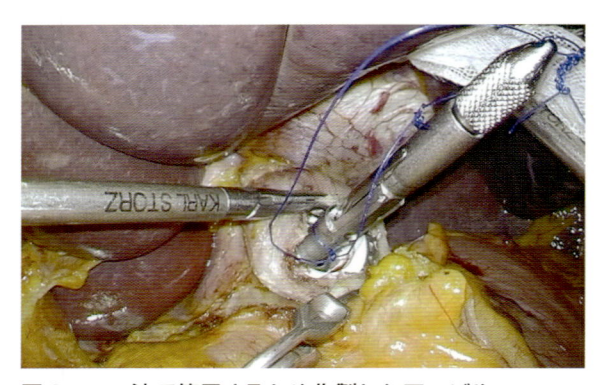

図3 EST法で使用するため作製したアンビル

1 新EST法の特徴

- 完全経腹的操作
- 食道切離と同時に食道アンビル留置
- 容易なヤリ抜去
- 簡便な本体とのドッキング，吻合

2 手技の実際

　従来のEST法は，サーキュラーステイプラーに備え付けのヤリをアンビルに装着していたが，先端が鋭であること，鉗子で把持しにくくアンビルから抜去しにくいことなどから，それらを解消する目的で金属製のヤリ（Endo Mini Rod）を考案した．その特徴は，①先端に適度のRが付いており，②食道からアンビルロッドを引き出しやすく，③鉗子で把持しやすい凹凸加工が施され，④アンビルから抜去しやすいことである．

　では，実際の手技を説明する．

A Endo Mini Rod付きアンビル作製

　準備として，腹腔鏡用サーキュラーステイプラー（ECS；エチコン社）のアンビルにEndo Mini Rod（**図2**）を装着し，先端の孔に2-0モノフィラメント糸を結びつける（**図3**）．

B 食道周囲の剝離

　われわれは，食道先行切離と同時にアンビルを留置し，食道断端を尾側に展開しながら膵上縁郭清，脾上極からの脾門部郭清を行っている（頭側アプローチ）．原則として横隔食道靱帯は切離せずに行うが，食道浸潤を認める場合は靱帯を切離し，必要なら縦隔内吻合を行う．

　まず，小網をシート状に展開し（**図4a**），切開する．食道前面の膜を切開しつつ左側へ進み，胃横隔間膜を切離する．次に，右横隔膜脚前面の腹膜を切開し，光沢のあるGerota筋膜を背側に落としながら癒合筋膜（Toldt's fusion fascia）との間を剝離する．左下横隔動脈が膜を介し透見され，それより立ち上がる食道噴門枝をクリップまたはシーリング後切離する（**図4b**）．さらに剝離を進めると前面からの剝離層とつながり食道周囲の剝離終了となる（**図4c**）．

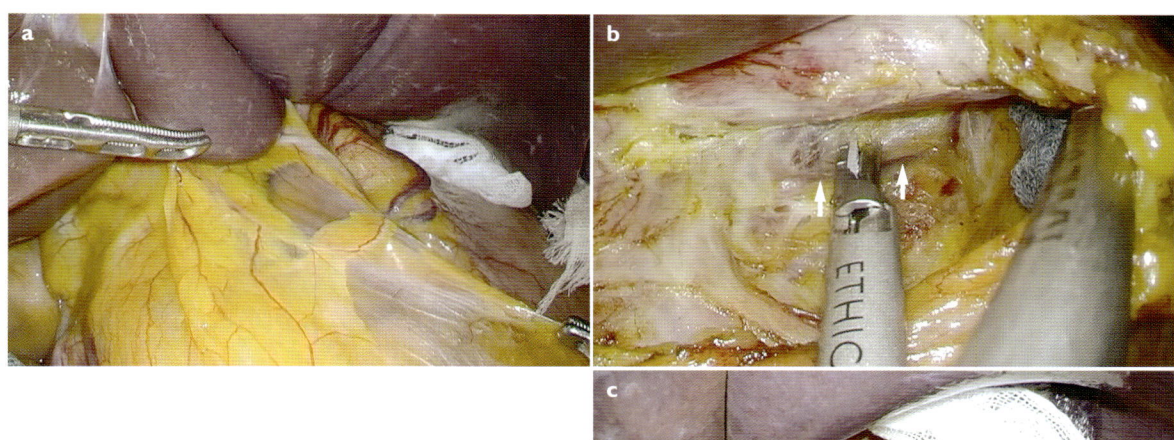

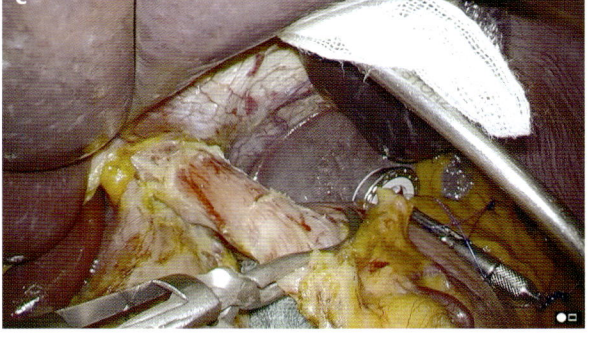

図4 食道周囲の剥離
a：小網展開，**b**：食道背側の剥離．矢印は左下横隔動脈から分枝する食道噴門枝．**c**：食道周囲の剥離完了．

C 食道の亜全周切開

　切除側食道を着脱式鉗子でクランプし，口側に亜全周切開を加える（**図5**）．このとき全周ではなく一部組織を残しておくことで食道が牽引しやすくなり，アンビル挿入が容易となる．

D 食道へのアンビル挿入

　Endo Mini Rod付きアンビルを食道に挿入する．まず，助手に胃を尾側に牽引させ，術者は一点把持しアンビルヘッドを挿入する（**図6a**）．ヤリの先端の糸を把持し，食道内にアンビルをシャフトごとすべて挿入する．横隔膜脚を越えるときにボタンをかけるようにアンビルの角度を変えて食道ごとアンビルを縦隔内に挿入し，その後，アンビルを軽く押しつつ，胃を尾側に牽引するとアンビルが食道奥まで滑りこんでいく（起き上がりこぼし法：**図6b**）．ヤリに結んだ糸を把持して操作すると，アンビルの角度調整が容易となる．

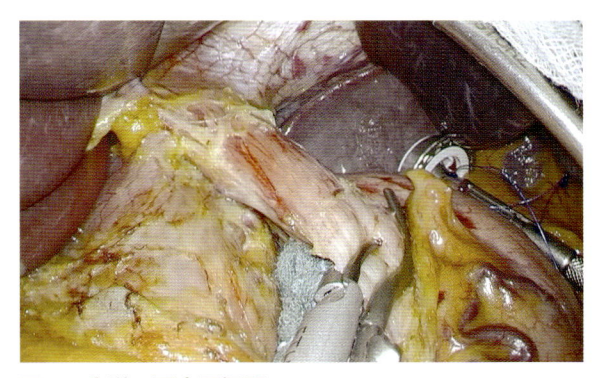

図5 食道の亜全周切開

E リニアステイプラーによるアンビルの固定

　アンビルをすべて挿入後，Endo Mini Rodに結びつけた針を食道前壁に内から外へ運針し，ヤリの先端が見えるところまで糸を牽引する（**図7a**）．助手に食道両端を把持させ，術者は左手鉗子で糸を把持し，糸の貫通点のぎりぎり肛側でリニアステイプラー（ECHELON FLEX™ 60；エチコン社）でクランプする（**図7b**）．ステイプラーをファイアし，食

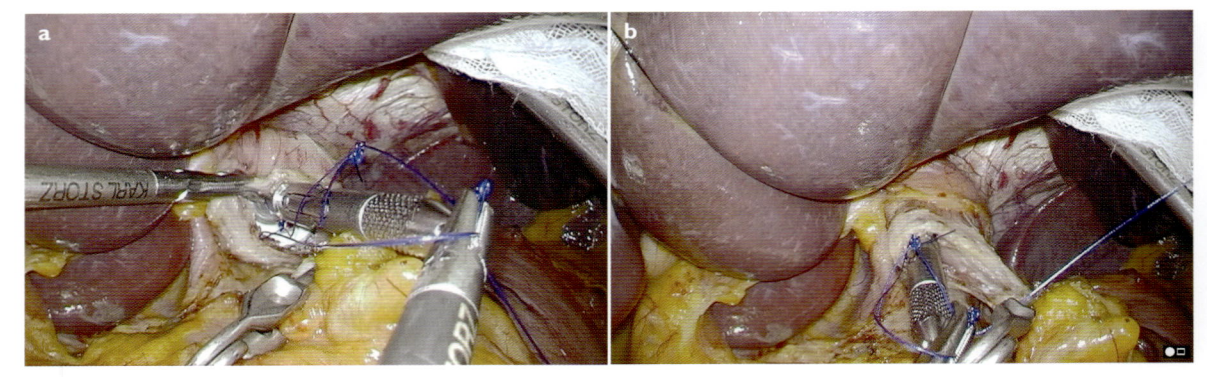

図6 食道へのアンビル挿入
a：アンビルヘッドの挿入，b：アンビル全体を食道へ挿入．

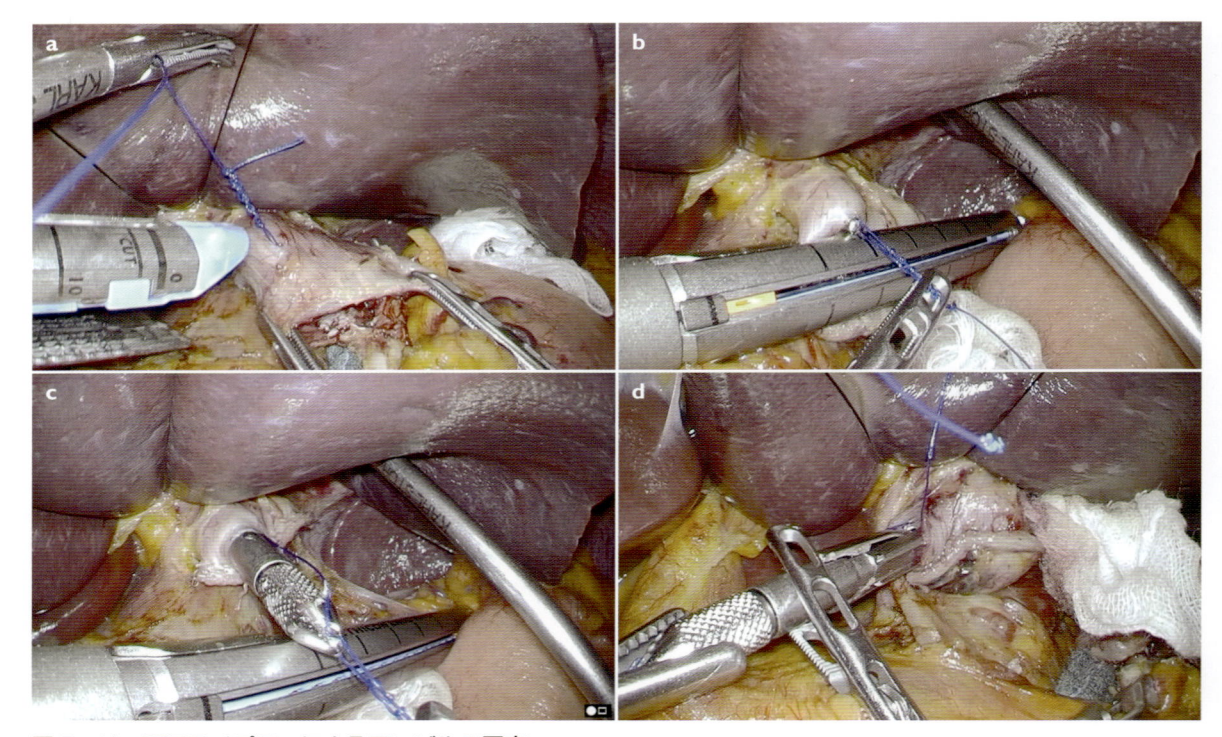

図7 リニアステイプラーによるアンビルの固定
a：食道クランプへの準備．術者は糸を把持し，助手は食道両端を把持して展開する．b：食道クランプ．ヤリの先端を露出し，貫通点のすぐ肛門側でクランプする．c：食道切離と同時にアンビル留置．d：Endo Mini Rod 抜去．
(つづく)

道切離と同時に糸を牽引しアンビルシャフトを引き出す（図7c）．Endo Mini Rod をシャフトより抜去し（図7d），アンビル留置が完成する（図7e）．

F アンビルと本体のドッキング

手袋法にて，臍よりカメラと本体を挿入して行う．ドッキングの際にはアンビルシャフトと本体のシャフトの軸を一致させる必要があり，腹腔鏡ではやや困難な操作である．われわれはアンビルシャフトの根元にとりつけた糸を持ちつつ本体とドッキングしている（図8）．アンビルシャフトの軸が自然と本体の軸に合うので，縦隔内吻合などスペースが狭

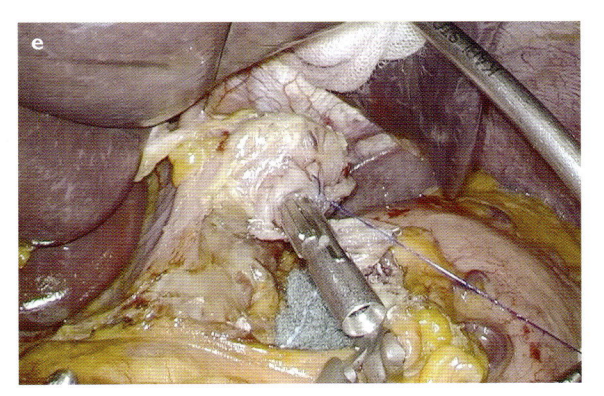

図7 (つづき)
e：アンビル留置完了．

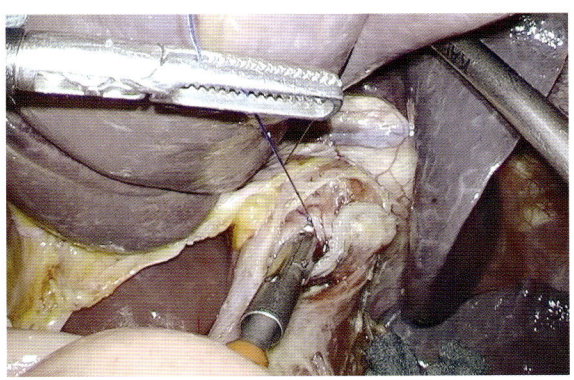

図8 アンビルと本体のドッキング
アンビルシャフトの根元に結んだ糸が有用である．

く，操作が厳しい術野のなかでも容易に吻合可能となる．

G 吻合

小腸，周囲組織の巻き込みに注意しつつ吻合を行う．

H 補強

ステイプル交差部は可能なら1針，3-0吸収糸で補強する．また吻合部に緊張がかかっていれば挙上空腸を横隔膜脚に固定する．

3 手技のポイントと特徴

EST法は，糸針付きヤリを装着したアンビルを食道にすべて挿入し，糸貫通点のすぐ肛側をリニアステイプラーでファイアするだけで，食道切離と同時にアンビル留置可能な方法である．特殊な機器を要さず，完全腹腔鏡下，経腹ルートのみで施行できるのは大きな利点と考えている．

エキスパートからのアドバイス

サーキュラーステイプラーを用いた完全経腹的，完全腹腔鏡下食道空腸吻合法について述べた．金属製ヤリ Endo Mini Rod を用いた新 EST は，食道へのアンビル挿入，ヤリの抜去，本体とのドッキングなど腹腔鏡下ではやや困難な手技を容易にするよう工夫した方法である．**食道にアンビルを挿入する際の注意点は，食道と挿入する方向の軸を合わせ，あせらず力を抜いて自然と入るまで待つつもりで行うとよい**．1つひとつの手技は単純であり，それらを確実に行えば安全かつ簡便に行える．**食道接合部癌など縦隔内吻合にも適した汎用性の高い方法**であり，マスターしておくと有用であると考えられる．

文献

1) Omori T, Nakajima K, Nishida T, et al：A simple technique for circular-stapled Billroth I reconstruction in laparoscopic gastrectomy. Surg Endosc 19：734-736, 2005
2) Omori T, Oyama T, Akamatsu H, et al：A simple and safe method for gastrojejunostomy in laparoscopic distal gastrectomy using the hemidouble-stapling technique：efficient purse-string stapling technique. Dig Surg 26：441-445, 2009
3) Omori T, Oyama T, Mizutani S, et al：A simple and safe technique for esophagojejunostomy using the hemidouble stapling technique in laparoscopy-assisted total gastrectomy. Am J Surg 197：e13-17, 2009

（大森 健，益澤 徹，赤松 大樹）

胃全摘術後再建

10 完全手縫い法

DVD-11

　胃癌に対する腹腔鏡下胃全摘術には多くの難所があるが，最大の難所はRoux-en-Y再建時の食道空腸吻合だと思われる．これまでリニアステイプラーやサーキュラーステイプラーを用いたさまざまな器械吻合が報告されてきたが，どの方法も一長一短があり，いまだ標準化には至っていない．腹腔鏡下手術においては，針糸による縫合や糸結びは難易度が高いとされ，その手技をいかに排除するかに力点が置かれてきた．しかし，針糸での縫合を避ける器械吻合を用いた術式も決して簡単とはいえず，時に修復が容易でないトラブルに見舞われ，決してストレスから解放されることはなかった．

　われわれは，病的肥満に対するRoux-en-Y胃バイパスでの完全腹腔鏡下手術を2004年に導入し，その技術を胃癌手術にも応用してきた．そのモデルとなったKelvin D. Higaの腹腔鏡下胃バイパスの方法は，胃空腸吻合でステイプラーを使用せず，針糸のみを使用した腹腔鏡下手縫いで行うものであった[1]．同法での縫合不全はHigaらの報告と同様，われわれの経験でも皆無であり，食道空腸吻合も腹腔鏡下に針糸のみで施行可能ではないかと考えた．2010年より食道空腸吻合を腹腔鏡下に針糸のみで施行してきたが，これまで連続した30例で1例の縫合不全も経験していない．さまざまな理由から，今では器械吻合よりもはるかにストレスの少ない吻合と考えている．

　本項では，器械吻合時代から手縫い時代に至るまでのさまざまな経験から得られた，エラーの少ない手縫い食道空腸吻合を含む完全腹腔鏡下Roux-en-Y

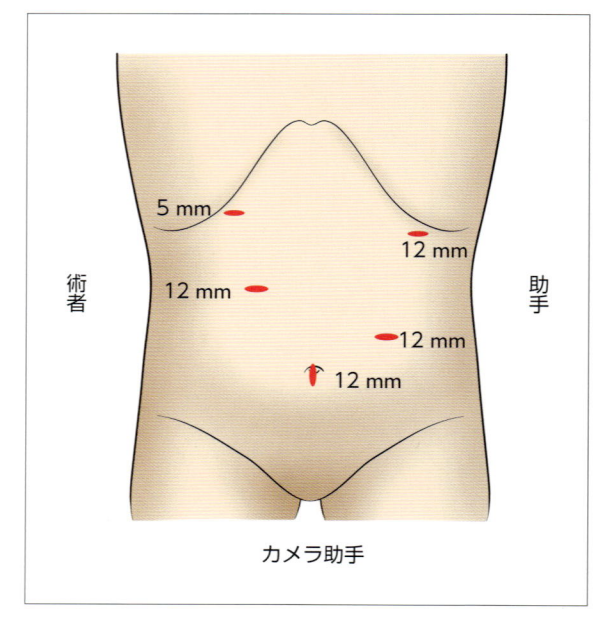

図1　ポート配置と術者の位置
再建中は患者左下のポートより持針器，右上のポートより把持鉗子を挿入する．

再建のコツを紹介したい．

1 手技の実際

A 患者の体位と配置

　レビテーターを用いた開脚仰臥位とし，再建時に一時的に水平にする以外，軽度頭高位とする．術者は患者の右側，助手は左側，カメラ助手は脚間に立ち，スタッフの術中移動はない（**図1**）．

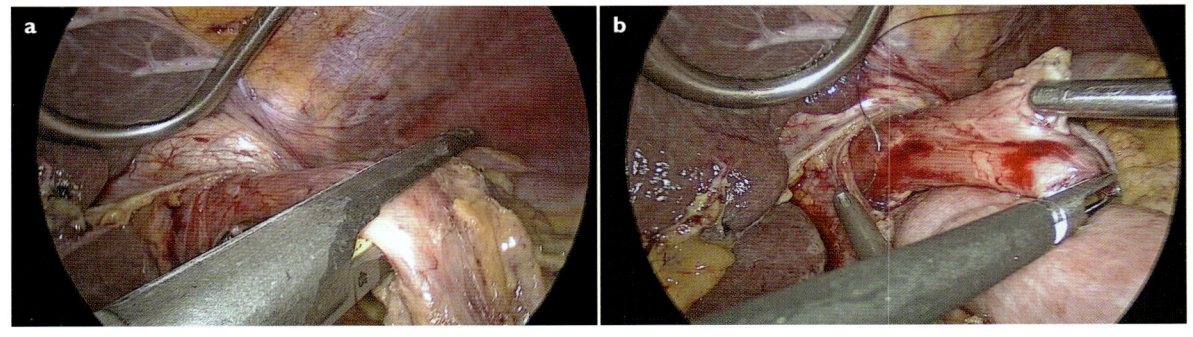

図2　食道の切離
a：リニアステイプラーで食道を離断する．**b**：食道の横隔膜への縫合固定．

B　ポートの種類と位置

　カメラ用ポートはバルーン付きの 12 mm Hasson 型トロッカーを臍切開で挿入し，その他の処置ポートは 5 mm と 12 mm のトロッカーを右上腹部に，12 mm トロッカー 2 本を左上腹部に挿入する．胃切除，再建のすべての過程においてカメラポートは臍部に固定する．食道空腸手縫い吻合，空腸空腸吻合，腸間膜閉鎖などの縫合操作をする場合は右上腹部頭側のポートを左手の把持鉗子，持針器と針糸を出し入れするポートは左上腹部尾側のポートを使用している（**図1**）．これは縫合における co-axial set up に重きをおいたものである．助手のポートは 1 本に減るが，この再建では助手のアシストがほとんど不要で不自由は感じられない．

C　食道の切離

　食道切離はリンパ節郭清が終了し，胃切除の最終段階で行っている．病変の食道浸潤がない場合，食道空腸吻合は端側吻合なので極端に長い距離の食道授動は不要で，横隔食道靱帯の切離も最小限としている．われわれは，後の手縫い吻合の確実性を考慮し，食道の粘膜と筋層のずれを最小限にするためにリニアステイプラーでの切離を行っている（**図2a**）．横隔食道靱帯を必要以上に切離しなければ縦隔内に食道が引き込まれてしまうことはないが，時に食道が縦隔内まで引き込まれてしまうことがある．われわれは，食道固定のために着脱型の腸鉗子などを使うことはせず，右横隔膜脚と食道右壁を 3-0 吸収糸で 1 針縫合固定している（**図2b**）．

D　標本の摘出

　われわれは，空腸空腸吻合，腸間膜欠損部閉鎖を含むすべての操作を腹腔鏡下に行うので，標本取り出しのための切開は必要最小限としている．極端な肥満がない場合は，全摘でも臍部の皮膚と筋膜を 2 横指（3 cm）切開すれば，標本回収バッグに収納した標本は摘出可能である．

E　空腸の切離

　再気腹後，腹腔鏡を挿入してリンパ節郭清が適切に行われていること，出血やその他の問題がないことを確認して再建に移る．

　頭高位の体位を水平に戻し，大網と横行結腸を頭側へ反転挙上する．助手に横行結腸間膜中央付近を腹側に牽引してもらうと，容易に Treitz 靱帯が確認できるので（**図3a**），同部より 25 cm 遠位の空腸を腸鉗子で計測し，リニアステイプラー（ECHELON FLEX™ 45 mm ホワイトまたは Endo GIA™ Tri-Staple™ 45 mm キャメル）で腸間膜対側から腸間膜側へ向かって切離する（**図3b**）．Roux-en-Y 吻合のための挙上空腸（Roux 脚）が緊張なく食道と吻合できるようにするためには，辺縁動脈を切離するなどして腸間膜の切開を延長する方法と犠牲腸管を作製する方法があるが，われわれは全症例で後者を選択している．腸間膜の脂肪が厚い肥満症例や腹壁の挙上が悪い症例，そして腸間膜同士が癒着しているような症例では，腸管の虚血をきたさないような正確な間

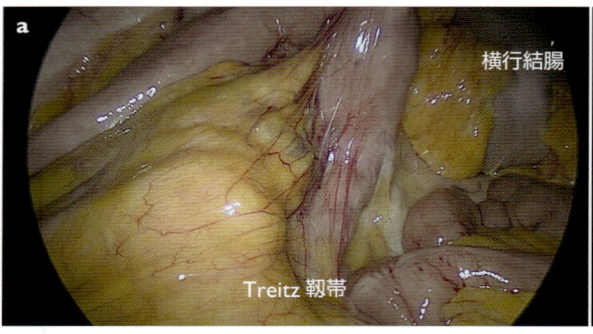

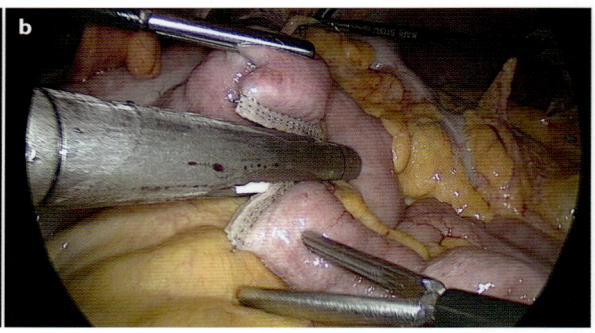

図3 小腸の切離
a：Treitz靱帯の確認，b：空腸の切離．

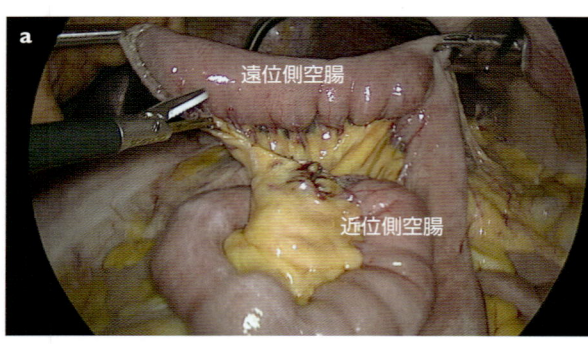

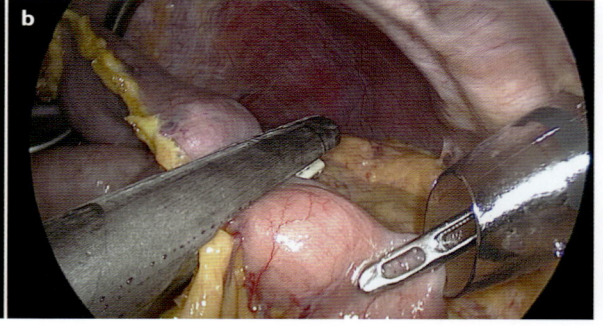

図4 犠牲腸管の作製
a：挙上した小腸から間膜血管を処理する，b：犠牲腸管の切離．

膜切離が困難と考えているためである．

犠牲腸管はすべての症例で10 cmとしている．超音波凝固切開装置で小腸壁に沿って間膜を切離した後（図4a），リニアステイプラー（ECHELON FLEX 45 mm ホワイトまたはEndo GIA Tri-Staple 45 mm キャメル）で犠牲腸管を切除する（図4b）．以前は空腸空腸吻合を先に行っていたが，現在では食道空腸吻合が終わってから空腸空腸吻合を行うようにしている．

F 結腸後経路の作製からRoux脚の挙上まで

器械吻合時代も含めて，以前は全例結腸前経路でRoux脚を挙上していたが，現在ではすべて結腸後経路をとっている．近年，肥満症例が増加してきており，厚い大網や太くて伸展性の悪い腸間膜などの影響で食道空腸吻合部に緊張がかかり，食道空腸吻合操作が容易でないのが第一の理由である．結腸前経路では，吻合目的で食道裂孔近くにRoux脚を位置させるためには常時助手の鉗子で挙上空腸を把持しておく必要があった．結腸後経路を通すと横行結腸間膜の小孔と挙上空腸に適度な抵抗が発生し，挙上したRoux脚が尾側に滑り落ちず，縫合の容易な位置に空腸が静止してくれるため，助手への依存が減ることになった．結腸後経路は内ヘルニアのリスクを増加させる点と間膜縫合操作に要する手術時間の延長を懸念していたが，最近話題になっているいわゆるPetersen's defectは結腸後経路のほうが容易に閉鎖可能であり，内ヘルニア予防のための間膜閉鎖に要する時間の延長はほとんど認めていない．

経路の作製では，まず助手に横行結腸間膜を腹側に挙上させ，扇のように広げさせる（図5a）．横行結腸間膜には，Treitz靱帯の少し左側の腹側に膵下縁と中結腸動脈左枝で作られた無血管の窪みがあるので，同部を同定し，超音波凝固切開装置で注意深く横行結腸間膜後葉を1枚だけ切開する．血管のないことを確認し，慎重に前葉も同様に切開し，

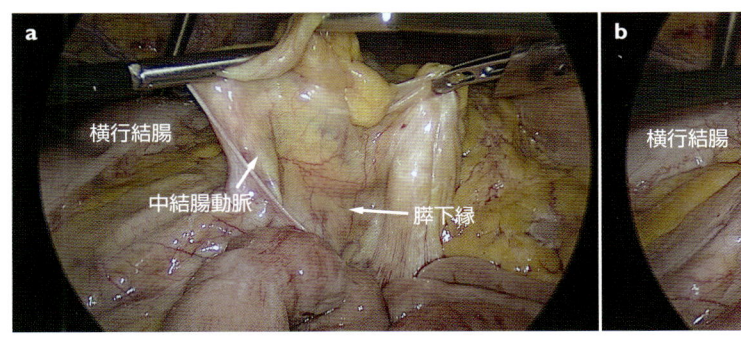

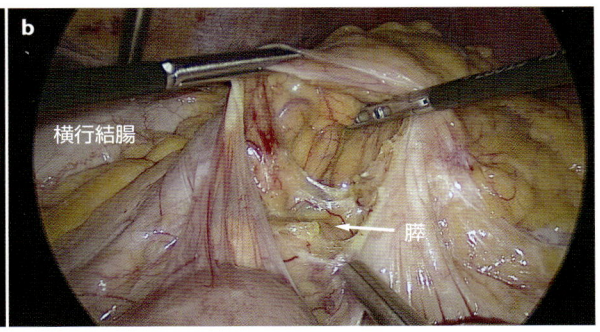

図5 結腸後経路の作製
a：横行結腸間膜の無血管野を確認する．b：経路作製完了．

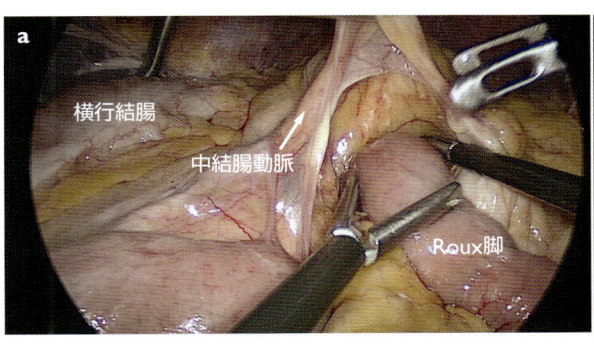

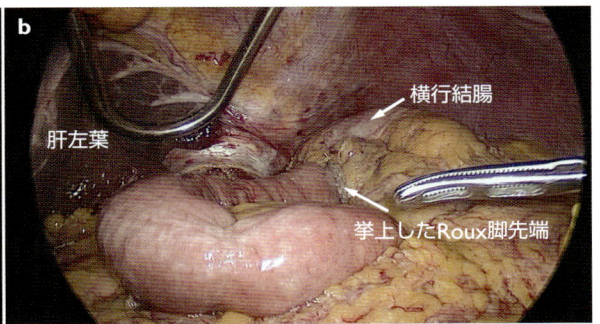

図6 Roux脚の挙上
a：腸鉗子で空腸脚を押し入れる．b：上腹部に挙上された空腸．

Roux脚と腸間膜を通すのに必要十分な大きさに広げる（図5b）．肥満症例でもその無血管野の陥凹は同定可能である．結腸後経路の作製が終わったら，Roux脚を横行結腸の頭側に押し込むようにして挙上する（図6a）．そして大網と横行結腸を尾側へ戻し，挙上した空腸脚が食道に緊張なく容易に届くことを確認しておく（図6b）．

G 食道断端開放と空腸吻合孔の作製

食道断端と挙上空腸が全く緊張なく寄ることを確認したら，食道断端開放と食道を吻合するための小孔を空腸に作製する．

まず，Roux脚の先端から約3cmを残して腸間膜対側に超音波凝固装置を用いて小孔を作製する．うまく作製するコツは，助手に小腸を腹側と背側についたて状に持たせ，腸管壁に緊張を与えることである（図7a）．そして超音波凝固切開装置のアクティブブレードの先端を垂直に押し当て，いわゆる

キャビテーションを使って腸管壁を貫通させる．一旦腸管内にブレードが入ったら，対側壁を損傷しないように注意しながら小孔部を広げていく（図7b）．食道の太さにもよるが，小腸壁は伸展性がよく，ほとんどの症例で2.5 cmの切開で十分である．

次に食道断端の開放へ移る．助手に食道を切離したステイプルラインの左右の端を把持させ，食道が平たくなるように左右に牽引させると切離しやすくなる（図8a）．術者の左手の腸鉗子で食道を把持し，右手の超音波凝固切開装置でステイプルラインに沿って食道を切離する（図8b）．食道壁は厚く切れにくいが，熱損傷を避けるため，できるだけ短時間で切るように心がけている．超音波凝固切開装置のジョーいっぱいに食道を取り込むより，いわゆるショートピッチで切離していくと比較的短時間で切離できる．電気メスや剪刀での切離は食道断端からの出血に加え，筋層と粘膜のズレが生じる．超音波凝固切開装置で切離すると出血がほとんどないこと

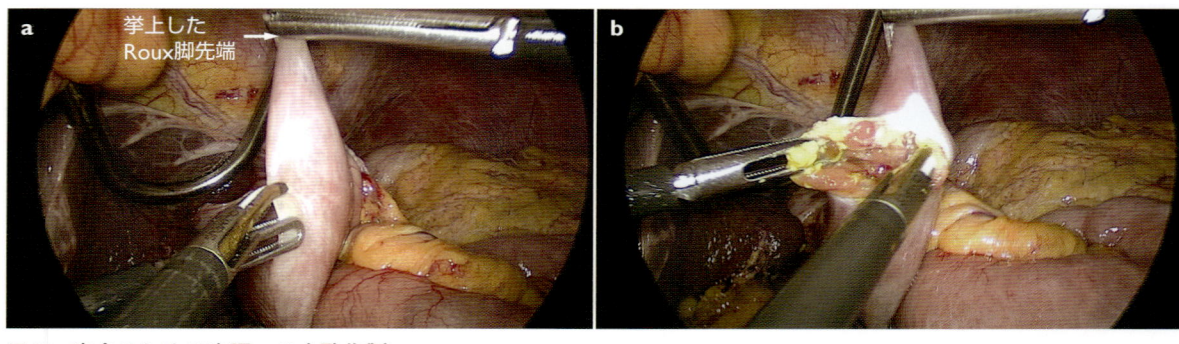

図7　吻合のための空腸への小孔作製
a：空腸をついたて状に把持する．b：超音波凝固切開装置で小孔を作製する．

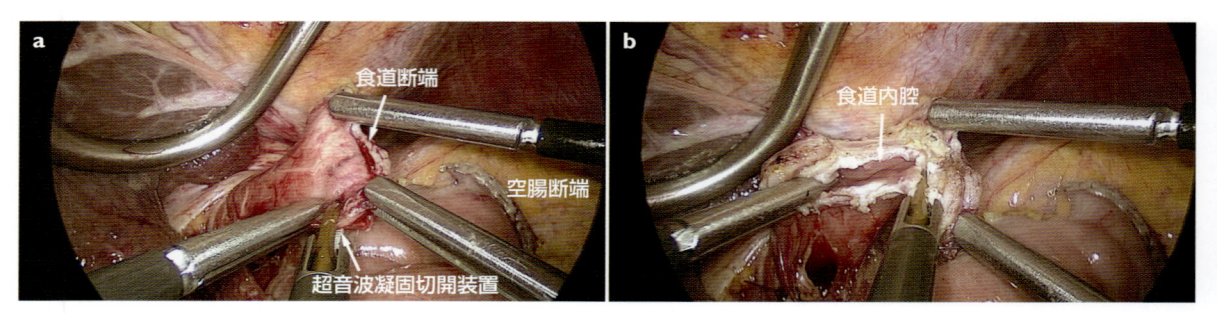

図8　食道断端の開放
a：切離しやすいように把持．b：超音波凝固切開装置で食道断端を切離する．

に加え，粘膜と筋層のズレが少なく，それらが互いに程よく固定されるので後の針糸での吻合操作が容易となる．

　食道内腔と筋層に問題がないことを確認して吻合操作に移る．気腹下では開腹手術でみられるような食道内容物の腹腔内への漏出はほとんど認められず，吻合終了まで鉗子での食道閉鎖は不要と考えている．

H 食道空腸手縫い吻合

　食道空腸吻合はこの再建のクライマックスであるが，それまでの準備が適切になされていればそれほど難しいことではないと考えている．

　まず15 cm にカットした3-0 モノクリル® 26 mm SH針を腹腔内に導入し，持針器に針を順手でマウントする．術者の左手で食道の9時付近を把持し，食道壁の左端（3時）の位置で外から内へ筋層と粘膜をきちんと拾うようにして運針する（図9a, b）．次に空腸の小孔の遠位端を内から外へ運針する（図9c）．食道も小腸もバイトは4 mm 程度をイメージしている．犠牲腸管の作製と後結腸経路をとることにより食道と空腸間の緊張はほとんどかからないので，糸を結ぶ際，助手に腸管や糸を牽引してもらう必要はほとんどない（図9d）．オーバーラップ・アンダーラップを交互に4回結んだら糸を短く切る（図9e）．1針縫合することで食道と空腸が近くに寄せられ固定されるため，その後の操作がかなり容易になる．

　2針目以降の縫合は12 cm の3-0 モノクリルを使用し，食道の3時の方向から時計回りに後壁の縫合を行っていく．縫合のピッチは鉗子の太さを参考に4 mm をイメージして行っている．食道の外から内へ，そして空腸の内から外へと腸管壁に垂直になるように運針し，管腔の外側で糸を結ぶ（図10）．2針目以降は食道と空腸間の緊張はほとんどなく，いわゆる外科結びをしなくても緩むことは稀である．

　腹腔鏡下手術では影がなく，拡大視野が得られることに加え，食道断端が近接で正面視できるため，

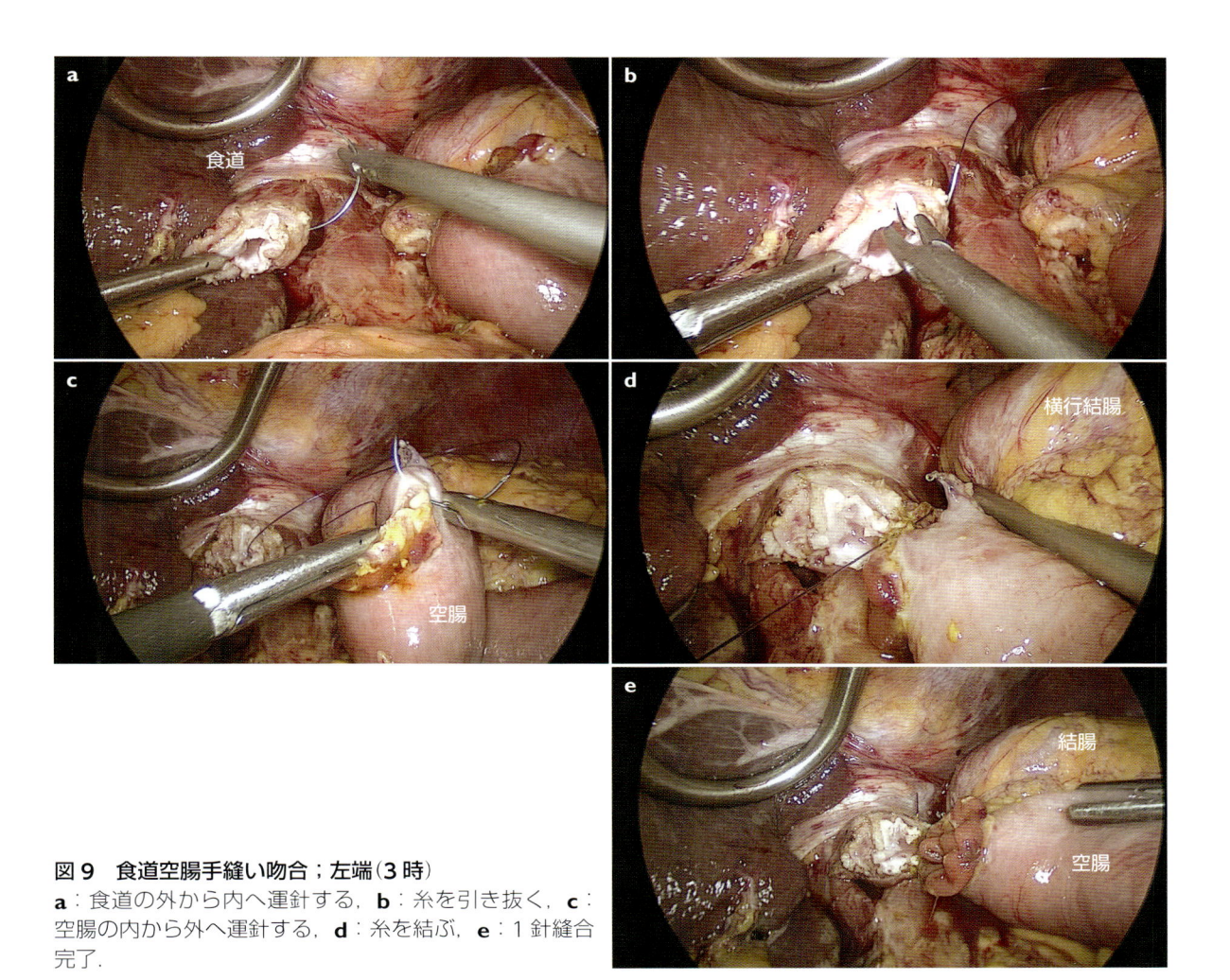

図9 食道空腸手縫い吻合；左端（3時）
a：食道の外から内へ運針する，**b**：糸を引き抜く，**c**：空腸の内から外へ運針する，**d**：糸を結ぶ，**e**：1針縫合完了．

　精緻で正確な運針が可能となると考えている．また，気腹によって腹腔内の背腹方向の空間が広がることによって食道の背側に良好なスペースが発生し，それが食道に針を正確に刺入することと快適な糸結びを可能にする．1針1針，食道壁と小腸壁に等ピッチ・適切なバイトで正確に刺入することに集中していくようにする．また，粘膜がなるべく管腔外に脱出しないように，筋層に比較して粘膜は少しだけ拾うようにしている．

　食道後壁から右壁（3～10時）まで全層結節縫合を繰り返すが，その間は通常9針を要する．4～7時の食道後壁では針を下から上に突き上げるような運針（upper cut drive）となり，8～10時の食道右壁は持針器よりも針先が上（腹側）にくるような順手の運針（overhead kick drive）が有用である（**図10**）．針のマウントでいわゆるバックハンドにする必要があるのは，11時付近の位置を縫うための1針か，多くても2針である（**図11**）．

　食道の3～10時までを時計回りに縫合した後，前壁の縫合へ移る．3時の位置の1針目の糸を確認し，その近傍から反時計回りに縫合していく．3時のコーナーでは小腸の外から内へフォアハンドで，そして食道の内から外へはバックハンドで返す（**図12**）．前壁の2針目以降はバックハンドを使わなくても左手の把持鉗子で縫合ラインを調整すること（move the ground technique）や，針先を斜め前方に向けてマウントすることで比較的容易に運針することが可能となる（touch and go drive；**図13**）．4 mmピッチをイメージして前壁の結節縫合を続けていくと，後壁からの縫合と10時の部位で出会うことに

10. 完全手縫い法　99

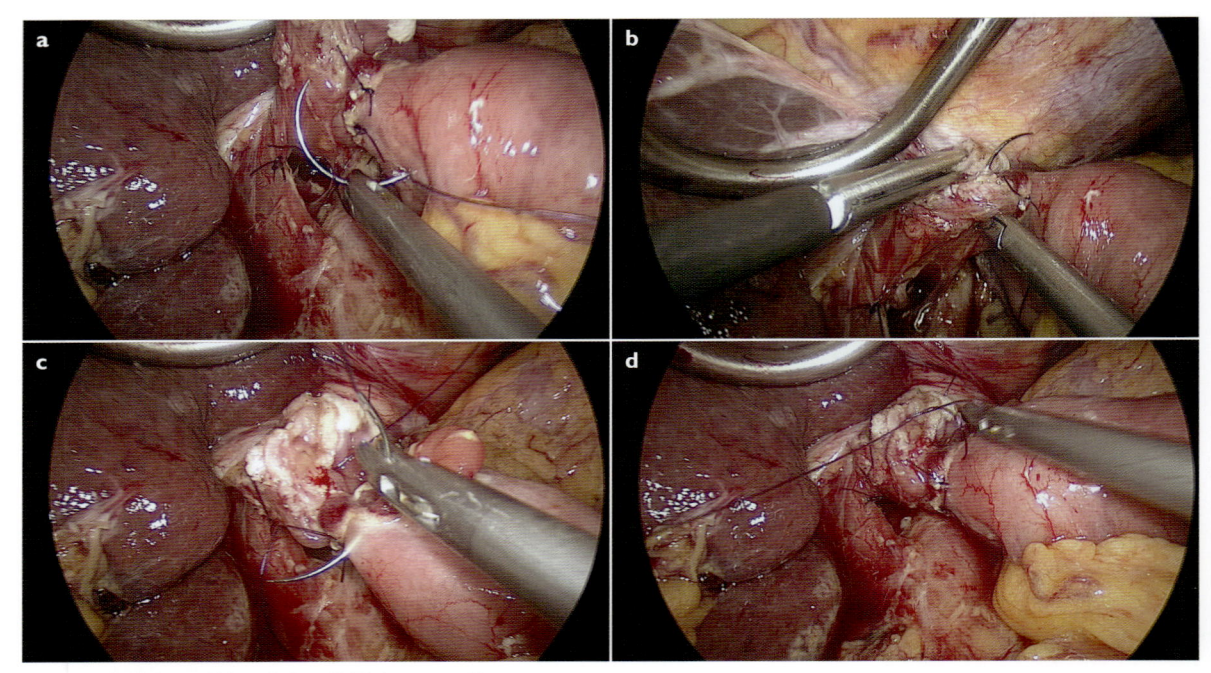

図10　食道空腸手縫い吻合；後壁（3〜10時）
a：食道の背側からアプローチする，b：食道の外から内へ運針する，c：空腸の内から外へ運針する，d：糸結び．

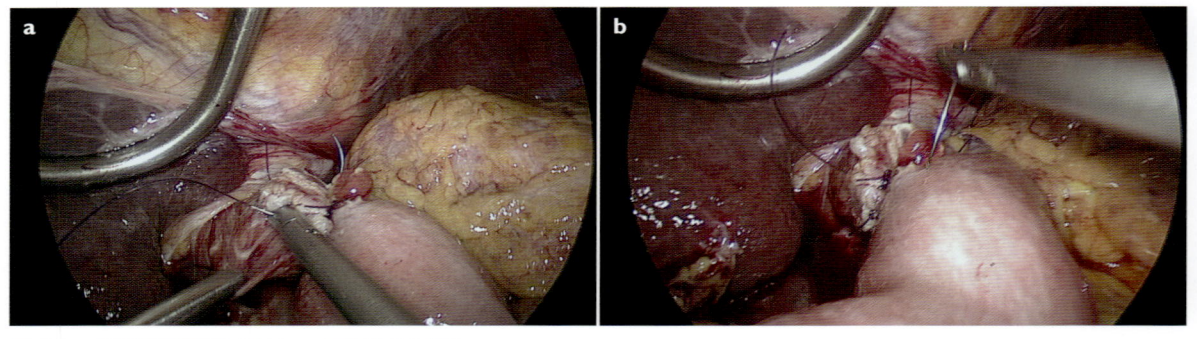

図11　食道空腸手縫い吻合；右前壁（11時）
a：食道の外から内へ運針する，b：空腸の内から外へ運針する．

なる．われわれの経験では，吻合が完成するまで中間値で15針を要した．

全周を縫合したら縫合ラインのチェックを行う（**図14a**）．手縫い吻合では食道を容易に180度以上回転できるので，前壁だけでなく，後壁の確認も容易である．もし，間隔が広いなどの懸念があったら針糸を追加しておく（**図14b**）．いくらでも追加縫合や補強ができるが，あまり細かく縫う必要はないと考えている．手縫いの食道空腸吻合のラーニングカーブは10例であり，それ以降は30分前後で吻合可能となった（**図15**）．

空腸空腸吻合

空腸空腸吻合はRoux脚を50 cmに設定して，biliopancreatic limbとalimentary limbを吻合する．

まず，2つのlimb（脚）に3-0バイクリル®の結節縫合で支持糸を置いた後，その近傍に超音波凝固切開装置でリニアステイプラーのフォークが挿入でき

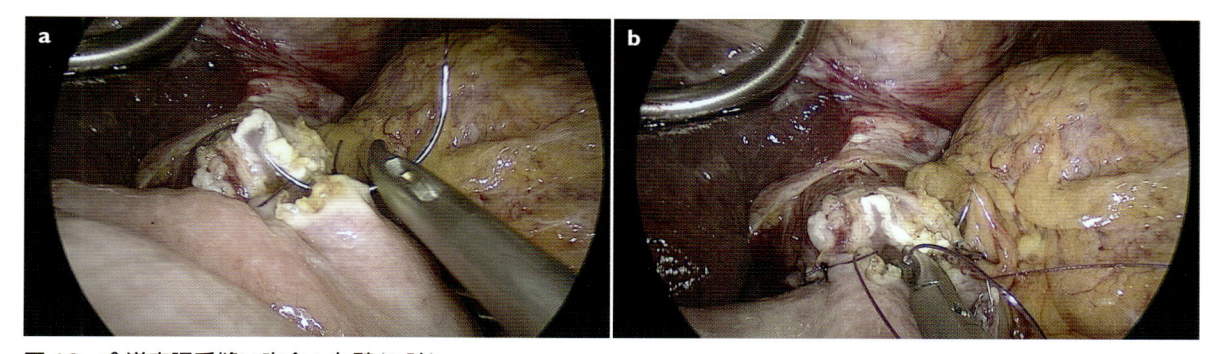

図12 食道空腸手縫い吻合；左壁（3時）
a：フォアハンドで空腸の外から内へ運針する．b：バックハンドで食道の内から外へ運針する．

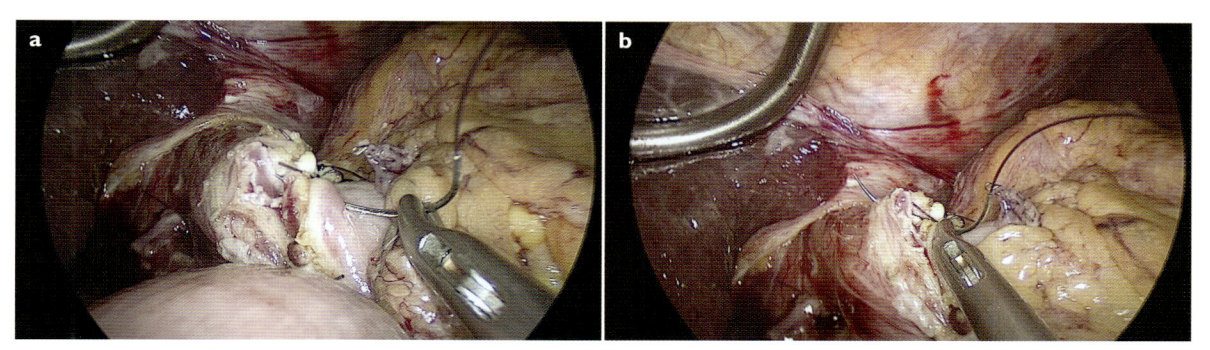

図13 食道空腸手縫い吻合；前壁（2～11時）
a：フォアハンドで空腸の外から内へ運針する．b：フォアハンドで食道の内から外へ運針する．

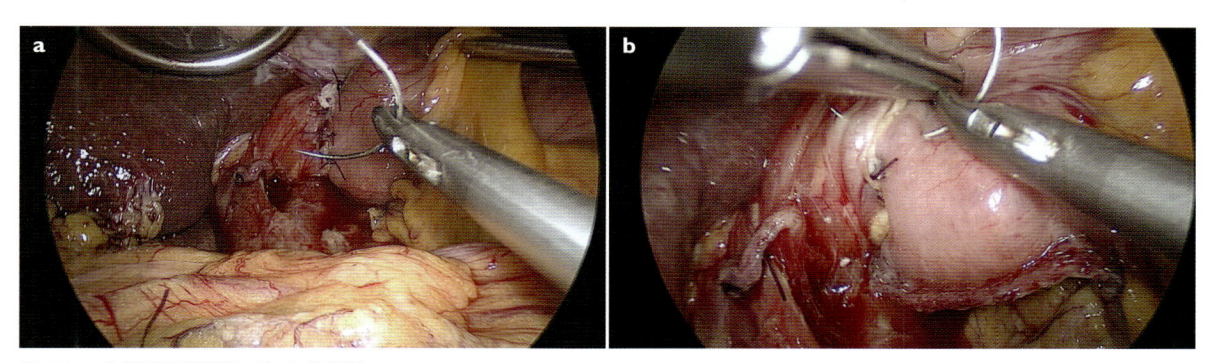

図14 食道空腸手縫い吻合（補強）
a：追加縫合の必要性の有無を確認する．b：空腸から食道に一気に運針する．

る必要十分な小孔を作製する（**図16a**）．リニアステイプラーのカートリッジフォークを先にalimentary limbに挿入し，そしてアンビルフォークをbiliopancreatic limbに挿入する．フォークを愛護的に小腸内へ挿入し，2つのフォークの深さに差異のないことを確認してファイアする（**図16b**）．ステイプラーを抜去後，ステイプルラインから出血のないこ

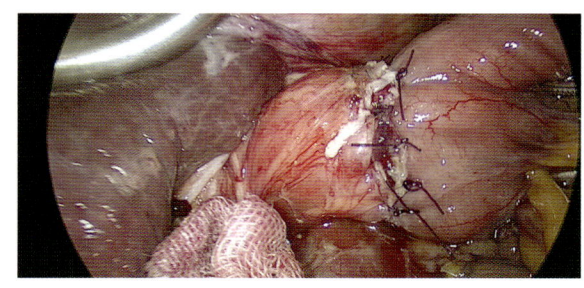

図15 食道空腸手縫い吻合の完成

10．完全手縫い法　　**101**

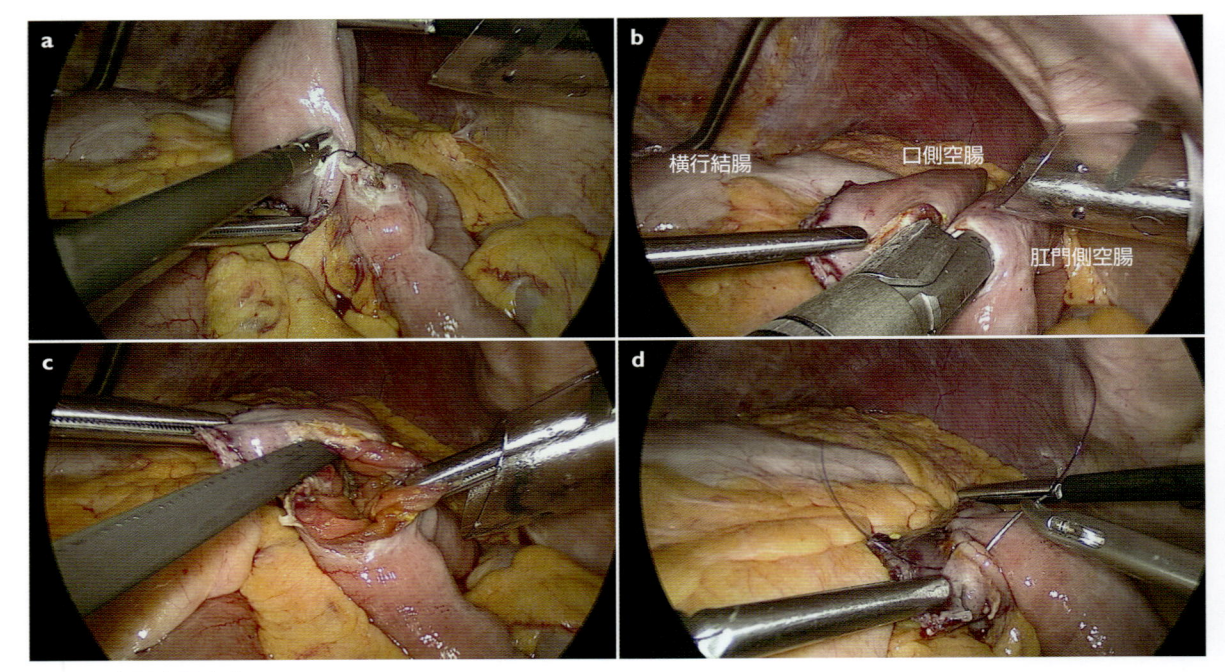

図16 空腸空腸吻合
a：ステイプラー挿入孔の作製．**b**：リニアステイプラーで吻合する．**c**：ステイプルラインの止血確認．**d**：ステイプラー挿入孔の縫合閉鎖．

とを確認しておく（図16c）．もし出血がみられたら，針糸で小腸の外側から針を刺入し，Z縫合をかけるなどして止血する．

ステイプラー抜去後の共通孔の閉鎖は腹腔鏡下に18 cmの3-0バイクリル26 mm SH針の全層1層連続縫合で行っている（図16d）．4 mm程度の等ピッチで粘膜が管腔外に飛び出さないように運針をするように心がける．この部位の連続縫合による閉鎖には平均7針で5分前後の時間を要することが多い．もし連続縫合のみによる閉鎖に懸念があれば，適宜3-0バイクリルを用いて追加縫合を行う．

最後に内ヘルニアのポテンシャルを有する3か所の腸間膜の間隙（小腸間膜間隙，横行結腸間膜，Petersen's defect）を2-0エチボンド®で縫合閉鎖する（図17）．

2 手技の利点と欠点

針糸を用いた食道空腸手縫い吻合を経験すると，以下のように数多くの利点があることに気づいた．

- 器械吻合でありがちな開腹へのコンバートを必要とする大きな修復を要するエラーが起こりにくいので，ストレスが非常に少ない．実際，再建操作でのコンバートは1例も経験していない．
- 吻合器や手前の腸管による死角（サーキュラー＞リニア）がないので安心して操作ができる．
- 腹腔内に挿入するのは針糸のみなので腹部の切開創が小さい．
- 吻合にかかるコストが器械吻合に比較してかなり安い．
- 吻合に要する時間は30分であり意外と短い．器械吻合のファイアは一瞬だが，そこに至るまでの準備や，器械吻合後の補強などで結局それ以上の時間がかかることもある．
- 2針目からの縫合は助手のアシストをほとんど必要としないので，術者の技量が安定すれば，助手の能力にほとんど依存しない安定した成績を出すことができる．

欠点を挙げるとすれば，腹腔鏡下に縫合をする技術がないと遂行できないということである．腹腔鏡

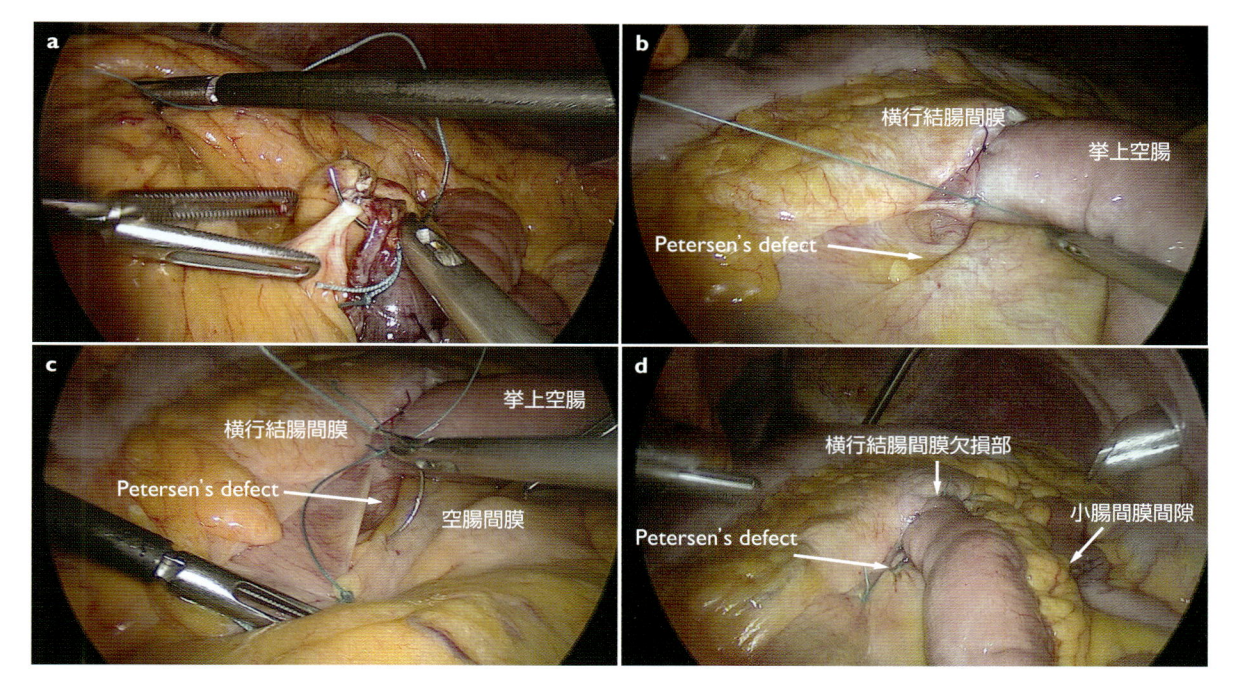

図17　内ヘルニアの予防
a：小腸間膜間隙部の縫合閉鎖，b：横行結腸間膜の縫合閉鎖，c：Petersen's defect の縫合閉鎖，d：3か所の縫合終了．

下消化管吻合において適切なトレーニングをする必要はあるが，特殊なテクニックは不要である．針を一瞬にして持針器にマウントする技術，そして消化管の壁に正確に針を通す運針の技術があれば，それほど困難な手技ではない．

エキスパートからのアドバイス

「一針入魂」，そして"Back to the suture"である．

腹腔鏡下食道空腸手縫い吻合は，開腹手術では得られない腹腔鏡の精細で影のない画像と，食道断端や後壁を死角なく捉えられる視野だからこそ安全に施行可能である．外科医に必要なのは針を瞬時に持ち，微調整をし，組織に正確に針を通す技術を身につけるだけである．1針1針正確に縫合することだけに集中すれば，いつの間にか食道空腸吻合が終了している．**左手の能力と自由度を最大限に活かした開腹手術の特性で進化した「触覚の手術」から，操作や視野制限はあるが非常によく見えることで進化した腹腔鏡の「視覚の手術」においては，むしろ針糸での縫合が有利であるとだれが想像したであろうか．**十分な準備をして勇気をもって手縫いの世界へ戻ろう．"Back to the suture."

文献
1) Higa KD, Boone KB, Ho T, et al：Laparoscopic Roux-en-Y gastric bypass for morbid obesity：technique and preliminary results of our first 400 patients. Arch Surg 135：1029-1033, 2000

〈稲嶺　進〉

各論　幽門側胃切除術後再建

幽門側胃切除術後再建

1 Billroth Ⅰ法—デルタ吻合

◉ DVD-12

　幽門側胃切除後 Billroth Ⅰ法（B-Ⅰ）は国内で永く標準的な再建法として行われてきた．B-Ⅰは欧米ではあまり行われないため，遠位側に好発する分化型胃癌の発生率が高いわが国のお家芸であった．現在は「B-Ⅰ至上主義」という風潮はなく，症例や状況に応じて Roux-en-Y などの再建法も使い分けるのが標準的な考え方であろう．しかし吻合が1か所でシンプルかつ早い，術後内ヘルニアのリスクがほとんどない，術後の胆道アクセスが容易といったメリットを考えると，やはり B-Ⅰという選択肢は残しておきたい．

　完全体腔内で行う B-Ⅰとして，現在最も普及している術式は Kanaya ら[1]が開発したデルタ吻合である．筆頭著者はほぼ原法に準じた手法で，2007年以降，これまで500例近くのデルタ吻合を経験した[2]．本項では，現在の施設で定型化して行っているデルタ吻合の手技を紹介する．

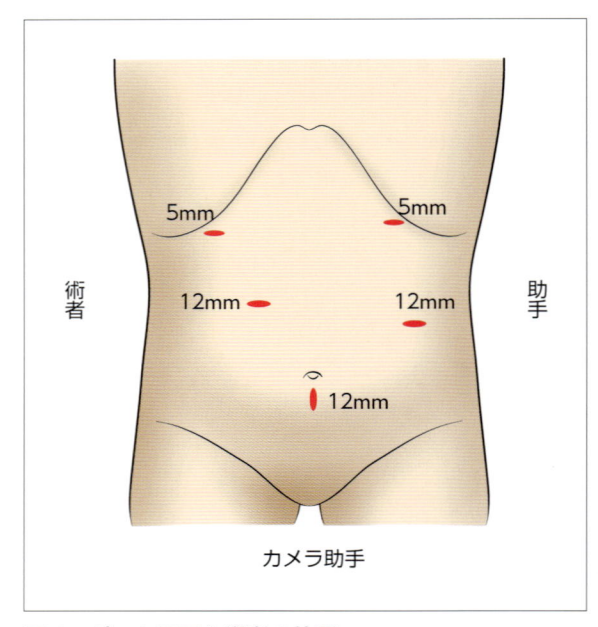

図1 ポート配置と術者の位置

1 手技の実際

　標準的な5ポートで行う（図1）．手術全体でほとんどの操作を術者は患者右側から操作するが，#6郭清～十二指腸切離の直前は患者左側から操作する．肝牽引にはペンローズドレーンを用いている．

A 十二指腸の切離

　デルタ吻合を安全に行うためには十二指腸側の「下準備」が重要である．胃十二指腸吻合の際，スムースにアンビルフォークを挿入するには，十二指腸を可動性のよい「首の長い」状態にしておいたほうが有利である．このことを十分に理解したうえで十二指腸切離を行う．

　#6郭清が終わったら，十二指腸球部大彎に付着するリンパ節・脂肪組織を幽門輪までクリアランスする（図2a）．腹腔鏡下では意外に幽門輪の位置がわかりにくい．一般には前壁側から筋層の厚み，前庭部の漿膜面を走行する静脈の収束具合を見ると確認しやすい．小彎側のクリアランスは後壁側から可及的に右胃動脈との間を剝離してガーゼを留置しておいたのち，前壁側から肛側に向かって行う（図

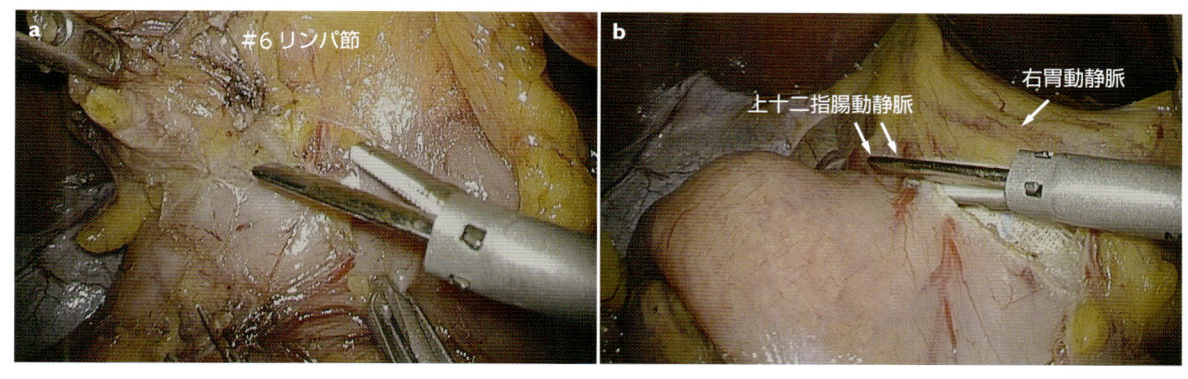

図2　十二指腸の切離に備えたクリアランス
a：大彎側，**b**：小彎側．

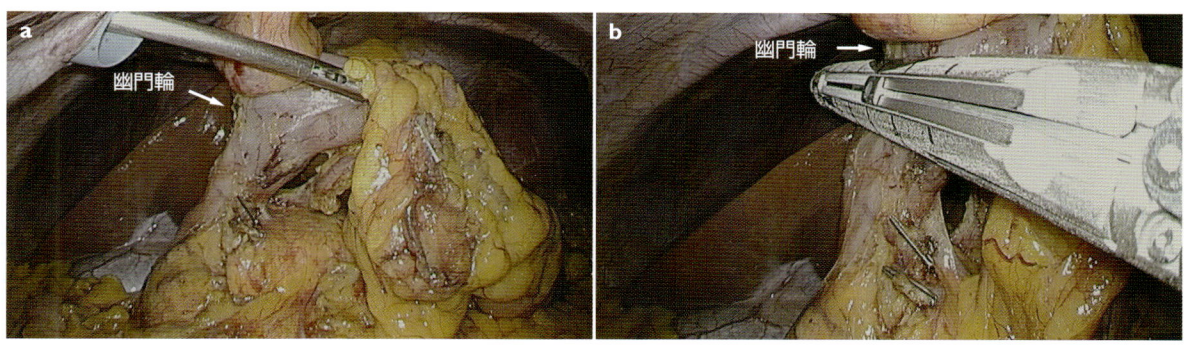

図3　十二指腸の切離
a：胃前庭部～十二指腸球部の挙上，**b**：十二指腸の離断．

2b）．上十二指腸動静脈は2～3本を目安に切離しておき，必要があれば後に追加処理する．十二指腸球部に絡む大網，胆嚢との癒着なども剝離して，十二指腸の可動性をよくしておく．これらの操作が終わったら術者は患者右側に移動する．

術者の左手鉗子で前庭部前壁を，右手鉗子で後壁を把持し，胃前庭部～十二指腸球部を前後方向に展開し，全体的に腹側に挙上する（**図3a**）．助手は左手で60 mmリニアステイプラー（ECHELON FLEX™ ブルーもしくはEndo GIA™ Tri-Staple™ パープル）をコントロールし，（十二指腸側への浸潤がなければ）十二指腸をなるべく幽門輪近傍で離断する（**図3b**）．リニアステイプラーを半分閉じた状態で擦るように幽門輪側へ移動させ，幽門輪への「引っかかり」を感じることが大事である．腸管長軸とステイプラーの軸が90度になるように，ステイプラーの屈曲角度を調整する．Kanayaら[1]の原法通り，この前後方向の捻りがステイプル後の血流を保持するためのポイントであるが，当科ではあまり厳密にこだわらず，ほぼ前後方向であればよいと考えている．

B　胃の切離

L領域の病変であれば約2/3のラインを決め打ちで，M領域の病変であれば術中内視鏡を用いて術前に留置したマーキングクリップを確認しながら切離ラインを決定し，ピオクタニンでマークする．通常は60 mmリニアステイプラー（ECHELON FLEXゴールドもしくはEndo GIA Tri-Staple パープル）2発で切離が完了する（**図4**）．切離後，臍部創を30～35 mmに拡大して標本を摘出する．切除後に残胃大彎を把持して十二指腸側に移動させてみて，緊張なくB-Ⅰ吻合が行えることを確認しておく．切離断端ステイプルラインからの小出血は吸引管電

1．Billroth Ⅰ法—デルタ吻合　107

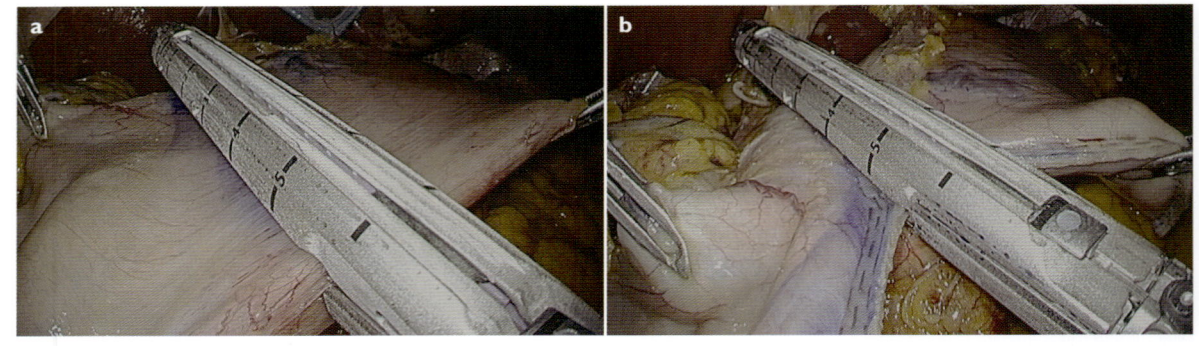

図4 胃の切離
a：切離ラインを決定し，ピオクタニンでマークする．b：60 mm リニアステイプラー 2 回で切離する．

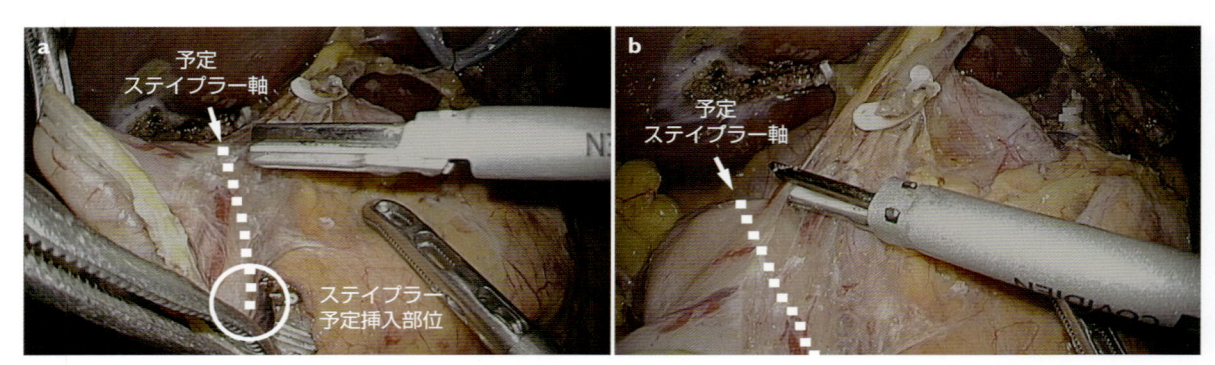

図5 リニアステイプラー挿入前の十二指腸側の確認（デルタチェック）
a：胃十二指腸の縫合線＝アンビルフォークの軸の確認，b：剝離の追加．

極をソフト凝固で通電し，止血する．止血が難しい場合は針糸で縫合結紮する．

C 十二指腸側の確認

術者が左右の手で十二指腸断端を把持挙上し，後壁〜小彎側の状態を確認する．胃十二指腸の縫合線（挿入されるアンビルフォークの軸）を想定し（**図5a**），剝離が不十分であると判断すれば剝離しておく（**図5b**）．ここで十二指腸の可動性をよくしておけば，後の胃十二指腸吻合の場面に確信をもって臨める．当科ではこの一連の操作を「デルタチェック」と呼んでいる．

D 残胃側挿入孔の作製

残胃大彎の角を通電した鋏で切り落とす．リニアステイプラーのカートリッジが入る大きさをイメージして行う（**図6a，b**）．

E 十二指腸後壁側挿入孔の作製

同様に通電した鋏で切り落とす．ステイプルライン 1/3 程度を切り落とすイメージで行う（**図6c，d**）．

F 残胃十二指腸吻合

デルタ吻合の最も重要な場面である．リニアステイプラーは繊細な軸の調整が必要となるので，屈曲させずストレートの状態で使用する．術者の両手で残胃断端のラインを展開し，助手は左手で 45 mm リニアステイプラー（ECHELON FLEX ブルーもしくは Endo GIA Tri-Staple パープル）のカートリッジ側を胃内に挿入し（**図7a**），後壁側で仮クランプする（**図7b**）．助手は右手で挿入孔近くの残胃前壁を把持し，逸脱しないようにして，ゆっくりと協調動作で十二指腸側へ水平移動し待機する．術者は両手で十二指腸断端を腹側に挙上し（**図7c**），助手はス

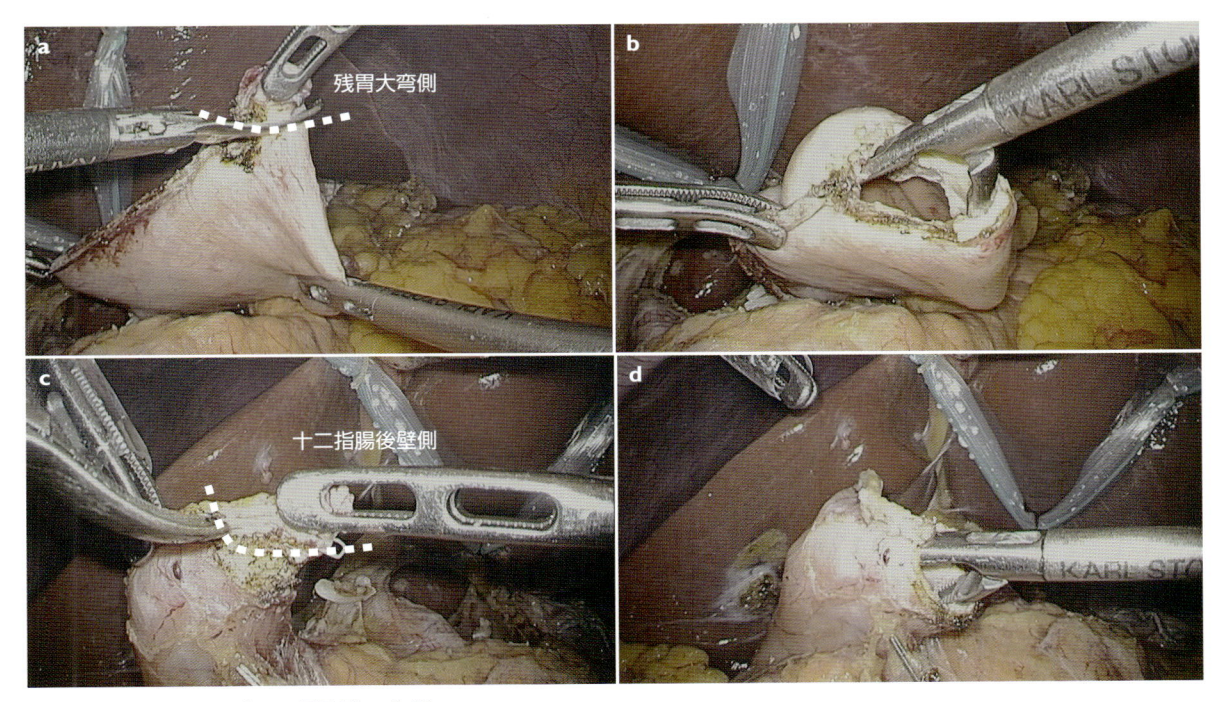

図6　リニアステイプラー挿入孔の作製
a, b：残胃側，**c, d**：十二指腸後壁側．

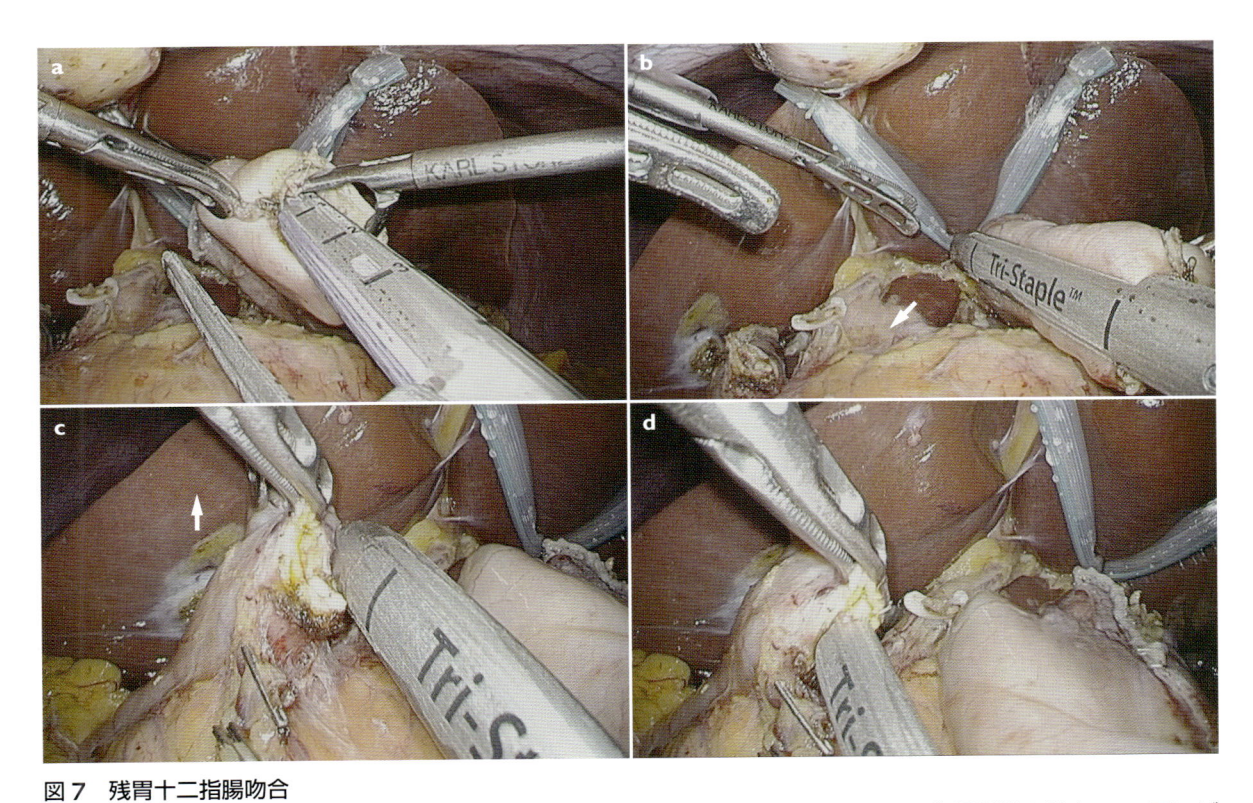

図7　残胃十二指腸吻合
a：リニアステイプラー（カートリッジ側）の挿入，**b**：後壁側での仮クランプ，**c**：十二指腸断端の挙上，**d**：アンビルフォークの挿入．

（つづく）

1．Billroth Ⅰ法—デルタ吻合

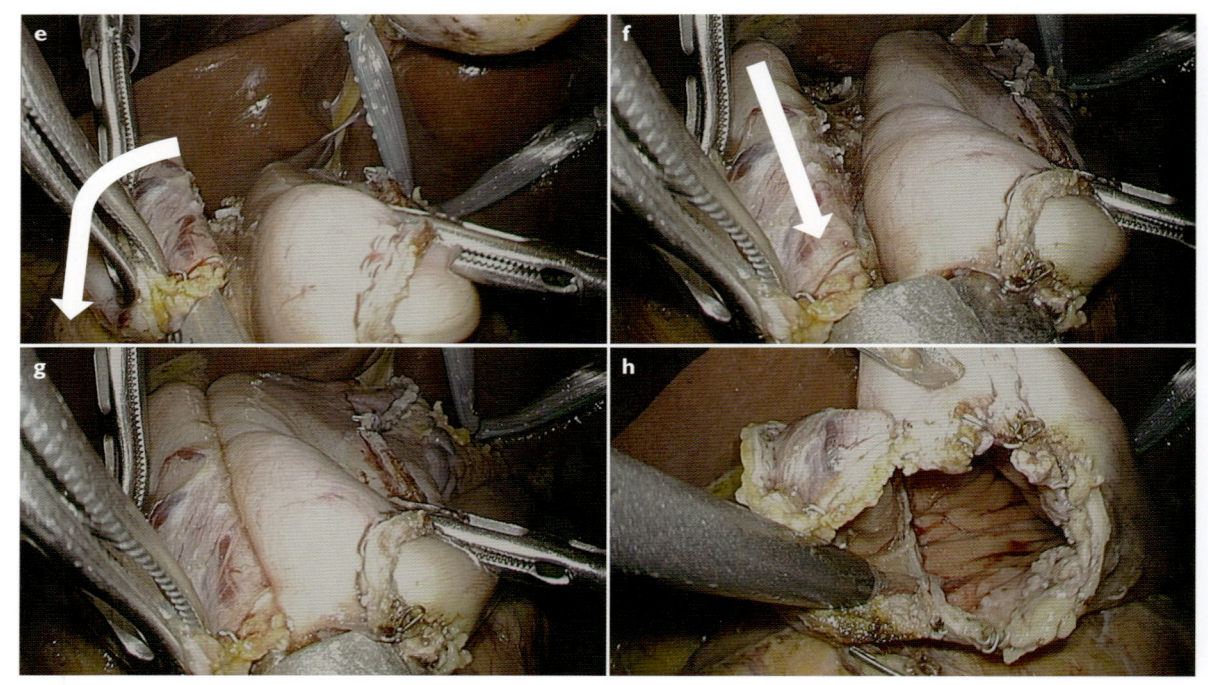

図7 残胃十二指腸吻合(つづき)
e：十二指腸断端のアンビルフォークへの被せ方，f：残胃・十二指腸壁の段差の有無，断端・予定縫合線の距離確保の確認，g：クランプ，h：内腔の出血の有無の確認．

テイプラーを開きアンビルフォークをゆっくりと十二指腸に挿入する(**図7d**)．

先端が挿入されたのを確認したら，術者は十二指腸をアンビルフォークに被せながら鉗子をカートリッジに巻くイメージで背側に動かし(**図7e**)，断端と予定縫合線の距離が確保できるようにする．助手のステイプラー軸は胃・十二指腸間の緊張が均等になる場所にコントロールする．正確にはステイプラーを少し押す動作も加えるが，決して力ずくであってはならない．残胃・十二指腸壁に段差がないこと，それぞれ断端と予定縫合線の距離が保たれていることを確認したら(**図7f**)，ステイプラーをクランプする(**図7g**)．腸管がスリップしないようファイアが始まるまでは把持固定しておく．ファイアを開始したら術者右手は吸引管に持ち替えておく．ファイアが完了したらステイプラーをゆっくり抜去し，腸液が腹腔内に漏れないように吸引を行う．また同時に内腔のステイプルラインからの出血の有無も確認する(**図7h**)．

G 共通孔の仮閉鎖

ステイプルラインがV字に開く形で共通孔の仮閉鎖を行う．Kanayaら[1]の原法ではヘルニアステイプラーを使用しているが，当科では3-0モノフィラメントを用いた縫合結紮で行っている．当科は体内結紮で行っているが，体外結紮であっても問題ない．最も拾い上げにくい後壁側の残胃十二指腸縫合部にまず全層で1針かけ(**図8a**)，次にその対側の前壁側(**図8b**)，そして中間点(**図8c**)といった具合に3針を基本としているが，共通孔が大きめの場合は計4針とすることもある．糸は牽引目的に3cmほどの長さで残しておく(**図8d**)．

H 共通孔の閉鎖

Kanayaら[1]の原法は45mmリニアステイプラー2回で閉鎖しているが，当科では最近は60mmリニアステイプラー1回で行っている．助手は左手で60mmリニアステイプラー(ECHLON FLEXブルーまたはEndo GIA Tri-Staple パープル)を挿入

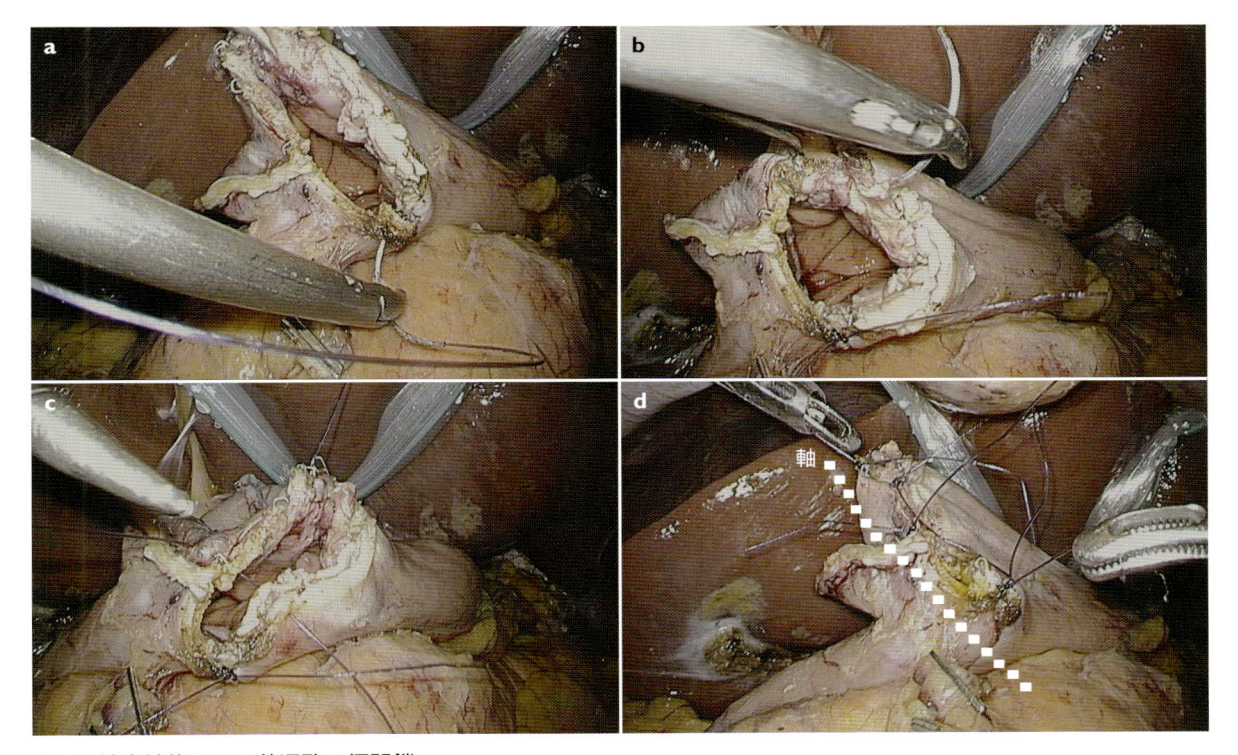

図8 縫合結紮による共通孔の仮閉鎖
a：後壁側の残胃十二指腸縫合部，b：前壁側，c：後壁側と前壁側の中間点，d：仮閉鎖の完了．

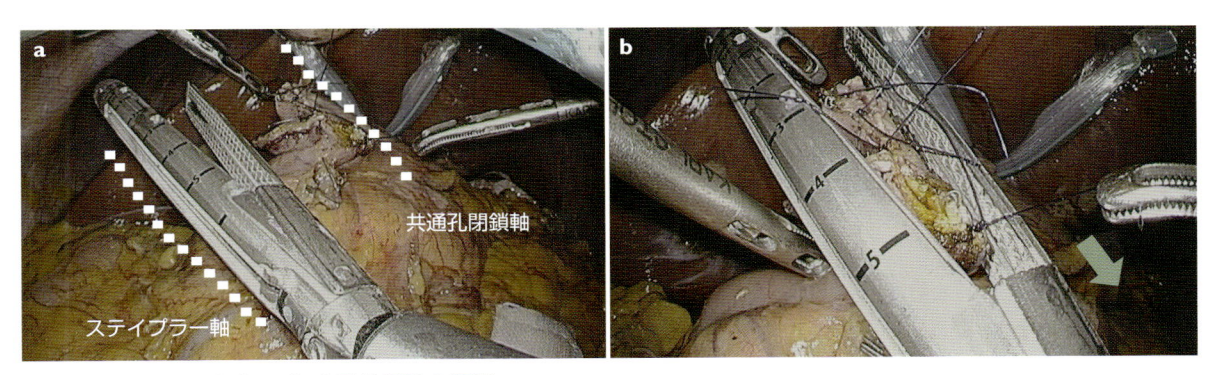

図9 リニアステイプラーによる共通孔の閉鎖
a：閉鎖ラインとステイプラーの軸を一致させる，b：ステイプラーの位置の調整．

し，フルに腹側に屈曲させる．助手の右手は後壁側の支持糸を把持する．術者は左右の鉗子で残りの2本の支持糸を把持し，協調操作で閉鎖ラインを一直線にし，ステイプラーの軸と一致させる（図9a）．助手はゆっくりステイプラーを動かし，支持糸側から閉鎖ラインに押し付けるようにして（腹側→背側）位置を調整し（図9b），閉鎖ラインを全層でクランプする．このとき，助手は左手で把持した支持糸を

ステイプラーの股方向に牽引するのがコツである．完全に閉鎖できることを確認後，ファイアする．切除された切れ端は，体外で全層切除されたことを確認しておく．

リークテスト・ドレーンの留置

完成された吻合部を洗浄しながらよく観察し，問題がないか確認する（図10a, b）．ステイプルライ

1．Billroth I法—デルタ吻合　111

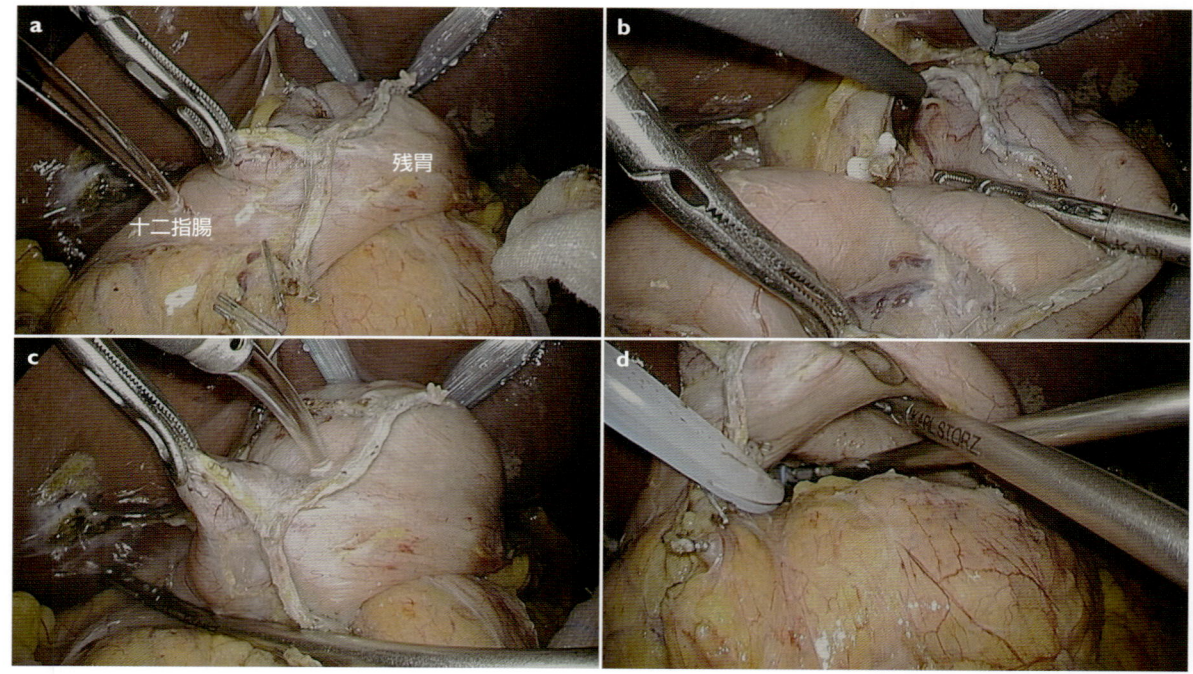

図10 吻合部の最終確認・ドレーンの留置
a, b：吻合部の確認，**c**：経鼻胃管によるエアリークテスト，**d**：ドレーンの留置.

ンからの出血はソフト凝固や縫合結紮で対処する．経鼻胃管を用いてエアリークテストを必ず行うようにしている（**図10c**）．閉鎖式のブレイク®シリコンドレイン19Fr.を右上のポートから挿入し，残胃後壁に留置している（**図10d**）．

2 手技のポイントと特徴

デルタ吻合を行うためにまず大切なことは術者，助手がチームとして手技のコンセプトと手順をしっかり理解することである．しっかりとシミュレーションすることで協調操作が可能となる．技術的には十二指腸を吻合しやすい状態に「下準備」しておくことが重要である．また十二指腸側がさまざまな要因で短い場合，吻合に緊張がかかると予想される場合はRoux-en-Yへの変更が必要になるので，両者の手技を熟知しておくことも大切である．

エキスパートからのアドバイス

術者は助手を含めてチーム全体をコントロールしなければならない．**助手との協調場面が多いデルタ吻合はまさに腹腔鏡手術の術者としての力量が問われる手技**である．そして郭清手技同様，**拡大視効果を利用してクオリティの高い安心感のある吻合手技を目指す**ことをお奨めしたい．

文献

1) Kanaya S, Gomi T, Momoi H, et al：Delta-shaped anastomosis in totally laparoscopic Billroth I gastrectomy：new technique of intraabdominal gastroduodenostomy. J Am Coll Surg 195：284-287, 2002
2) Kinoshita T, Shibasaki H, Oshiro T, et al：Comparison of laparoscopy-assisted and total laparoscopic Billroth-I gastrectomy for gastric cancer：a report of short-term outcomes. Surg Endosc 25：1395-1401, 2011

〔木下 敬弘〕

幽門側胃切除術後再建

2 BillrothⅠ法—体腔内手縫い

DVD-13

　手縫いによるBillrothⅠ法(B-Ⅰ)は，幽門側胃切除後の再建方法として，本邦では従来標準的な手技であり，普遍的に行われていた[1]．近年，腹腔鏡下手術の普及に拍車がかかり，さらなる低侵襲性を目指す流れのなかで，B-Ⅰを完全体腔内で行うためのさまざまな吻合法が開発されてきた[2〜5]．それらはすべて自動縫合器を駆使したものであり，背景には腹腔鏡下手縫いの煩雑さを回避し，簡便化を図る目的があった．このトレンドに対し筆者らは，開腹手術で支持されていた手縫い吻合の長所(単純さ，柔軟さなど)に着目し，腹腔鏡下にもこれを実践している．

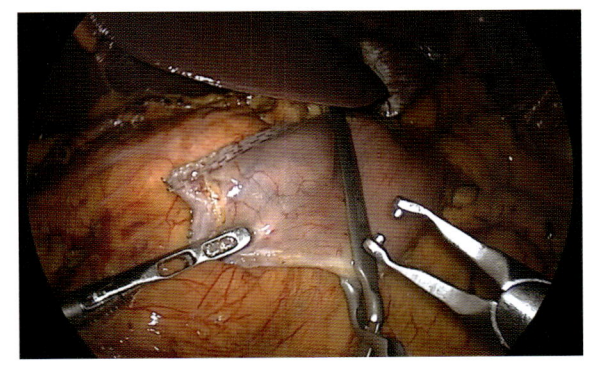

図1　残胃の腸管クリップ固定

1 手技の実際

A 残胃大彎側断端と十二指腸断端のトリミング

　ECHELON FLEX™ ブルーのカートリッジ60mmの自動縫合器を用いて胃を切離する．ほとんどのケースでカートリッジを2回使用する．残胃の切離断端大彎側を，超音波凝固切開装置を用いてトリミングし，胃内腔を開放する．これに先立ち，残胃トリミング部の出血と胃内容の漏出を防ぐため，トリミング部から3cm程度口側に腸管クリップを固定する(図1)．トリミングの距離は十二指腸断端の距離に一致させるようにする(図2)．
　これに続いて，すでに自動縫合器で切離されている十二指腸断端のステイプルラインをトリミングする(図3)．

B 小彎漿膜筋層縫合

　B-Ⅰ吻合操作は術者が脚間に立ち行う(図4)．吻合に使用する縫合糸は，26mm半円形丸針付3-0モノフィラメント吸収糸である(以下，単に糸と略す)．糸は状況に応じて長さを調整して使用する．
　まず残胃と十二指腸の小彎を縫合する．それぞれの腸管断端から1cm隔てた漿膜筋層に運針し縫合するが，腸管間の距離が大きく，滑脱防止のため糸の長さは20cmとし，運針中は助手の鉗子で糸端を把持する(図5)．

C 後壁漿膜筋層縫合

　結節縫合とし，糸の長さは各々12cmとする．以下，筆者らは結節縫合には12cmの糸を標準としている．

113

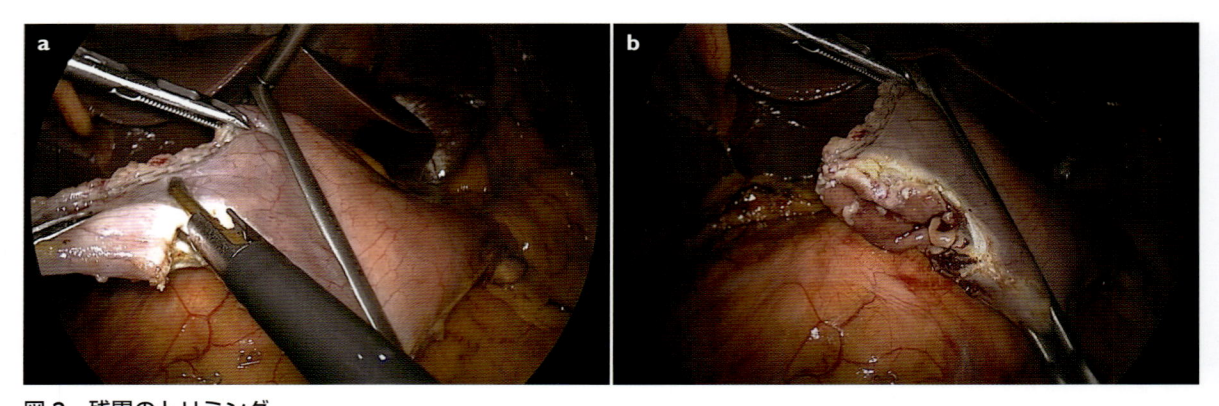

図2 残胃のトリミング
a：超音波凝固切開装置による大彎側の切離，b：トリミングが完了した．

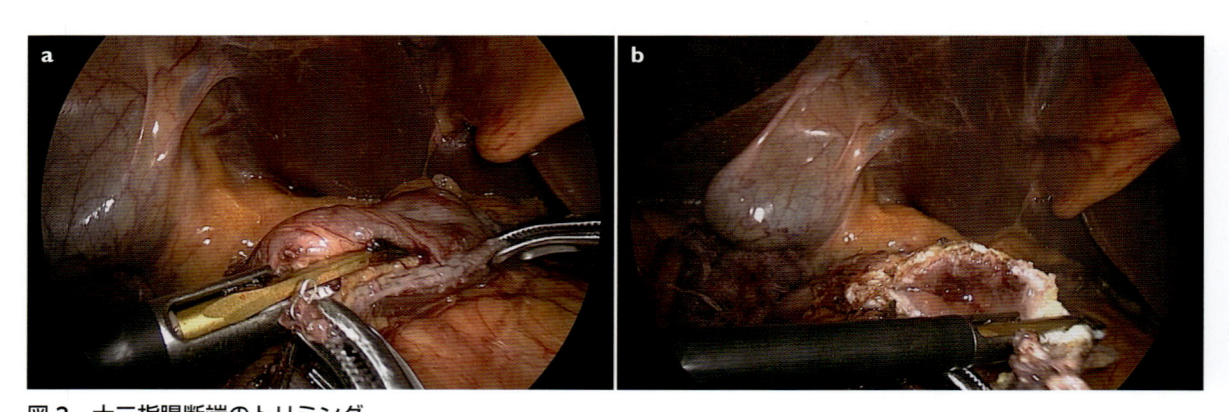

図3 十二指腸断端のトリミング
a：超音波凝固切開装置によるステイプルラインの切離，b：トリミングがほぼ完了した．

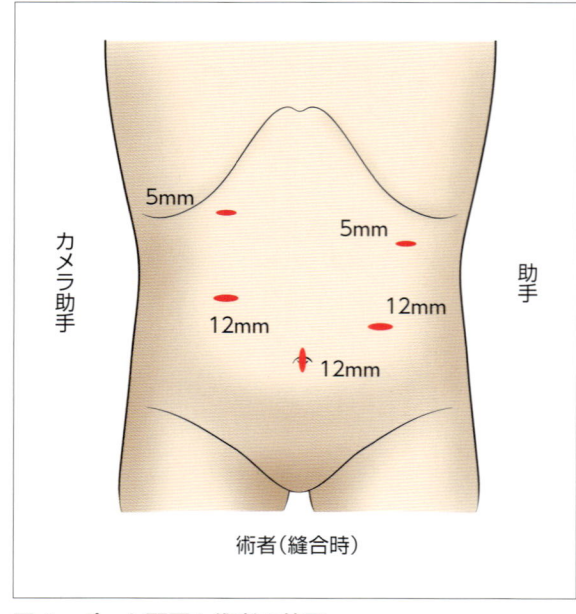

図4 ポート配置と術者の位置

運針は腸管断端から5mm程度離れた残胃後壁から刺入し，十二指腸後壁から導出する（**図6a，b**）．小彎後壁から開始し，順次大彎側へ縫合を進める．縫合間隔はおよそ7mm程度とする（**図6c〜e**）．

大彎角の漿膜筋層縫合はこの時点では行わず，前壁全層終了後に行うようにする．その理由は，後壁全層縫合の際，腸管後壁の断端組織の視認が不良になるためである．

D 後壁全層縫合

残胃・十二指腸の後壁全層を7mm間隔で縫合する．12cmの糸を準備し，結節縫合でこれを行う．後壁漿膜筋層縫合の糸端を左手で把持し，牽引・補助に使用するとよい（**図7**）．

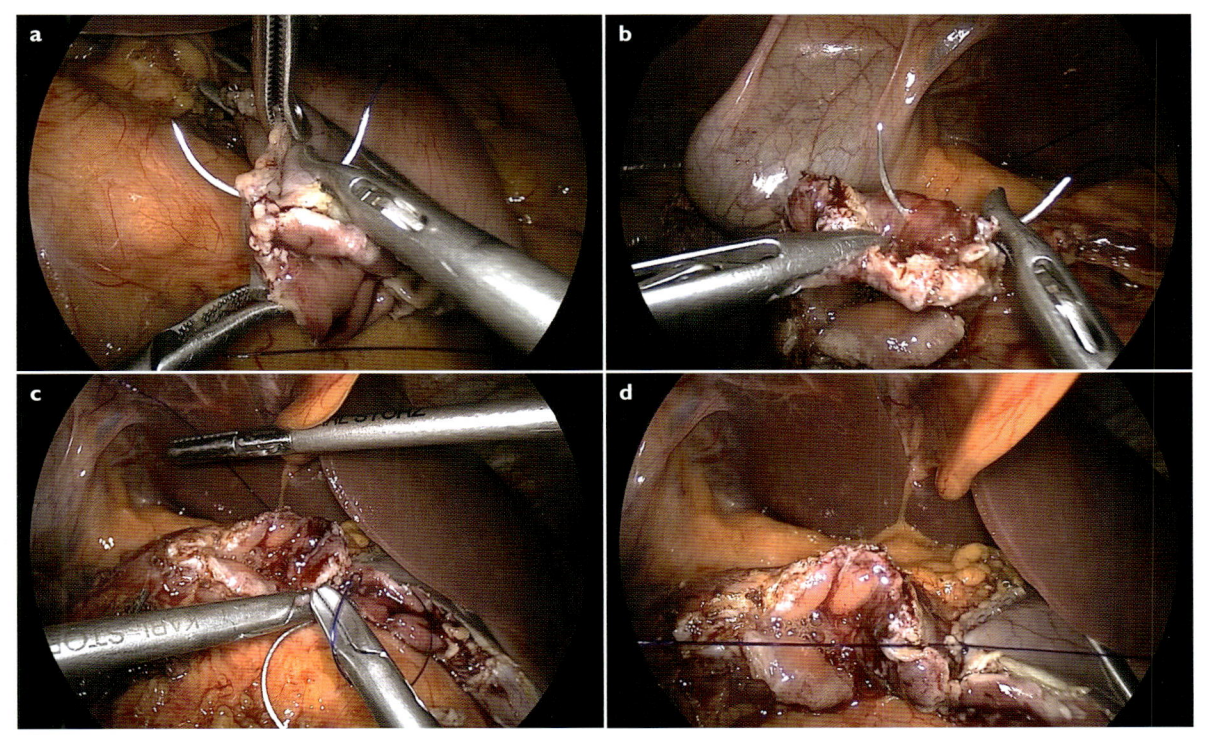

図5　小彎漿膜筋層縫合
a：残胃小彎線から運針を開始する，**b**：十二指腸小彎の漿膜筋層に運針する，**c**：助手が糸端を把持し，糸の滑脱を防止する，**d**：体内で糸結びを行う．

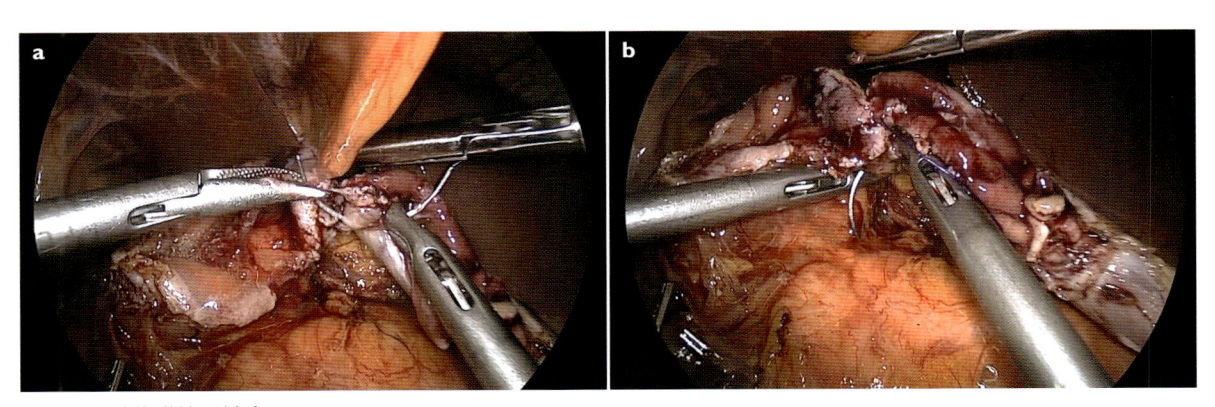

図6　後壁漿膜筋層縫合
a：残胃後壁小彎側から運針を開始する，**b**：十二指腸後壁小彎側に運針する．

（つづく）

E　前壁全層縫合

　小彎前壁に漿膜側刺入運針で1～2針の結節縫合を行っておく．その糸端を助手が牽引し，縫合線と面の制御に用いる（**図8a，b**）．

　次に大彎側から全層で連続縫合を開始する．糸の長さは20 cmとする（**図8c**）．連続縫合に際しては，針の持ち替え時，糸の持ち替え時に大きなロスタイムが発生するため，これらの持ち替え頻度を少なくするとともに，持ち替えも短時間で行うことが肝要である．

　筆者らは連続縫合の際，stitch，catch，switch，

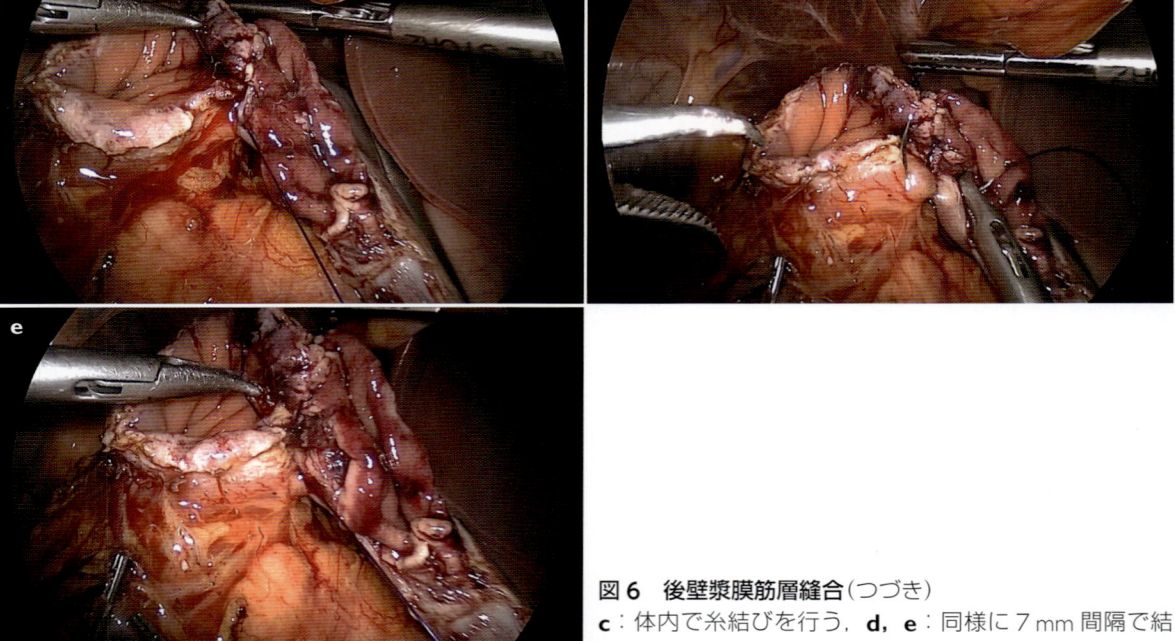

図6 後壁漿膜筋層縫合（つづき）
c：体内で糸結びを行う．d, e：同様に7mm間隔で結節縫合を行う．

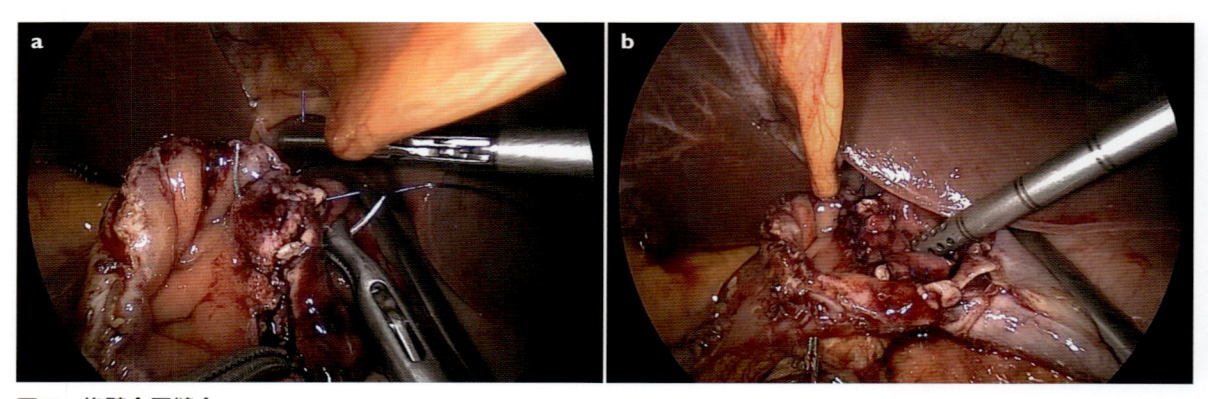

図7 後壁全層縫合
a, b：7mm間隔で全層の結節縫合を行う．

stretchの「4拍子法」を提唱している（図8d〜g）．この方法は左手で正確に糸を牽引・制御し，縫合ラインの調整や運針部に緊張をかけたりする必要があり，相応の修練が必要と思われる．4拍子法の導入により，連続縫合におけるロスタイムが大幅に減少した印象がある．

その後連続縫合の糸と，小彎前壁全層結節縫合の糸のうち長く残したものとを結ぶ（図8h, i）．

F 前壁漿膜筋層縫合：結節

最後に前壁の漿膜筋層縫合を結節縫合で行う．手順は小彎から大彎に向けてでも，逆方向でもどちらでもよい．およそ7mm間隔の結節縫合とする（図9）．

図8 前壁全層縫合

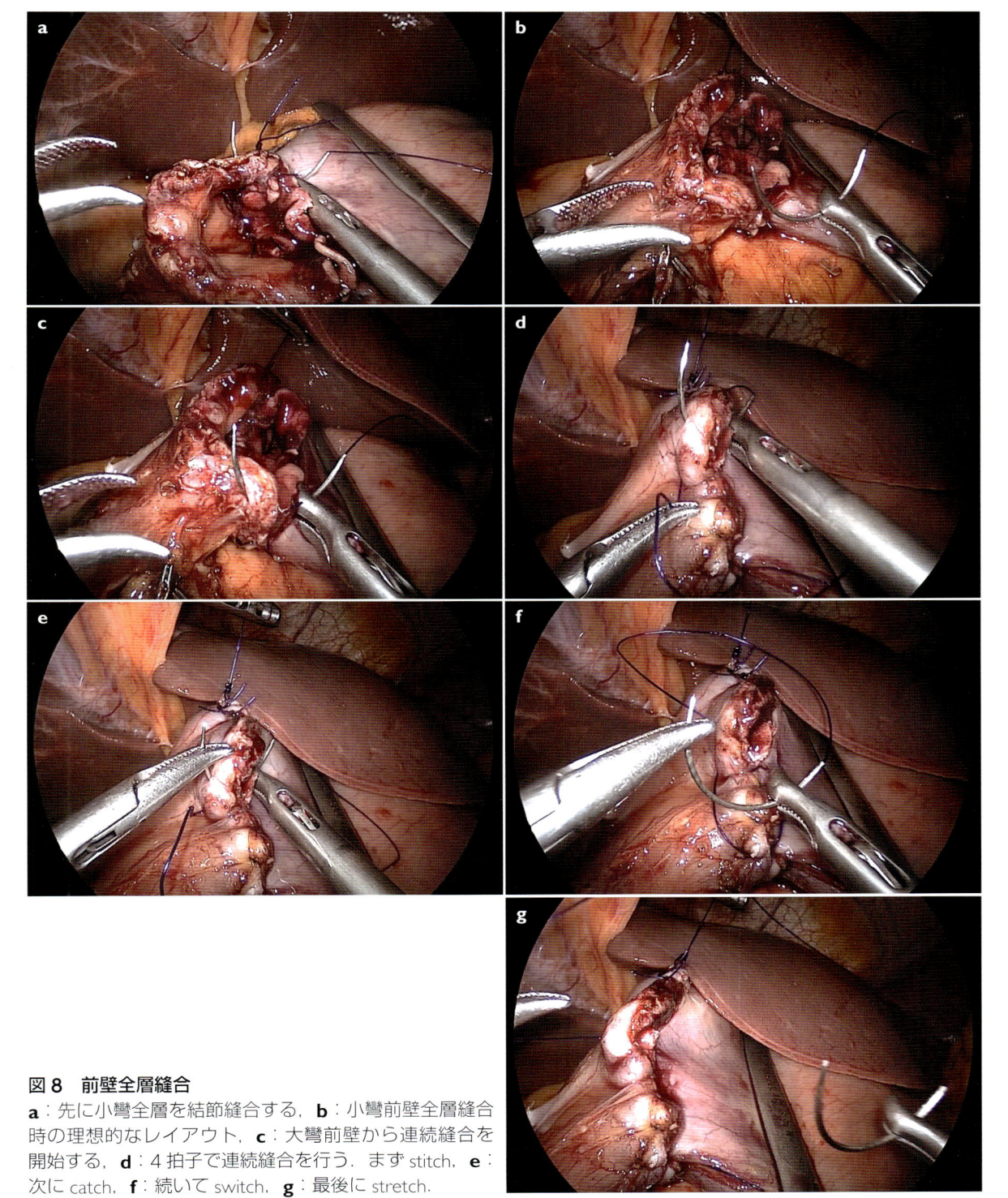

a：先に小彎全層を結節縫合する．b：小彎前壁全層縫合時の理想的なレイアウト．c：大彎前壁から連続縫合を開始する．d：4拍子で連続縫合を行う．まず stitch．e：次に catch．f：続いて switch．g：最後に stretch．

（つづく）

2．Billroth Ⅰ法—体腔内手縫い

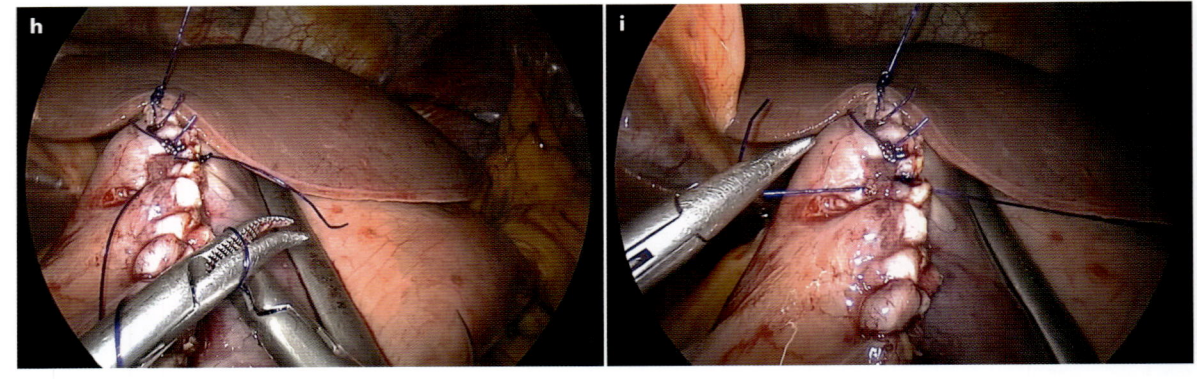

図8　前壁全層縫合（つづき）
h, i：連続縫合の糸と小彎全層の糸を結ぶ.

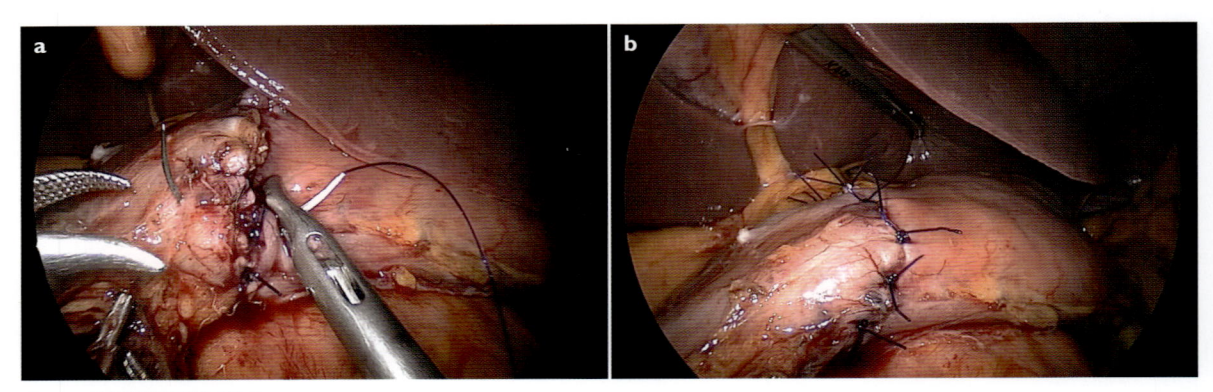

図9　前壁漿膜筋層縫合
a, b：7mm間隔で結節縫合を行う.

2 手技の利点と欠点

A 利点

- 手縫いは開腹手術において長年多くの外科医に支持されてきた歴史がある．同じ水準で腹腔鏡下にこれを行えば，開腹手術と同等の成績が期待できる．
- 自動縫合器による吻合は複雑であるが，手縫いによる解剖学的端々吻合は物理的，力学的に最も単純であり，理解しやすい．
- 自動縫合器による吻合では血流障害警戒域が発生するが，手縫いではそのような部位は発生しないため，それによる縫合不全リスクが低いことが期待できる．
- 自動縫合器による吻合では，器械の使用方法を誤ると，回復困難な状態に陥る場合も想定されるが，手縫いでは一針一針縫合するため，細かなエラーに対してその都度リカバーしやすく，大きな失敗につながるリスクは小さい．
- 自動縫合器による吻合では，B-Ⅰ吻合のやり直しが困難または不可能であるが，手縫いでは，B-Ⅰ再吻合が可能な場合が多い．

B 欠点

- 運針と糸結びの技術に習熟する必要がある．
- 手縫いでは手技に習熟しても吻合操作に40分以上時間がかかる．

エキスパートからのアドバイス

　ドライボックスによる運針や糸結びの練習を十分行い，臨床でも内視鏡下手縫いの経験がある術者が行うべきである．術者は脚間に立って手技を行うほうが，円滑な運針と糸結びが可能となる．**焦らず冷静にチームでロスタイムを少なくしていく努力が必要である．**

文献

1) Nunobe S, Okaro A, Sasako M, et al：Billroth 1 versus Roux-en-Y reconstructions：a quality-of-life survey at 5 years. Int J Clin Oncol 12：433-439, 2007
2) Kanaya S, Gomi T, Momoi H, et al：Delta-shaped anastomosis in totally laparoscopic Billroth I gastrectomy：new technique of intraabdominal gastroduodenostomy. J Am Coll Surg 195：284-287, 2002
3) Ikeda T, Kawano H, Hisamatsu Y, et al：Progression from laparoscopic-assisted to totally laparoscopic distal gastrectomy：comparison of circular stapler (i-DST) and linear stapler (BBT) for intracorporeal anastomosis. Surg Endosc 27：325-332, 2013
4) Tanimura S, Higashino M, Fukunaga Y, et al：Intracorporeal Billroth 1 reconstruction by triangulating stapling technique after laparoscopic distal gastrectomy for gastric cancer. Surg Laparosc Endosc Percutan Tech 18：54-58, 2008
5) Ikeda O, Sakaguchi Y, Aoki Y, et al：Advantages of totally laparoscopic distal gastrectomy over laparoscopically assisted distal gastrectomy for gastric cancer. Surg Endosc 23：2374-2379, 2009

〔金平 永二，谷田 孝，亀井 文，中木 正文，秀嶋 周〕

幽門側胃切除術後再建

3 Billroth Ⅰ法―新三角吻合

◎ DVD-14

　腹腔鏡下胃切除後の体腔内吻合による再建は，腹腔鏡下での非常に良好な視野のもと行われ，体型に左右されず安定した操作が可能である．しかしながら，腹腔鏡下での器械吻合器，縫合器の取り回しなどには慣れが必要で，特にBillroth Ⅰ（B-Ⅰ）再建においては十二指腸が固定されているため，工夫が必要である．

　代表的なB-Ⅰ再建の体腔内吻合法は，金谷らが開発したデルタ吻合である[1]．その方法は，機能的端々吻合を応用したもので，非常に安定した成績が得られ，優れた方法である．

　われわれは，より低侵襲性を目指したpure単孔式腹腔鏡下胃切除術を導入する際，より簡便な方法が必要であった．そこで，開腹術で行われてきた三角吻合を体腔内でも容易に行えるよう改良した新三角法を考案した[2]．新三角法の特徴は，①完成形は端々吻合で，②捻れがなく，③虚血域のない吻合であることである．そのため，血流を確保するのに必要な操作がなく，「お作法が少ない」簡便な方法である．それを，従来のmulti-port腹腔鏡下胃切除にも応用し，定型化したので，その手技の手順，コツを述べる．

1 手技の実際

　手技の概略を述べる．まず胃，十二指腸断端の大彎側に小孔をあけ，①1辺目作製：胃，十二指腸にリニアステイプラーを挿入し，それぞれの断端ステイプルラインとほぼ平行にステイプリング，②2辺目作製：共通孔をほぼ平行にステイプラーで閉鎖，③3辺目作製：十二指腸断端をステイプラーで切除すると，新三角吻合によるB-Ⅰ再建が完了する．詳細を以下に述べる．

A 十二指腸の切離

　十二指腸を無理に捻る必要はなく，自然な形で，リニアステイプラーで大彎から小彎側方向に切離する（図1）．

B 胃の切離

　術前，内視鏡にてクリッピングを行い，腫瘍からの十分な断端距離を確保して，リニアステイプラーを2回ほど用いて胃の切離を行う（図2）．

C 胃，十二指腸の挿入孔の作製

　胃断端大彎側に小孔を作製する．ステイプルラインは切り取らず，牽引する際の組織として利用するとよい（図3a）．胃内を吸引し，内容物が曝露しないようにガーゼの上に乗せておく（図3b）．

　同様に，十二指腸の断端大彎側に小孔をあけ，内容物を吸引する（図4）．

D 胃へのステイプラー挿入

　術者は右手鉗子で作製した小孔付近を，左手鉗子で胃断端口側付近を把持する（図5a）．助手は右手鉗子で胃を把持し，左手でリニアステイプラーのカートリッジ側を小孔に挿入する．胃断端とほぼ平行に40〜50 mm挿入する（図5b）．挿入後，ステイ

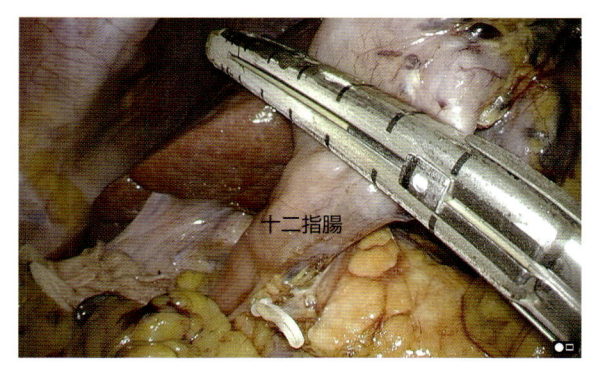

図1　十二指腸の切離
大彎から小彎方向に切離する.

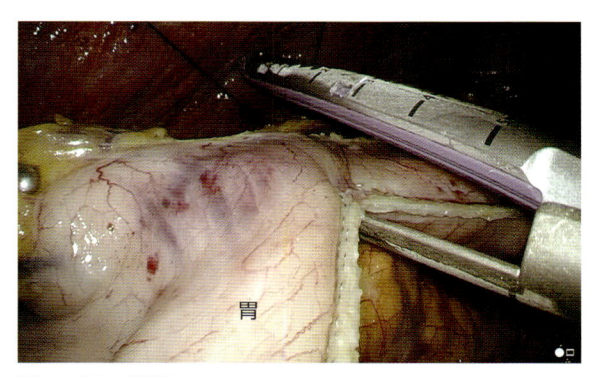

図2　胃の切離

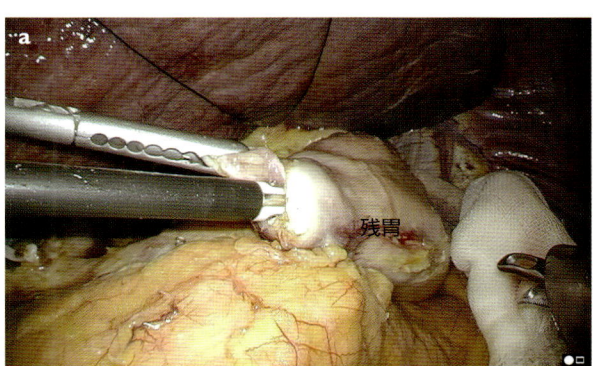

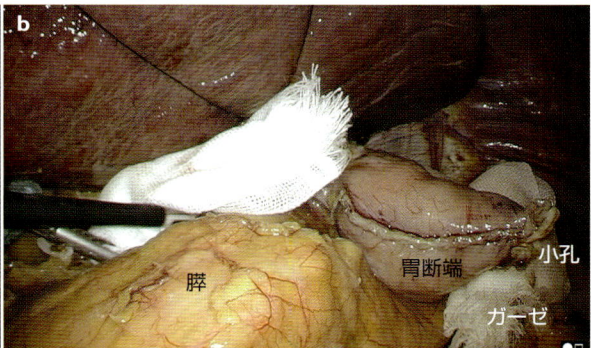

図3　胃の小孔の作製
a：胃断端大彎に小孔をあける．**b**：胃内容物を吸引し，ガーゼをおいておく．

プラーを軽く閉じ，抜けないように小孔付近を把持しておく．

E 吻合予定部へ移動

　助手は，ステイプラーを挿入した残胃を十二指腸断端へ移動させる．両手をリンクさせながら行うことが重要で，胃からステイプラーが抜けないように，小孔付近を把持した右手と一緒に移動させる（**図6**）．

　抜けてしまい浅くなった場合は，無理せず，仕切り直すことが肝要である．ステイプルを胃に挿入したときのもとの位置に戻し，きちんと挿入してから再度チャレンジする．

F 十二指腸へステイプラー挿入

　助手はステイプラーの挿入された残胃をその場で

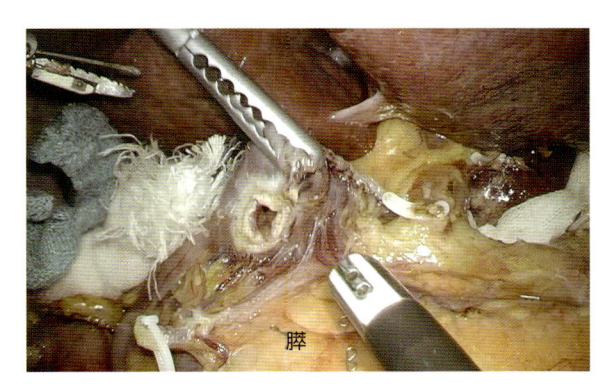

図4　十二指腸の小孔の作製
断端大彎側に小孔をあける．

キープする（**図7a**）．術者は十二指腸断端を両手鉗子で把持し，挿入角度を合わせ，アンビル側に十二指腸を被せていく（**図7b**）．

3．Billroth Ⅰ法—新三角吻合　　**121**

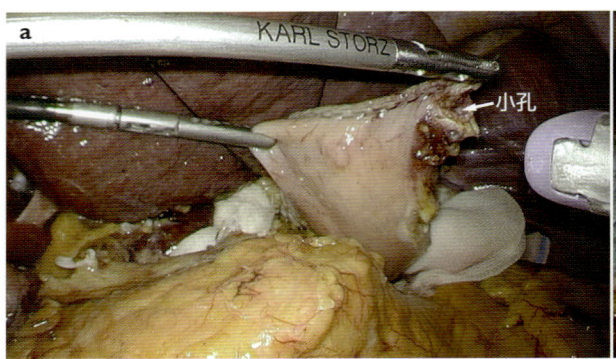

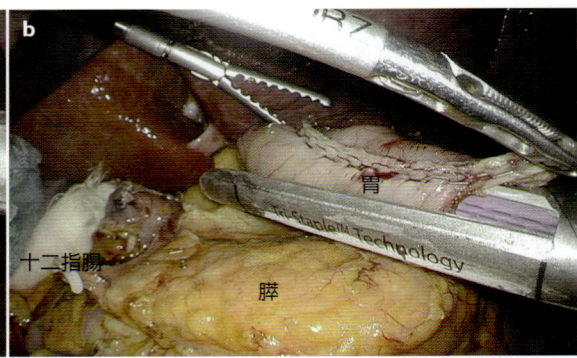

図5 胃へのステイプラーの挿入
ステイプラーの軸と合わせ，胃断端と平行に挿入する．

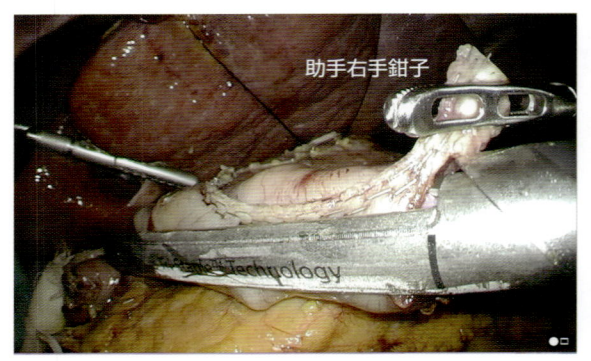

図6 残胃を吻合予定部に移動
助手右手で小孔の根元を把持し，抜けないようにする．

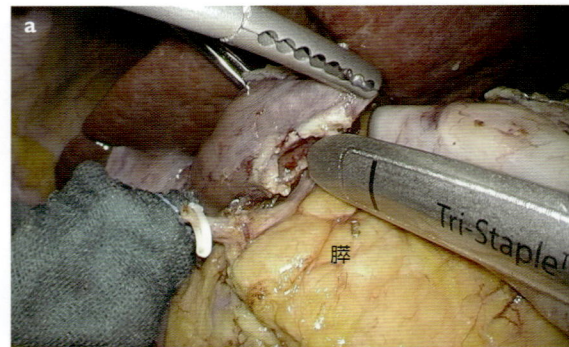

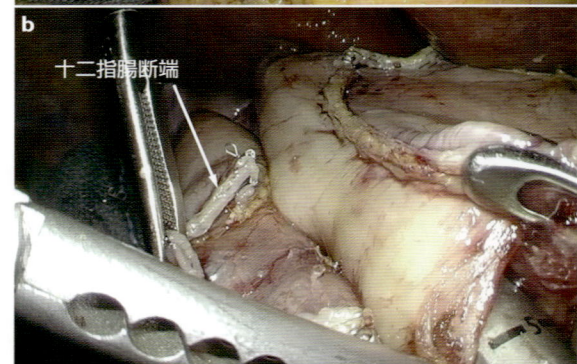

図7 十二指腸へのステイプラーの挿入
ステイプラーは動かさず，術者が十二指腸を被せる．

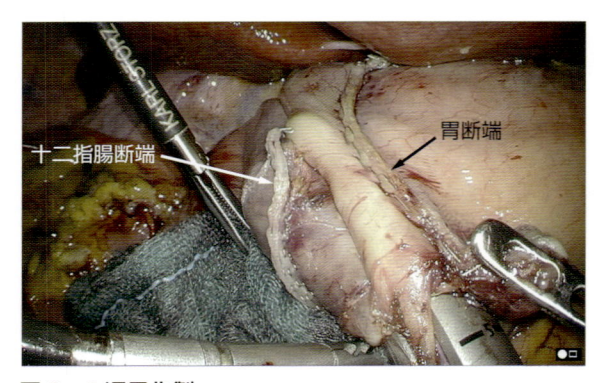

図8 1辺目作製
胃，十二指腸断端とほぼ平行に40〜50 mmステイプリングする．

G 1辺目作製

　ステイプラーを胃，十二指腸にそれぞれ40〜50 mmほど挿入し，十二指腸断端と平行になるようにステイプリングを行い，V字の縫合を行う（**図8**）．十二指腸小彎側部分は断端を越えることが多いので，その部分はやや縦方向に挿入することとなる

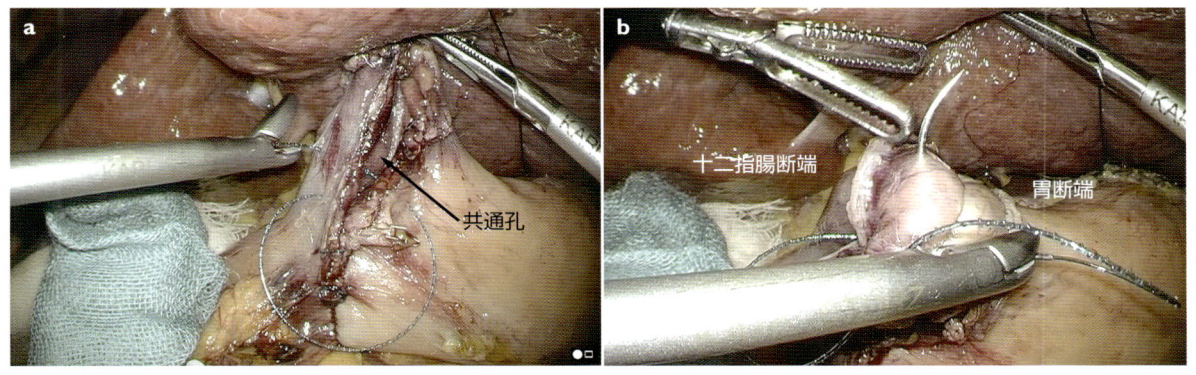

図9 共通孔の仮閉鎖
a：内容物が漏出しないよう連続縫合で閉鎖する．b：1辺目の腹壁側ステイプルラインも十二指腸断端小彎側が見えるところくらいまで縫合しておく．

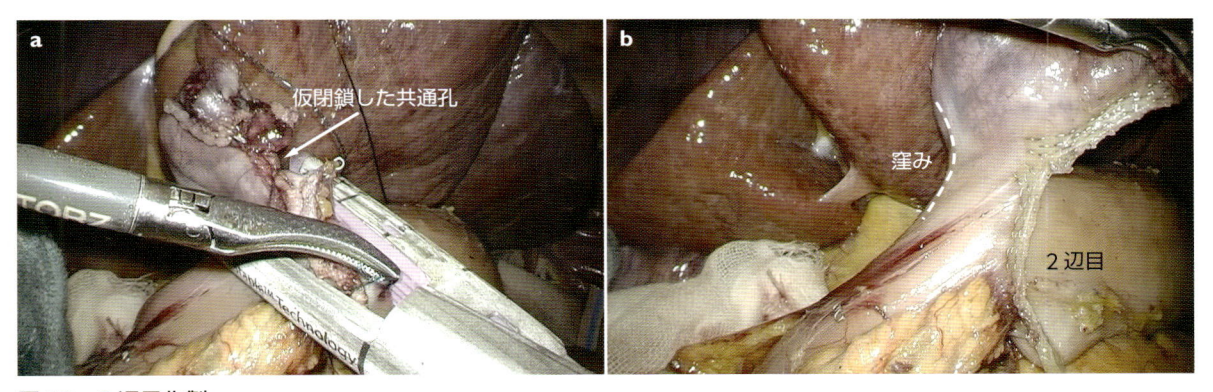

図10 2辺目作製
a：共通孔と平行にステイプリングする．虚血が疑われる部分は切り取る．b：2辺目完成．2点で挙上すると窪みが現れる．

が，ステイプル間の血流を気にして大きく開く必要はない．

H 共通孔を仮閉鎖

結節縫合による3点把持でもよいが，内容物漏出を防ぐため，下端から上端まで，連続縫合で仮閉鎖する（図9a）．さらに1辺目V字縫合の腹壁側ステイプルラインに沿って延長縫合しておく（図9b）．そうすると3辺目で十二指腸断端を切り取りやすくなる．

I 2辺目作製

共通孔を，仮閉鎖ラインに平行にステイプラーで閉鎖する（図10）．ただし，十二指腸が変色し，虚血が疑われる部分は切り取るため，やや斜めになることもある．

J 3辺目作製準備

術者は，切り取るべき組織を前後左右と立体的に取り回し，3辺目作製のイメージをつけておく．まず，2点で挙上すると，十二指腸側の切離終着点が窪みとして認識でき，そこに向かってステイプリング予定とする（図10b）．血流不良が疑われる，紫に変色した部分は切り取ることとする．尾側に牽引すると1辺目の前壁側のステイプルラインが確認される（図11a）．胃は断端ステイプルラインを挟んだ前壁から後壁にかけて3辺目をステイプリングするイメージをつくる（図11b）．

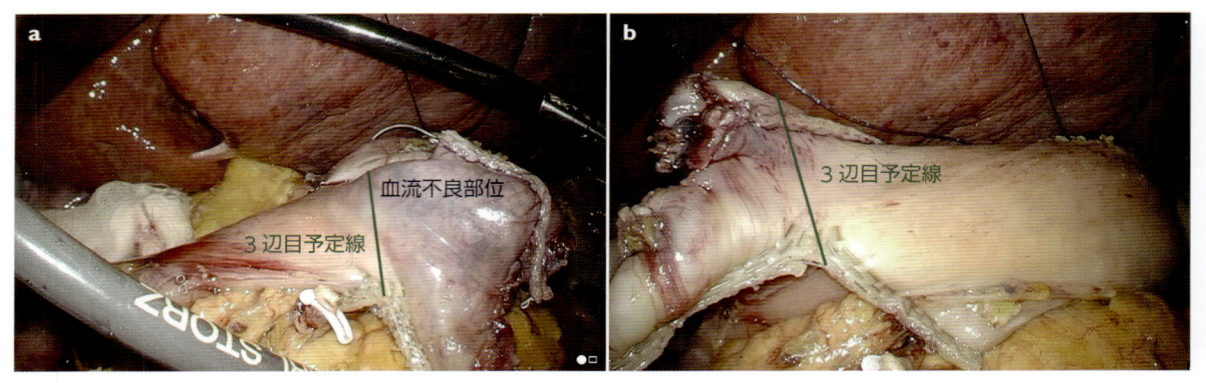

図11 3辺目のイメージング
a：十二指腸側，**b**：胃側．浮いた組織を切り取るイメージ．

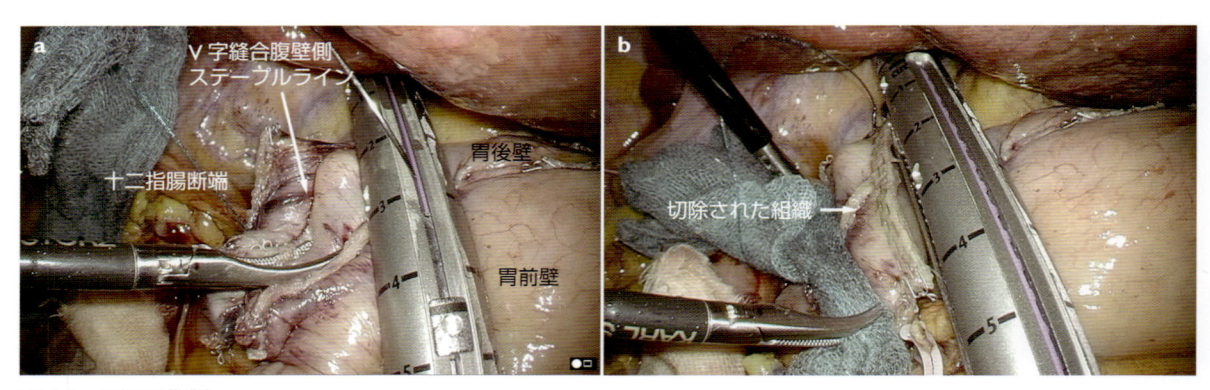

図12 3辺目作製
a：ステイプラー閉鎖，**b**：ステイプリング後．胃は前壁・後壁にわたって縫合される．

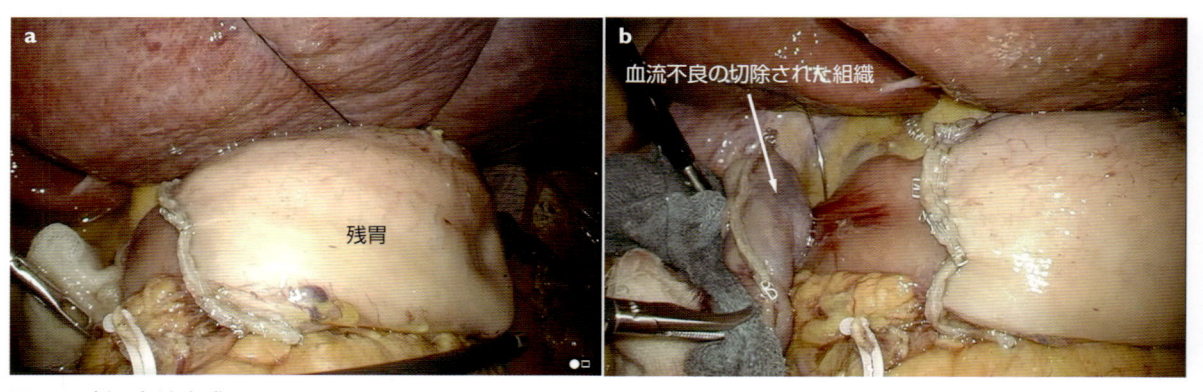

図13 新三角法完成
a：完成図，**b**：切り取られた十二指腸虚血域．

K 3辺目作製

すべての十二指腸断端と，1辺目V字縫合の腹壁側ステイプル，胃断端ステイプルの一部を切りとるべく，ステイプリングを行う（**図12a**）．胃はステイプルラインを挟んだ前壁・後壁と縫合される（**図12b**）．

L 吻合完成

1・2・3辺をリニアステイプラーで縫合した新三角法によるB-Ⅰ再建が完成する（**図13a**）．ステイプルラインで挟まれた虚血域を含んだ紫色の組織が切り取られ，ピンク色の血流のよい部分で縫合されている（**図13b**）．

2 手技のポイント

3辺目作製では，最初のV字の腹壁側ステイプルラインをすべて切り取ろうとするのではなく，あくまで十二指腸断端を切除するため最小限の組織を切り取るイメージでステイプリングすることが大事である．つまり，三角形にこだわる必要はなく，厳密には四角形になることもあるが，あまりこだわらずに行うとよいと考えている．

エキスパートからのアドバイス

新三角法は，リニアステイプラーによる捻れのない端々吻合を，腹腔鏡下に簡便に行えるよう工夫した方法である．虚血になりがちなステイプル間の組織を切り取るため，血流良好な吻合となる．それぞれのステップは基本手技からなり，吻合のイメージさえ掴めば安全に施行可能な「お作法の少ない」方法である．

体腔内吻合を安全に行うコツは，多くの吻合法を知っておくことである．デルタ吻合，新三角法の両方の手技を熟知していれば，遭遇するであろうトラブルにも柔軟かつ適切に対処できるであろう．

文献

1) Kanaya S, Gomi T, Momoi H, et al：Delta-shaped anastomosis in totally laparoscopic Billroth I gastrectomy：new technique of intraabdominal gastroduodenostomy. J Am Coll Surg 195：284-287, 2002
2) Omori T, Masuzawa T, Akamatsu H, et al：A simple and safe method for Billroth I reconstruction in single-incision laparoscopic gastrectomy using a novel intracorporeal triangular anastomotic technique. J Gastrointest Surg 18：613-616, 2014

（大森 健，益澤 徹，藤原 義之，矢野 雅彦）

幽門側胃切除術後再建

4 Billroth Ⅱ法

DVD-15

　われわれの施設では，①吻合径が大きい，②再建時の消化管に無理なテンションがかからない，③追加の小切開が不要，④肥満など体型に影響されない，などの理由から腹腔鏡下胃切除はリニアステイプラーを用いた完全体腔内再建を基本手技としている．幽門側胃切除では，Billroth Ⅰ法（B-Ⅰ）を標準としているが，以下のような症例ではBillroth Ⅱ法（B-Ⅱ）を選択している．

- 胃切除後の残胃が小さいためB-Ⅰが困難な場合．ただし術前に逆流性食道炎（GERD）や食道裂孔ヘルニアを認めない症例．
- 胃癌の切除のため十二指腸の切除長が長くなりB-Ⅰが困難な場合．

B-Ⅱ選択の理由は以下の通りである．

- 残胃と空腸の自由度が高いので，リニアステイプラーによる再建が容易である．
- Roux-en-Y法よりも吻合数が少なく低コストである．
- B-Ⅱは小腸間膜の欠損部がないのでRoux-en-Yよりも内ヘルニアの発生部位が少ない．
- 残胃癌の発生はメタアナリシスでB-Ⅰ＝B-Ⅱであり[1]，術後短期合併症も同等である[2]．

1 手技の実際

A 体外から見た完全体腔内B-Ⅱ再建

　完全体腔内B-Ⅱ再建の体腔内操作を説明する前に，体外操作を簡単に説明する．

　以下，術者が患者右側，助手が患者左側として説明する．リニアステイプラーを挿入する際に，十二指腸切離は助手側の内側ポートから挿入する．2/3胃切除の場合は，助手側の内側ポートからリニアステイプラーを挿入するが，病変が胃上部に近く，小彎全切除を行う場合は術者側の内側ポートからリニアステイプラーを挿入し，胃切離を小彎側から行っている．B-Ⅱ再建の胃空腸吻合と共通孔閉鎖はリニアステイプラーを術者側の内側ポートから挿入している（図1a，b）．

　胃切除の操作が終了したら，標本を取り出し，洗浄・止血確認後に郭清終了図を撮影する．その後再建操作を開始する．創部の汚染や癌細胞の創部播種を防止するため，切除標本は体内で標本摘出用ビニールバッグにパックし，1～2cm程度切開延長した臍ポート創から摘出する（図1c）．延長した臍ポート創は縫縮するか，小切開創用ポートを装着して再気腹し，再建操作を行う（図1d）．

　当講座ではリニアステイプラーはECHELON FLEX™（エチコン社，以下E社）とEndo GIA™ Tri-Staple™（コヴィディエン社，以下C社）の製品を，体内の取り回し，コストなどを考慮して適宜使い分けている．

B 十二指腸と胃の切離

　十二指腸は45mmまたは60mmのリニアステイプラー（E社：ホワイト，C社：キャメル）で切離する．後の十二指腸断端補強が楽に行える程度の長さは残しておく（図2a）．

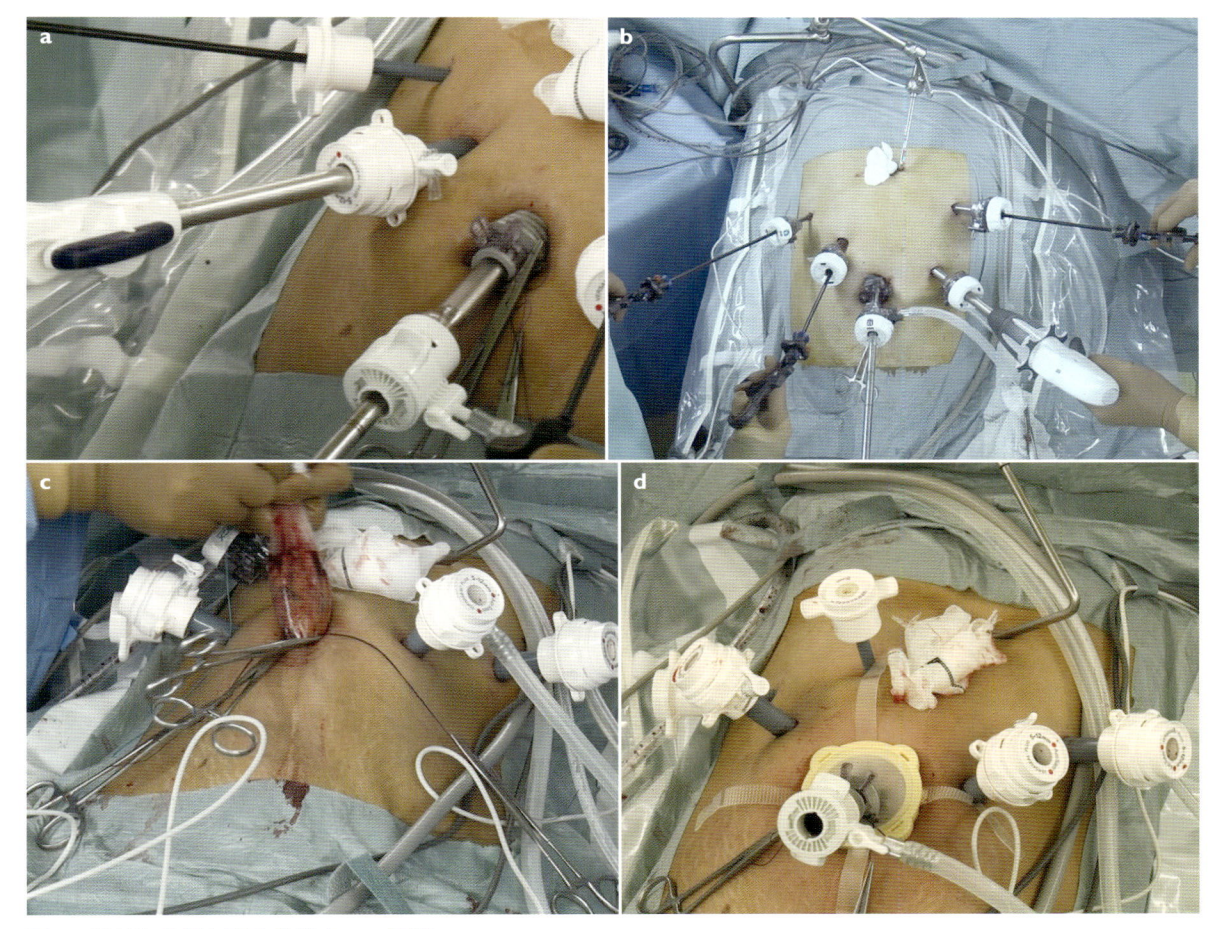

図1 体外から見た完全体腔内 B-Ⅱ再建
a：リニアステイプラー挿入ポートの選択：右内側ポート（胃小彎から胃切離，胃空腸吻合，共通孔閉鎖などに使用），**b**：リニアステイプラー挿入ポートの選択：左内側ポート（十二指腸切離，大彎から胃切離などに使用），**c**：臍部の創から標本を摘出する，**d**：小切開創用ポート装着後に再気腹する．

　胃の切離では，腫瘍からマージンが十分と思われる胃前面に口側切離ラインをピオクタニンでマークする（**図2b**）．

　2/3 胃切除の場合は大彎側から 60 mm のリニアステイプラー 2 回（E 社：ゴールド，C 社：パープル）で胃切離を行う（**図2c，d**）．B-Ⅱ では胃上部に近い腫瘍に対して行われることも多く，小彎全切除を行うことがある．このときは，小彎側から胃切離を開始し（**図2e，f**），1 回目のファイア前に「NG チューブが食道胃接合部を通過して胃内に空気を送れる」ことで胃切離による食道狭窄がないことを確認している．

C Treitz 靱帯の同定と空腸挿入孔の決定

　横行結腸間膜を頭側に展開して Treitz 靱帯を確認する（**図3a**）．Treitz 靱帯から約 20 cm あたりの肛門側空腸を暫定挿入孔の作製位置として，口側，肛門側がわかるようなマークを使ってピオクタニンでマーキングする．20 cm の計測には開大して約 5 cm となる腸鉗子などを用いている（**図3b，c**）．

　残胃と空腸挿入孔を結腸の前面で引き寄せてみて，吻合した場合の状況を確認する．「胃空腸吻合部に緊張がかからないこと」「挙上空腸の輸入脚にたるみがなく直線化していて，Petersen's defect がタイトに閉まること」を確認する（**図3d**）．輸入脚の

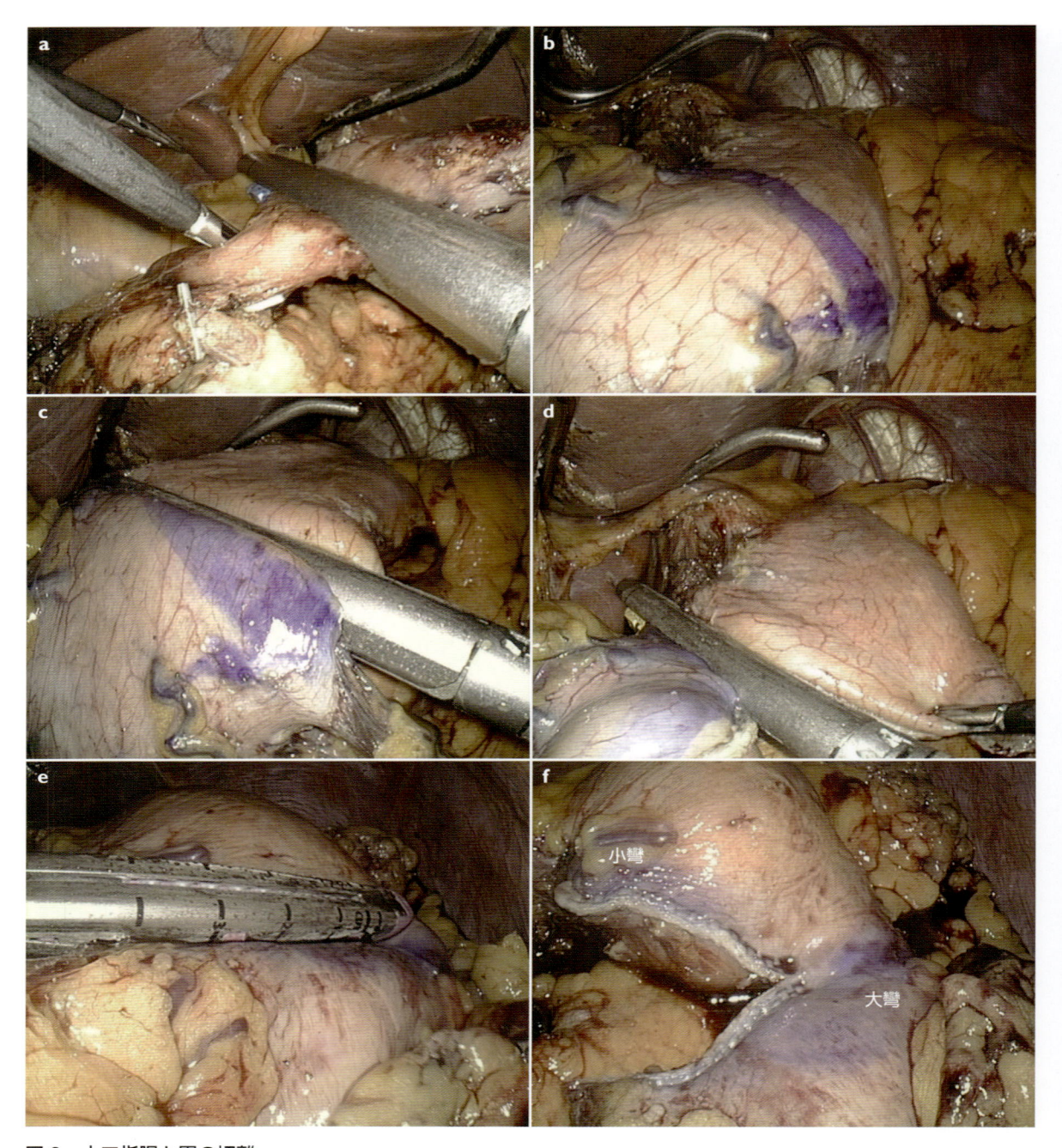

図2　十二指腸と胃の切離
a：十二指腸切離，b：胃切離ラインのマーキング，c, d：大彎側からの胃切離，e, f：小彎側からの胃切離．

たるみがあると内ヘルニアや輸入脚症候群の原因になる．たるみが大きい場合は適宜挿入孔をずらして調整する．

D 空腸挿入孔の作製

吻合に適した挿入孔の作製位置が決まったら，空腸を**図3e**のように3点で把持し，腸間膜対側の空腸に電気メスに接続した剥離鉗子で止血をコント

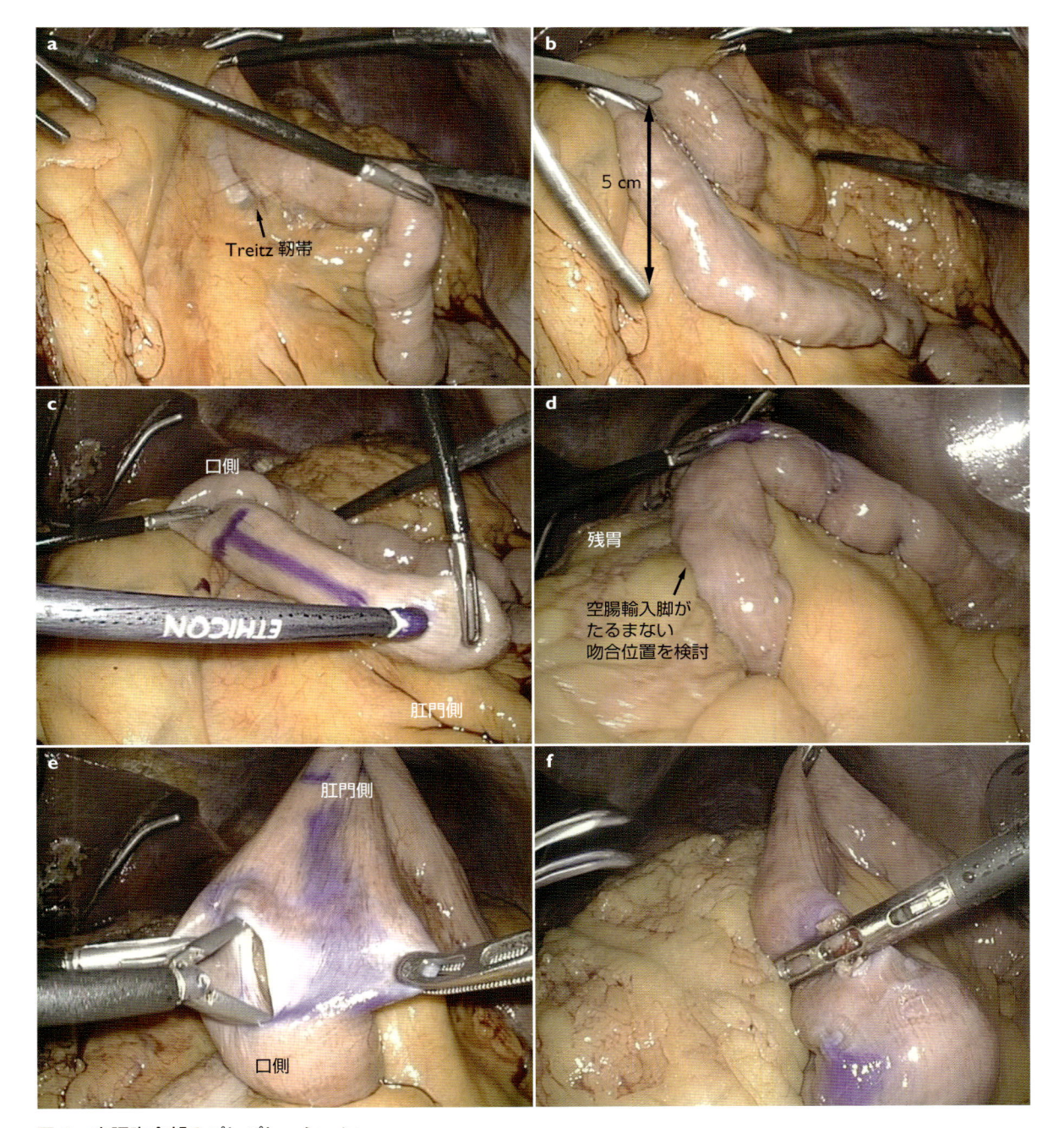

図3 空腸吻合部のプレパレーション
a：Treitz 靱帯の同定，b：腸鉗子による空腸の計測，c：空腸の暫定挿入孔マーキング，d：吻合部のテンションと輸入脚のたるみの確認，e：空腸挿入孔の作製，f：挿入孔の胆汁漏出防止．

ロールしながら小孔をあける．吻合までに胆汁が漏れないように，小孔は助手が左手で把持して閉鎖しておく（図3f）．

E 胃挿入孔の作製

助手が右手鉗子で胃内容の漏出を防止しておく．この状態で，残胃断端大彎端に挿入孔をあける（図4a）．汚染や播種防止のため胃内容を十分吸引する

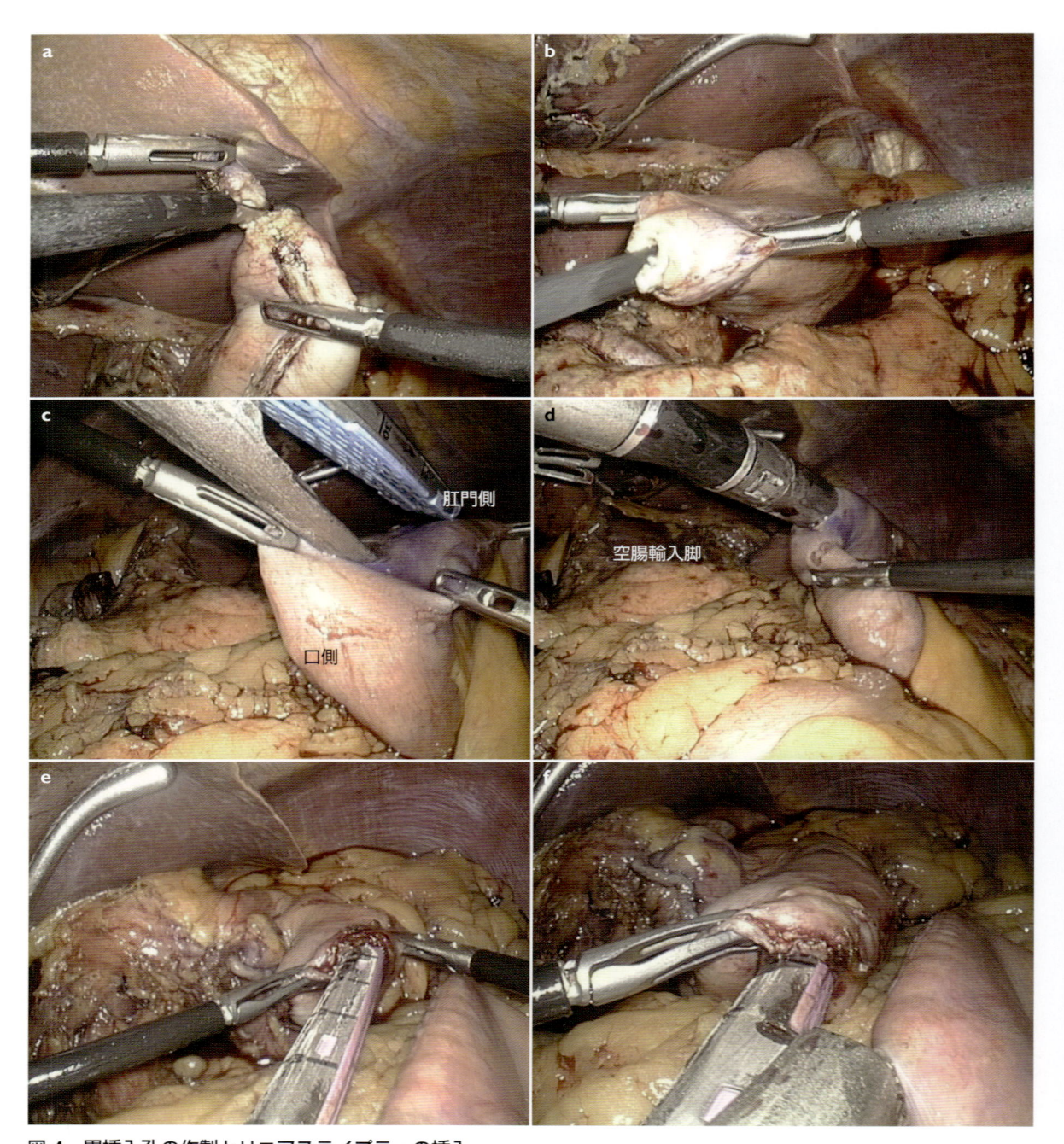

図 4 胃挿入孔の作製とリニアステイプラーの挿入
a：胃側挿入孔の作製，b：胃内容の吸引，c：リニアステイプラーの空腸側挿入，d：空腸の把持，e, f：リニアステイプラーの胃側挿入．

（図 4b）．残胃側にリニアステイプラーのカートリッジ側を挿入するので，あらかじめ胃挿入孔にカートリッジがスムースに挿入できることをシミュレートしておくとよい．

F リニアステイプラーの挿入

胃空腸吻合のリニアステイプラーは 45 mm（E社；ブルー，C社；パープル）を使用している．空腸挿入孔に口側から肛門側に向けてリニアステイプ

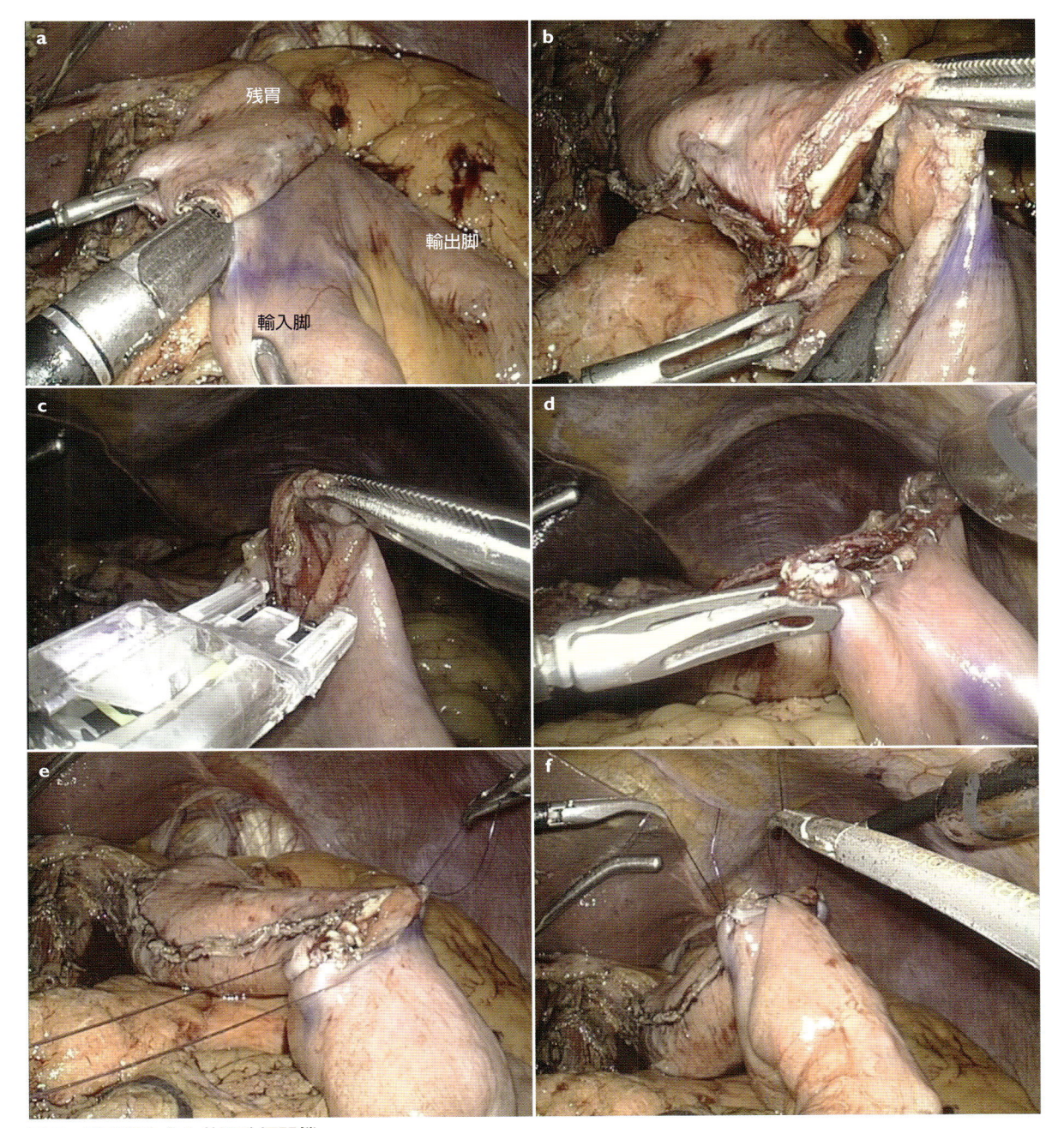

図5 胃空腸吻合と共通孔仮閉鎖
a：胃空腸吻合，b：吻合ラインの止血確認，c, d：ヘルニアステイプラーによる共通孔仮閉鎖，e, f：体外結紮による共通孔仮閉鎖．

ラーのアンビル側を挿入する(**図4c**)．リニアステイプラーが全長挿入されたらリニアステイプラーの顎を閉じる．助手の左手で，ステイプラーから空腸が滑脱しないように空腸輸入脚を把持する(**図4d**)．このまま残胃の挿入孔までステイプラーの先端を移動させる．

術者左手と助手右手で胃挿入孔を展開し，ステイプラーを開いてカートリッジ側を胃挿入孔に挿入する(**図4e, f**)．

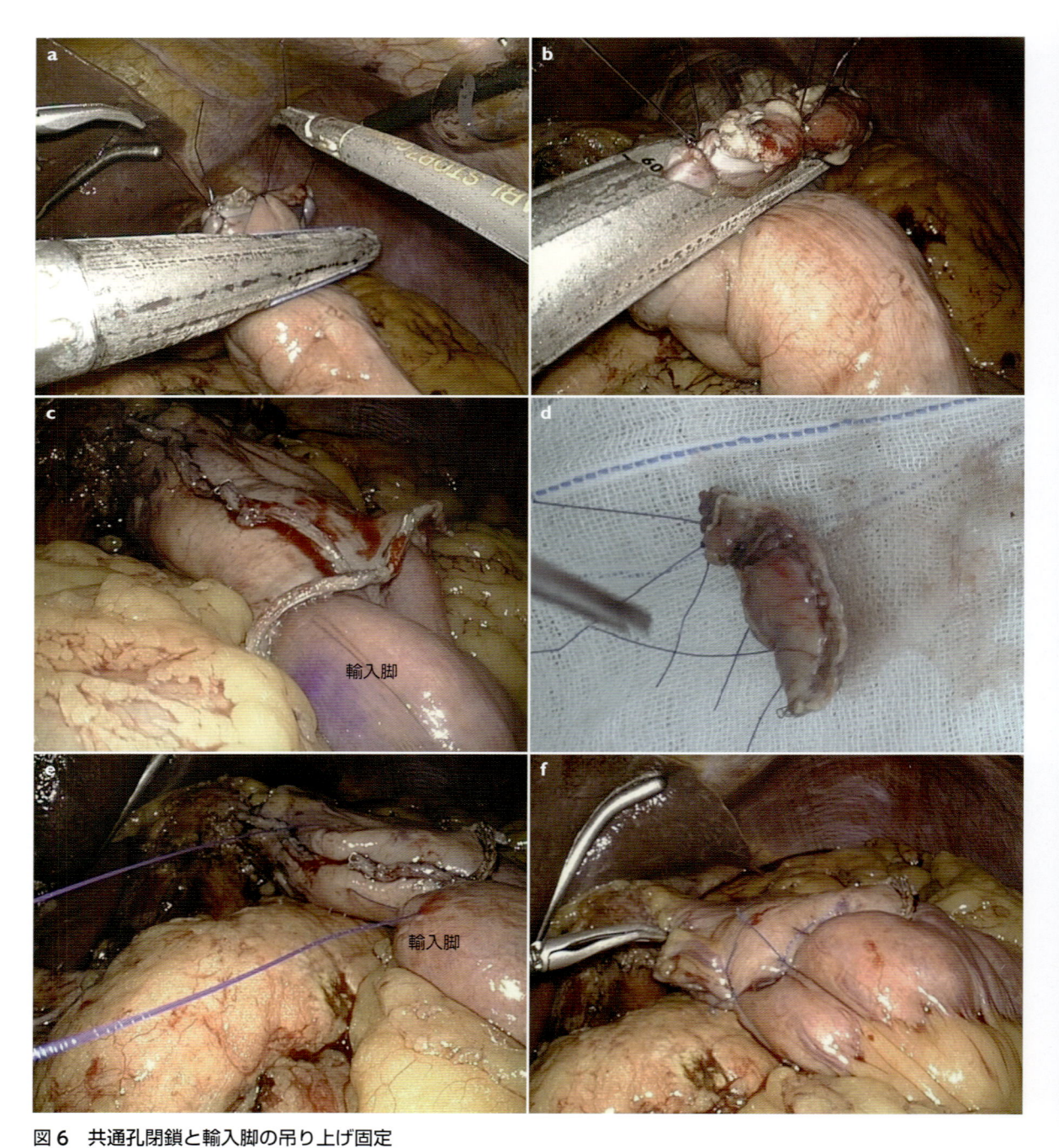

図6 共通孔閉鎖と輸入脚の吊り上げ固定
a：共通孔とステイプラーの軸合わせ，**b**：共通孔閉鎖，**c**：胃空腸吻合の完成図，**d**：全層切離の確認，**e, f**：輸入脚の吊り上げ固定.

G リニアステイプラーによる胃空腸吻合

リニアステイプラーを胃と空腸に全長挿入する．縫合ラインが胃大彎ラインと小腸間膜対側の空腸で形成されるよう調節し，胃と空腸が段違いになっていないこと確認したらファイアする（図5a）．内腔の縫合ラインの止血を確認する（図5b）．出血があればソフト凝固モードのボタン型電極吸引鉗子で止血している．

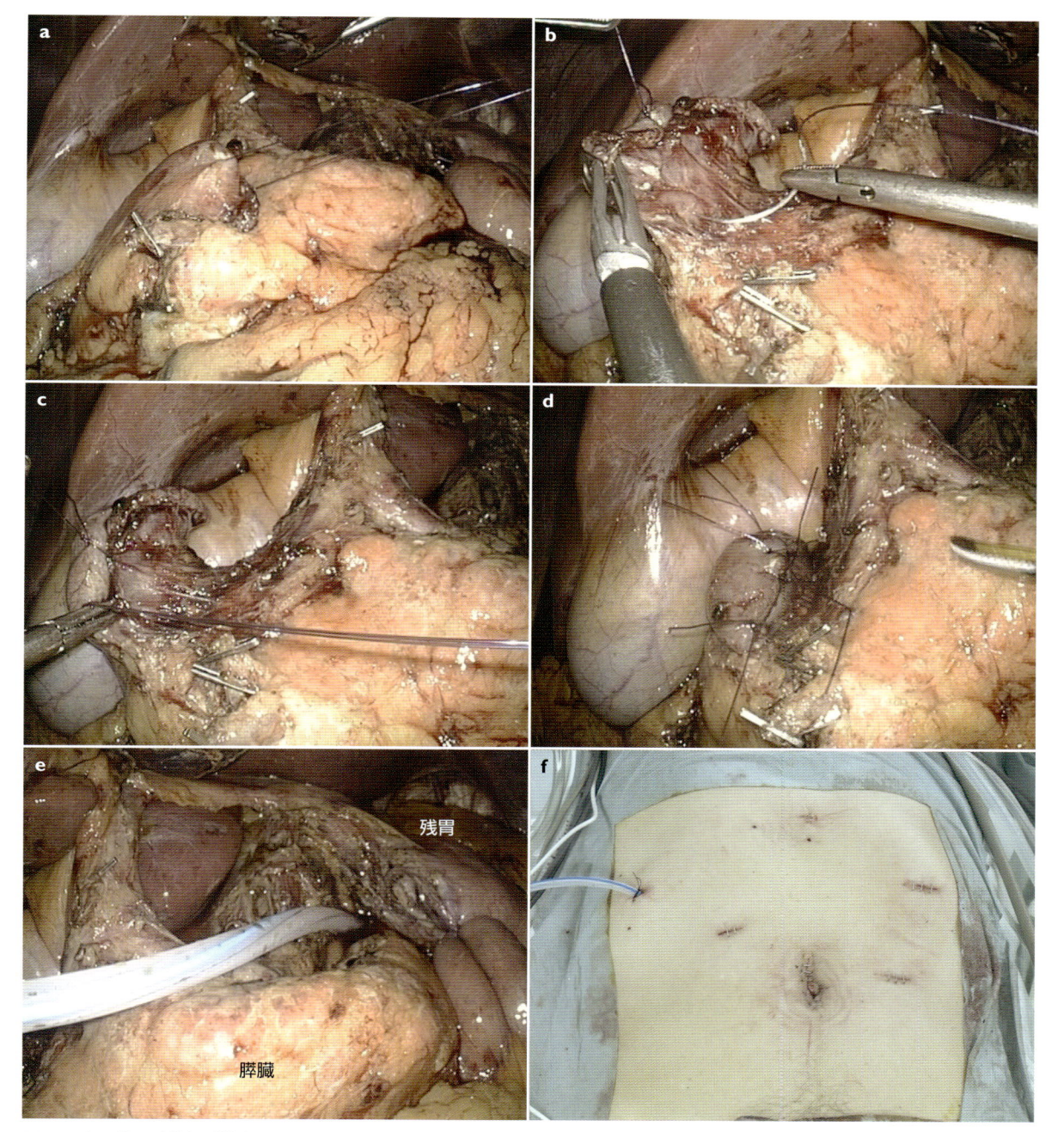

図7 十二指腸断端の補強とドレーンの留置
a：断端中央部の漿膜筋層補強，b：尾側端の漿膜筋層補強，c：尾側端の埋没，d：断端埋没完成，e, f：ドレーン留置．

H 共通孔仮閉鎖

 共通孔を，両端のステイプルラインを持って展開し，吻合径が広くなる方向で仮閉鎖する．ヘルニアステイプラーなら4〜5か所(**図5c, d**)，体外結紮なら全層3針程度(**図5e, f**)で閉鎖している．

I 共通孔閉鎖

 共通孔閉鎖のリニアステイプラーは45 mm なら2回，60 mm なら1回(E社；ゴールド，C社；

4. Billroth Ⅱ法

パープル）としている．術者左手と助手により仮閉鎖した共通孔を展開し，共通孔とリニアステイプラーの軸を合わせる（**図6a**）．リニアステイプラーで胃と空腸を全層切り取れるように共通孔を閉鎖し，ファイアする（**図6b，c**）．切り取った標本で全層切離を確認する（**図6d**）．

J 空腸輸入脚の吊り上げ固定

3針の体外結紮により，輸入脚を残胃のステイプルラインへ縫着し，吊り上げ固定する（**図6e，f**）．

K 十二指腸断端の補強とドレーンの留置

十二指腸断端を体外結紮により漿膜筋層縫合で補強する（**図7a〜d**）．図では術者が患者左側に立ち，まず中央を補強し，次に頭・尾側の両端を押し込んで補強している．吻合が終了したら，腹腔内を十分な生理食塩水で洗浄し，必要なら膵上縁にドレーンを留置して手術を終了する（**図7e，f**）．Petersen's defectはタイトに閉じていれば縫合閉鎖はしていない．

2 手技の利点と欠点

A 利点

- 残胃と空腸の可動性がよいので，リニアステイプラーを用いた完全体腔内吻合に適している．
- 短時間で吻合できる．
- 縫合不全など術後早期合併症が少ない．

B 欠点

- Braun吻合を置かずに輸入脚症候群を防ぐため，空腸側の吻合位置の検討や吊り上げなど工夫が必要である．
- 吊り上げや十二指腸断端補強で体内縫合手技の習得が必要である．
- 極端に残胃が小さい症例では，術後の逆流性食道炎が問題となることがある．

3 手技のポイントと注意点

Braun吻合を行わず，結腸前経路で完全体腔内B-Ⅱ再建をスムーズかつ安全に行うためわれわれが留意しているポイントと注意点を整理する．

A 空腸挿入孔の位置設定

空腸の挿入孔は，挙上した状態で輸入脚にたるみがない位置に設定することが大切である（目安はTreitz靱帯から20 cmのあたり）．これにより，①輸入脚症候群を起こしにくい，②Petersen's defectがタイトになり内ヘルニアを起こしにくい，③Treitz靱帯までの空腸が直線化され，術後に胆道精査が必要なときに内視鏡的逆行性胆管膵管造影（ERCP）が容易である，が達成できると考えている（**図8a，b**）．

B 結腸前経路の逆蠕動風吻合

胃空腸吻合を結腸前経路の逆蠕動風にする理由は以下の通りである（**図8b，c**）．

- 結腸前のため吻合部周囲に障害物がなく広い術野で再建できる．B-Ⅰ再建の十二指腸と違って，B-Ⅱ再建では胃も空腸も可動性がよい．このため，患者右側に立った術者が胃空腸吻合，共通孔の閉鎖を無理なく行える．
- 共通孔閉鎖が輸入脚側になるので，輸出脚の狭窄がなく食物の通過が良好である．胃切除後の残胃には蠕動はないので，逆蠕動風でも胃からの食物の排出は影響されない．

C 空腸輸入脚の吊り上げ固定

空腸輸入脚の吊り上げ固定で輸入脚への食物流入による輸入脚症候群や盲端症候群を防ぐ（**図8d**）．

D 十二指腸断端の埋没補強

十二指腸断端の縫合不全が認められることがあるので，断端は埋没補強する（**図8d**）．

E 緩みにくい体外結紮法

共通孔仮閉鎖，空腸の吊り上げ，十二指腸断端補強などで体腔内縫合結紮が必要となる．このとき，

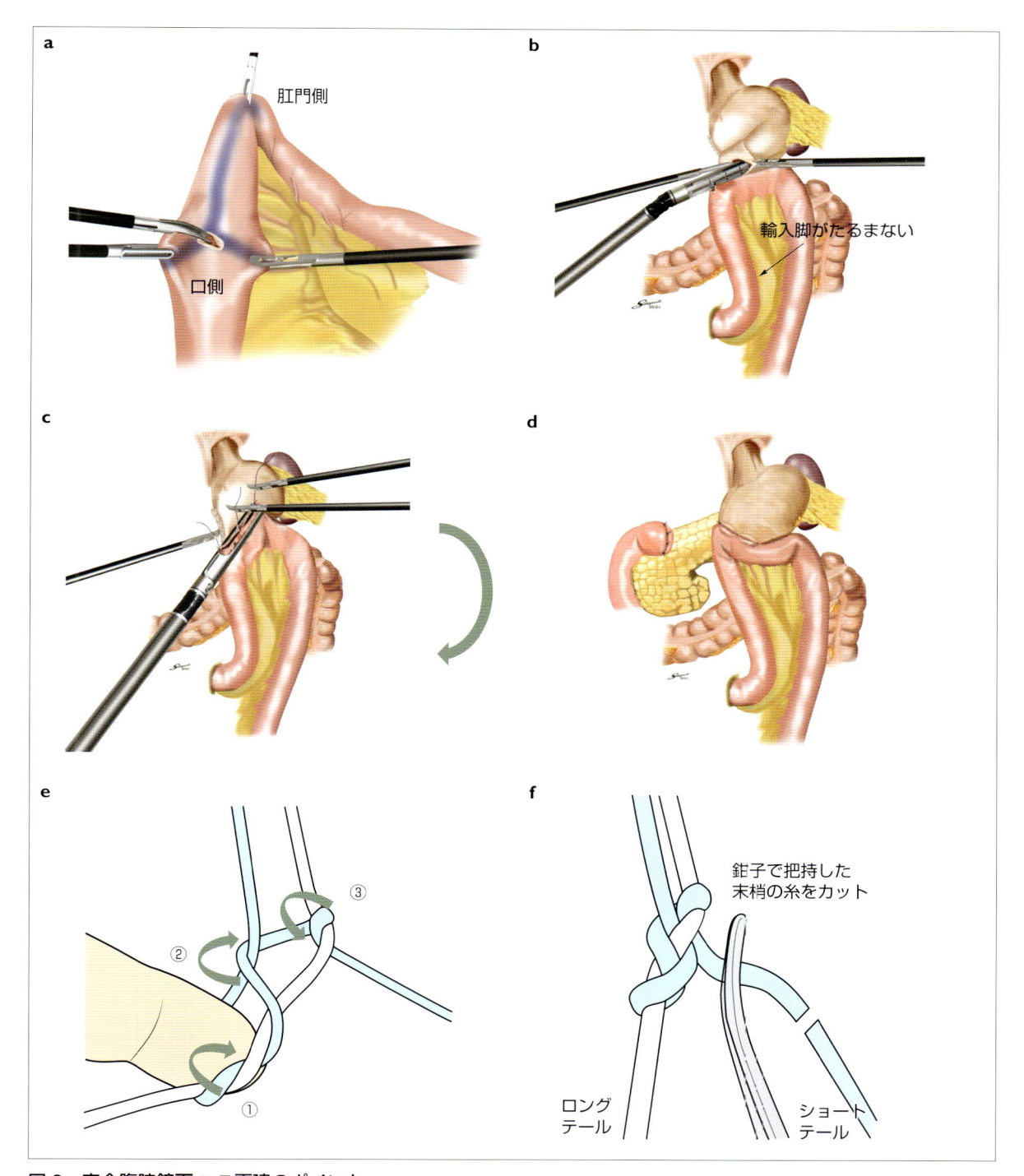

図8 完全腹腔鏡下 B-Ⅱ 再建のポイント
a：輸入脚がたるまない位置で空腸挿入孔を作製する，b：逆蠕動風に胃空腸吻合を行う，c：共通孔閉鎖，d：輸入脚吊り上げと十二指腸断端補強，e：体外結紮の結び方，f：体外結紮の進め方．

4．Billroth Ⅱ法

緩みにくい体外結紮法を知っていると便利である．われわれの体外結紮法を紹介する．3回のノットを組み合わせて結紮する（**図8e**）．ショートテールを鉗子で把持し，ロングテール側の糸を牽引して推進力にするイメージで，ノットを進める（**図8f**）．糸は 90 cm の 3-0 モノフィラメントを用いることが多い．結紮時に生理食塩水を両手とポートにかけて，糸の滑りをよくしてノットを進めやすくしている．

エキスパートからのアドバイス

B-Ⅱ再建はいくつかの重要なポイントを理解して行えば合併症の少ない安全な再建法である．再建時の不具合は，患者の術後 QOL に大きく影響する．このため体腔内吻合を行う場合は，リニアステイプラーなど器械の特性を十分に理解しておくことが必要である．

文献

1) Tersmette AC, Offerhaus GJ, Tersmette KW, et al：Meta-analysis of the risk of gastric stump cancer：detection of high risk patient subsets for stomach cancer after remote partial gastrectomy for benign conditions. Cancer Res 50：6486-6489, 1990
2) Kang KC, Cho GS, Han SU, et al：Korean Laparoscopic Gastrointestinal Surgery Study（KLASS）Group：Comparison of Billroth I and Billroth II reconstructions after laparoscopy-assisted distal gastrectomy：a retrospective analysis of large-scale multicenter results from Korea. Surg Endosc 25：1953-1961, 2011

（佐藤 誠二，河村 祐一郎，石川 健，須田 康一，石田 善敬，宇山 一朗）

幽門側胃切除術後再建

5 Roux-en-Y 法—リニア＋手縫い

DVD-16

　幽門側胃切除術後の再建は Billroth Ⅰ法（B-Ⅰ），Billroth Ⅱ法（B-Ⅱ），Roux-en-Y 法とさまざまな様式があるが，われわれは 2002 年に重症肥満に対する腹腔鏡下 Roux-en-Y 胃バイパス術をわが国ではじめて施行してから，腹腔鏡下幽門側胃切除後の再建も完全腹腔鏡下に行う Roux-en-Y 法を積極的に行ってきた．

　本項ではわれわれの行っている幽門側胃切除後のリニアステイプラーと手縫いを用いた再建方法を紹介する．

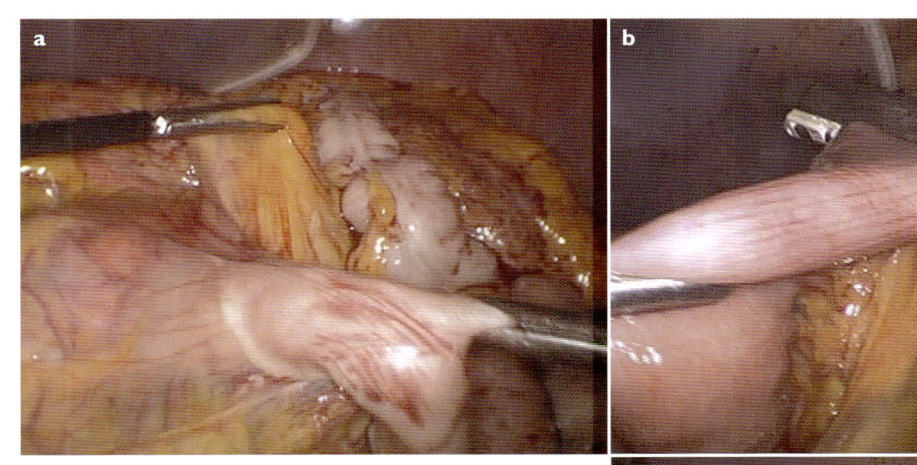

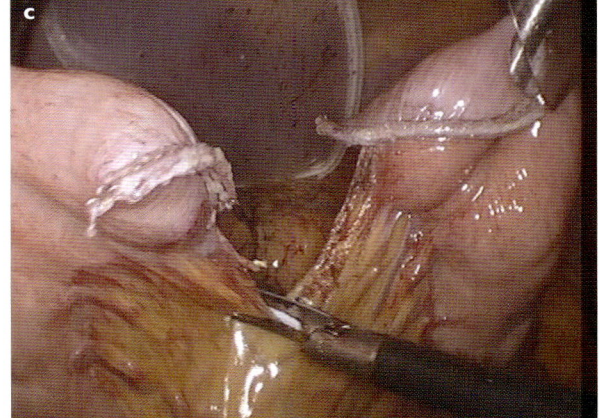

図 1　空腸の切離
a：Treitz 靱帯の確認．**b**：空腸の切離．**c**：腸間膜の切離．

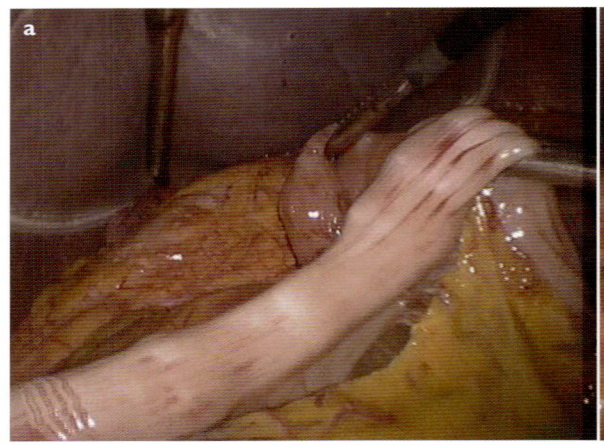

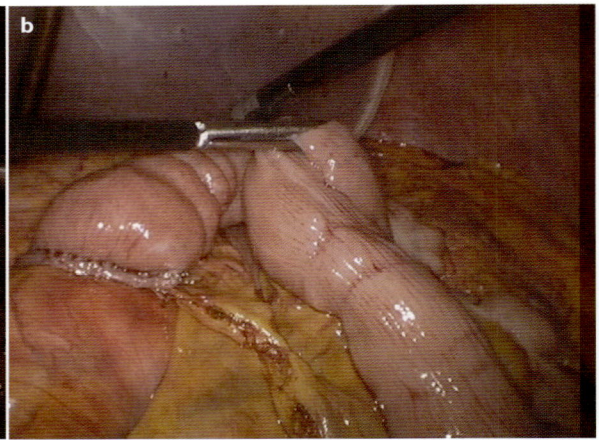

図2 空腸空腸吻合の準備
a：空腸の長さを計測する．b：空腸空腸吻合の位置．

（つづく）

手技の実際

われわれの Roux-en-Y 再建の手順は，Y 脚の吻合を行ってから，胃空腸吻合を行うこととしている．吻合の操作は常に co-axial なセッティングで行っている[1]．

A 胃の切除

郭清を終了したのち，通常どおりリニアステイプラーにて胃の切離を行い，臍部のポートを拡大して摘出する．同部の筋膜を縫合して，気腹が漏れないようにしたのち再建に移る．

B 空腸の切離

まずは Treitz 靱帯を確認する（図1a）．肥満が強い場合は大網が邪魔をして確認が困難なことがある．このときのコツとしては，肝臓の下面に大網を挟み込むようにすると，大網が垂れ込まずに Treitz 靱帯が確認しやすくなる．

Treitz 靱帯から 30 cm の部位で空腸をリニアステイプラー 45 mm（ECHELON FLEX™ ホワイトまたは Endo GIA™ Tri-Staple™ キャメル）を用いて切離する（図1b）．引き続き，超音波凝固切開装置を用いて腸間膜を 3〜4 cm 切離する（図1c）．

C Y 脚の作製（空腸空腸吻合）

切離した空腸の口側を助手に保持させて，術者は空腸肛側 40 cm の部分までたぐり寄せて（図2a），空腸空腸吻合作製を開始する．われわれは鉗子の先端から 10 cm の部位にマーキングしておき，腸の長さを計測している．

空腸口側断端が画面左側，alimentary limb が画面右側になるように配置する（図2b）．吻合部の頭側に支持糸を 1 針かけて助手に把持させる（図2c）．助手はこれを頭側に持ち上げて動かさないようにして術野を良好に保つ．次に吻合部の尾側に支持糸をかける（図2d）．その支持糸の両側に超音波凝固切開装置にて小孔をあける（図2e）．その際，孔はリニアステイプラーがギリギリ入る大きさにしておくと，縫合閉鎖時の無駄を省くことができる．

リニアステイプラー 45 mm または 60 mm（ECHELON FLEX ホワイトまたは Endo GIA Tri-Staple キャメル）を両側の小孔に挿入する（図3a）．この際には助手が保持している支持糸をリニアステイプラーの軸に合わせておくことが重要である．リニアステイプラーにて吻合を行う．十分に時間をとってステイプラー部分からの出血を少なくする．リニアステイプラーを抜きながら吻合部の出血のないことを確認する（図3b）．もし出血があるようなら電気メスまたは縫合にて止血する．

図2 （つづき）
c：支持糸を助手が把持する，d：吻合部尾側へ支持糸をかける，e：リニアステイプラー挿入孔の作製．

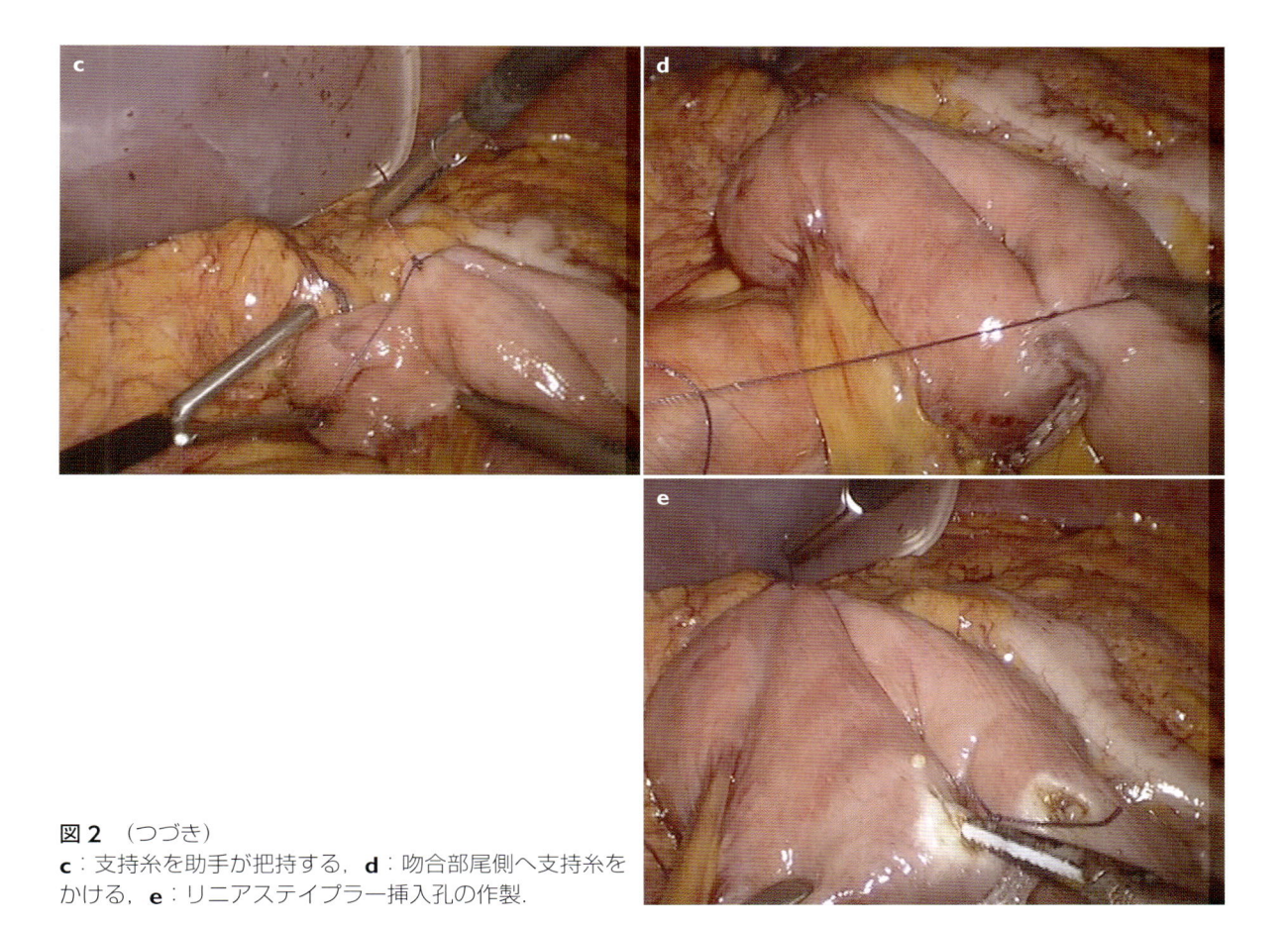

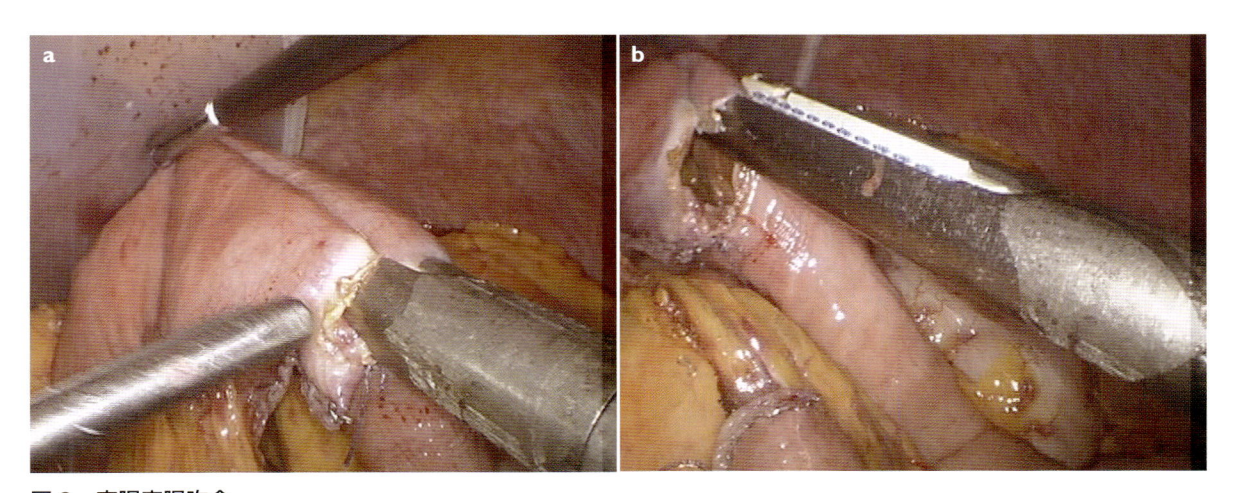

図3 空腸空腸吻合
a：リニアステイプラーの挿入，b：ステイプラー吻合部の確認．

5．Roux-en-Y法―リニア＋手縫い

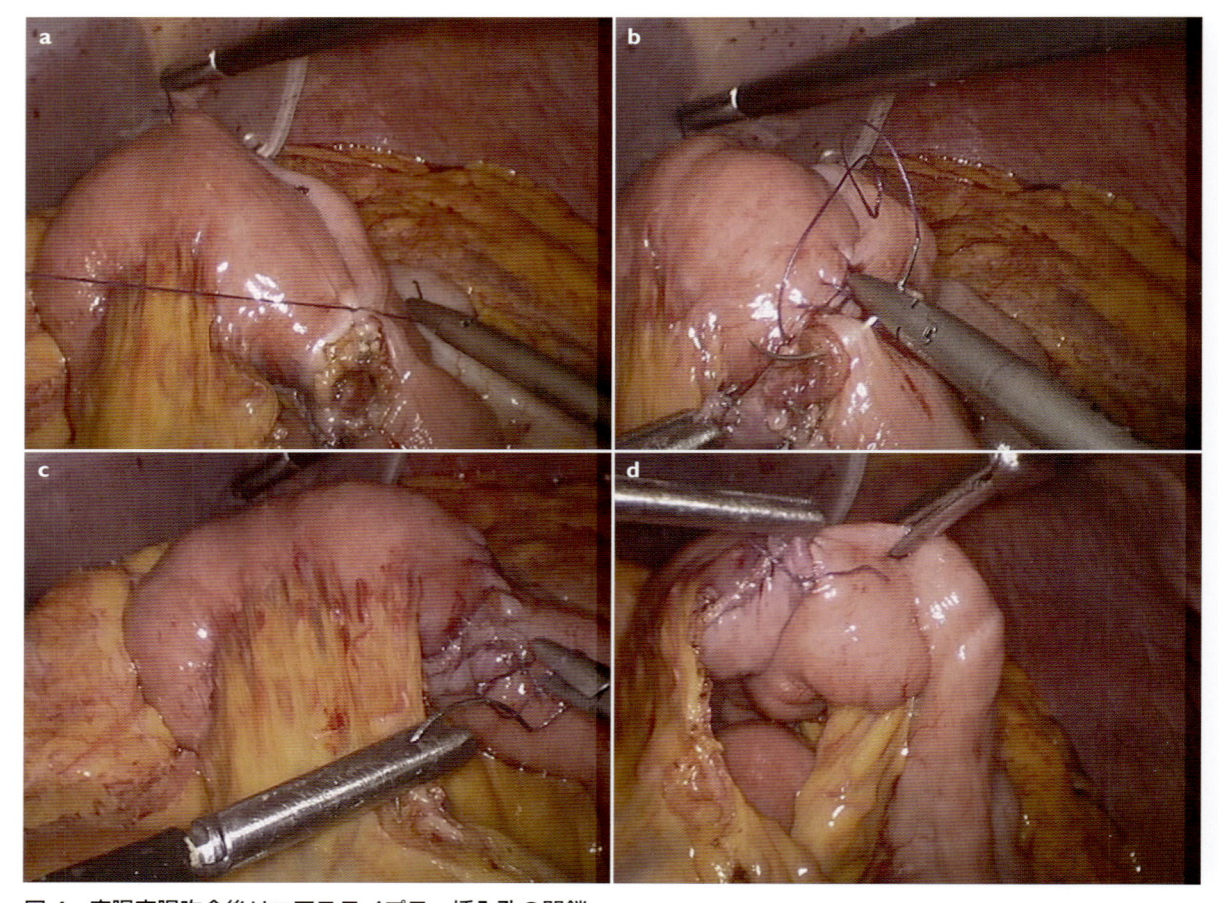

図4　空腸空腸吻合後リニアステイプラー挿入孔の閉鎖
a：挿入孔の手縫い閉鎖の開始，b：連続縫合，c：支持糸と結紮，d：空腸空腸吻合後壁の確認．

　リニアステイプラー挿入孔の縫合閉鎖は，助手の把持する支持糸を頭側に引き上げることにより縫合しやすい術野を作ることが重要である．われわれはここの縫合を1層連続で行っている．漿膜から挿入して粘膜下に針を出し，粘膜が外反しないことを心がけている．リニアステイプラー挿入孔の頭側から縫合を開始して，結紮する（図4a）．頭側から尾側に縫合をしていき（図4b），最後に尾側にある支持糸まで縫合して，連続で縫合してきた糸と支持糸を結紮する（図4c）．慣れないと後壁に孔が残っていることがあるため，必ず後壁を確認する（図4d）．孔が残ってしまっている場合は単結節縫合で補強する．リニアステイプラーの挿入孔が小さければ小さいほど縫合する部位が少なくてすむ．

　使用する針糸は3-0 バイクリル® SH 針（26 mm 半円）で22 cm に切って使っている．この1針で助手把持用の支持糸，吻合部尾側の支持糸，リニアステイプラー挿入孔の連続縫合を行う．針の出し入れの回数を極力少なくして無駄を省くためである．もちろん，慣れないうちは何針使っても構わないが，常に極力無駄を省くということを考えながら行うべきである．

D 腸間膜欠損部の閉鎖

　内ヘルニアの予防のためY脚の腸間膜欠損部分の閉鎖は不可欠である．このとき，われわれは2-0 エチボンド® SH 針を用いている．空腸空腸吻合部分から連続縫合を開始して（図5a），根部で結紮する（図5b）．

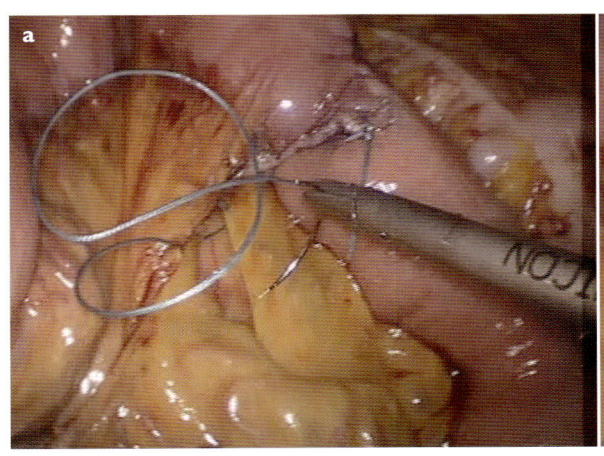

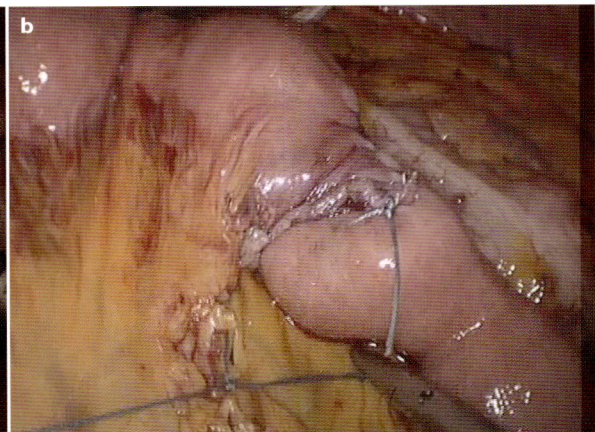

図5 腸間膜欠損部の閉鎖
a：連続縫合の開始，b：根部で結紮する．

E 腸管の挙上

Alimentary limb を前結腸で挙上する．肥満が強い症例の場合は大網が邪魔になるため，大網を超音波凝固切開装置で切開しておく．腸管を挙上する際に，Treitz 靱帯から空腸空腸吻合までの空腸は挙上腸管の左側(画面右側)に位置するようにして，挙上腸間膜に腸管が挟まれないようにする(図6)．

F 胃空腸吻合

残胃大彎側に超音波凝固切開装置にて小孔をあける(図7a)．Alimentary limb の断端から 6 cm の部位に同様に超音波凝固切開装置にて小孔をあける(図7b)．胃内容が漏れないよう内容を吸引していく．

空腸側にリニアステイプラー 60 mm (ECHELON FLEX ブルーまたは Endo GIA Tri-Staple パープル) を挿入してから(図8a)，残胃側にもう片方を挿入し(図8b)，胃側，空腸側の吻合径が同じになるようにして吻合する(図8c)．これもリニアステイプラー挿入孔は小さいほうがよい．吻合した後，リニアステイプラーを抜去する際に出血がないことを確かめる(図8d)．

吻合部の尾側に支持糸をかけておく(図9a)．挿入孔の頭側から空腸空腸吻合と同様に1層連続縫合で縫合閉鎖をする(図9b)．同様に支持糸と連続縫合の糸を結紮する(図9c)．糸も空腸空腸吻合と

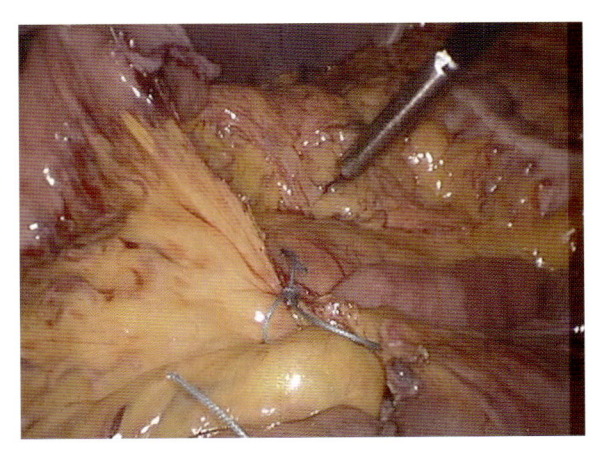

図6 腸管の挙上

同じ物を用いる．

G Petersen's defect の縫合

内ヘルニアの予防のために，Petersen's defect を 2-0 エチボンドを用いて縫合閉鎖しておく(図10)．

H リークテスト

われわれは，胃空腸吻合部のステイプラーからの出血の有無の確認とリークテストのため，胃内視鏡を用いて術中検査をしている(図11)．この際は吻合部遠位部の空腸をクランプして行う．ドレーンは出血の確認のために入れておく．

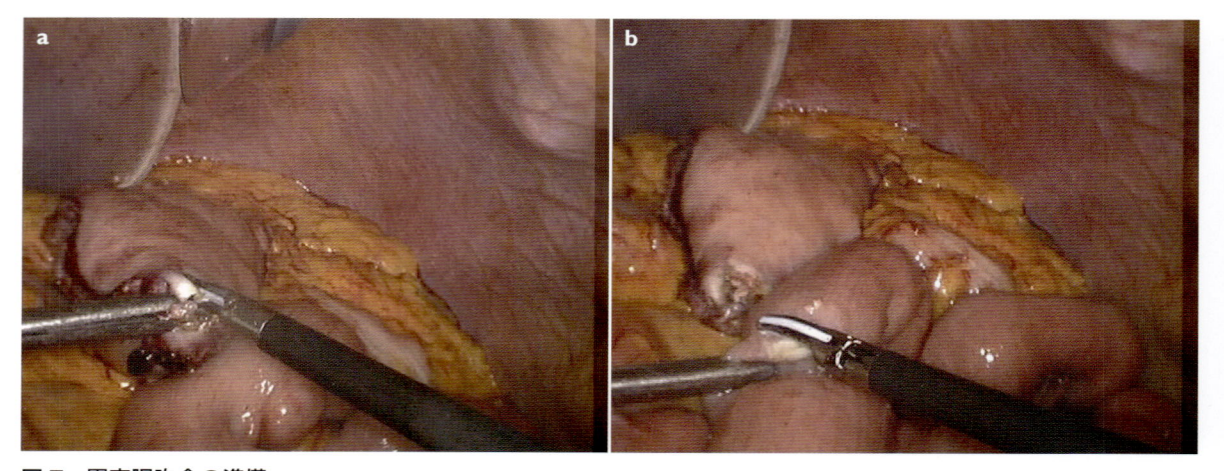

図7　胃空腸吻合の準備
a：残胃への小孔作製，b：空腸への小孔作製．

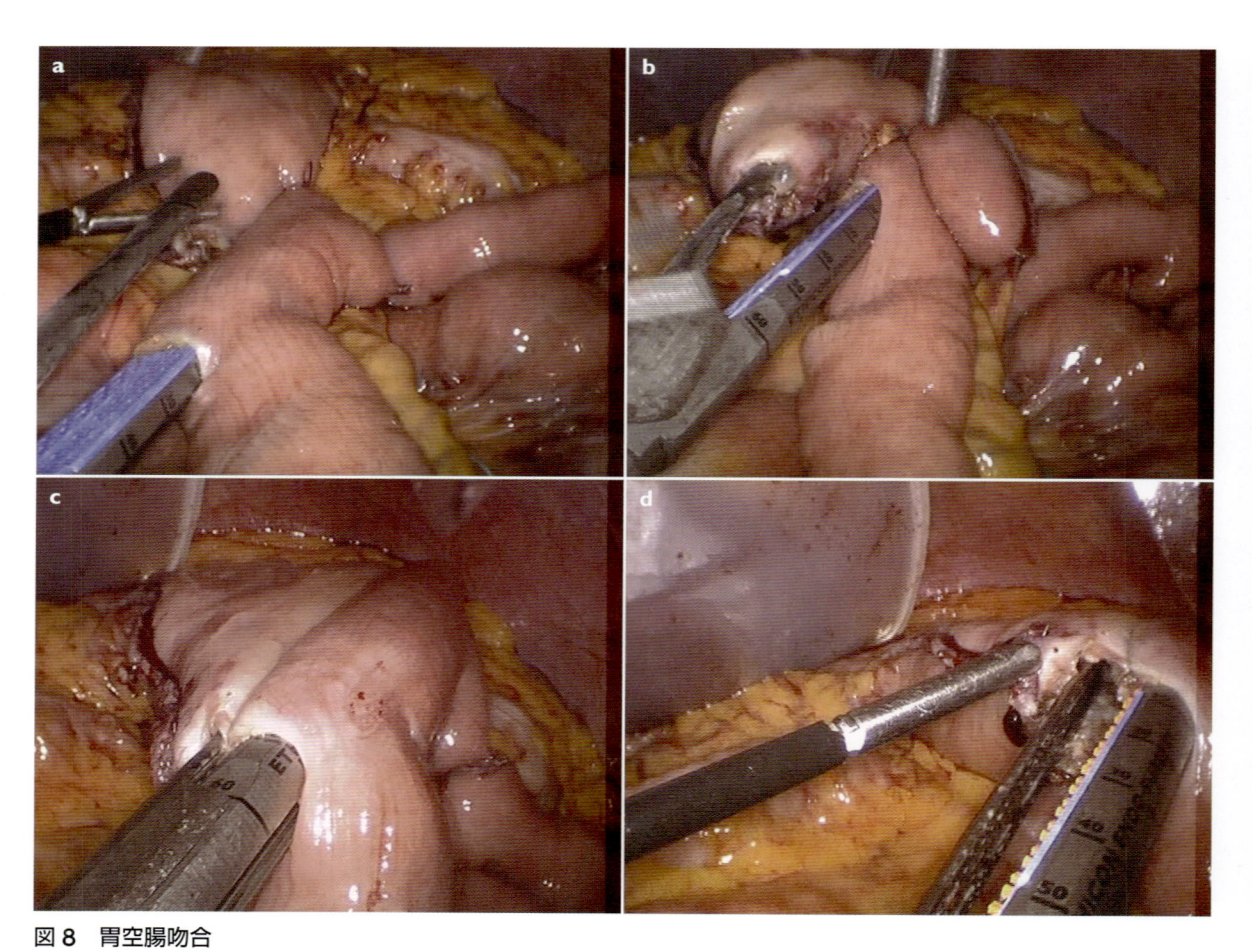

図8　胃空腸吻合
a：空腸側へのリニアステイプラー挿入，b：残胃側へのリニアステイプラー挿入，c：吻合径の調整，d：ステイプラー吻合部の確認．

図 9　胃空腸吻合後リニアステイプラー挿入孔の閉鎖
a：胃空腸吻合部尾側の支持糸，**b**：挿入孔連続縫合，
c：挿入孔の閉鎖．

図 10　Petersen's defect の閉鎖

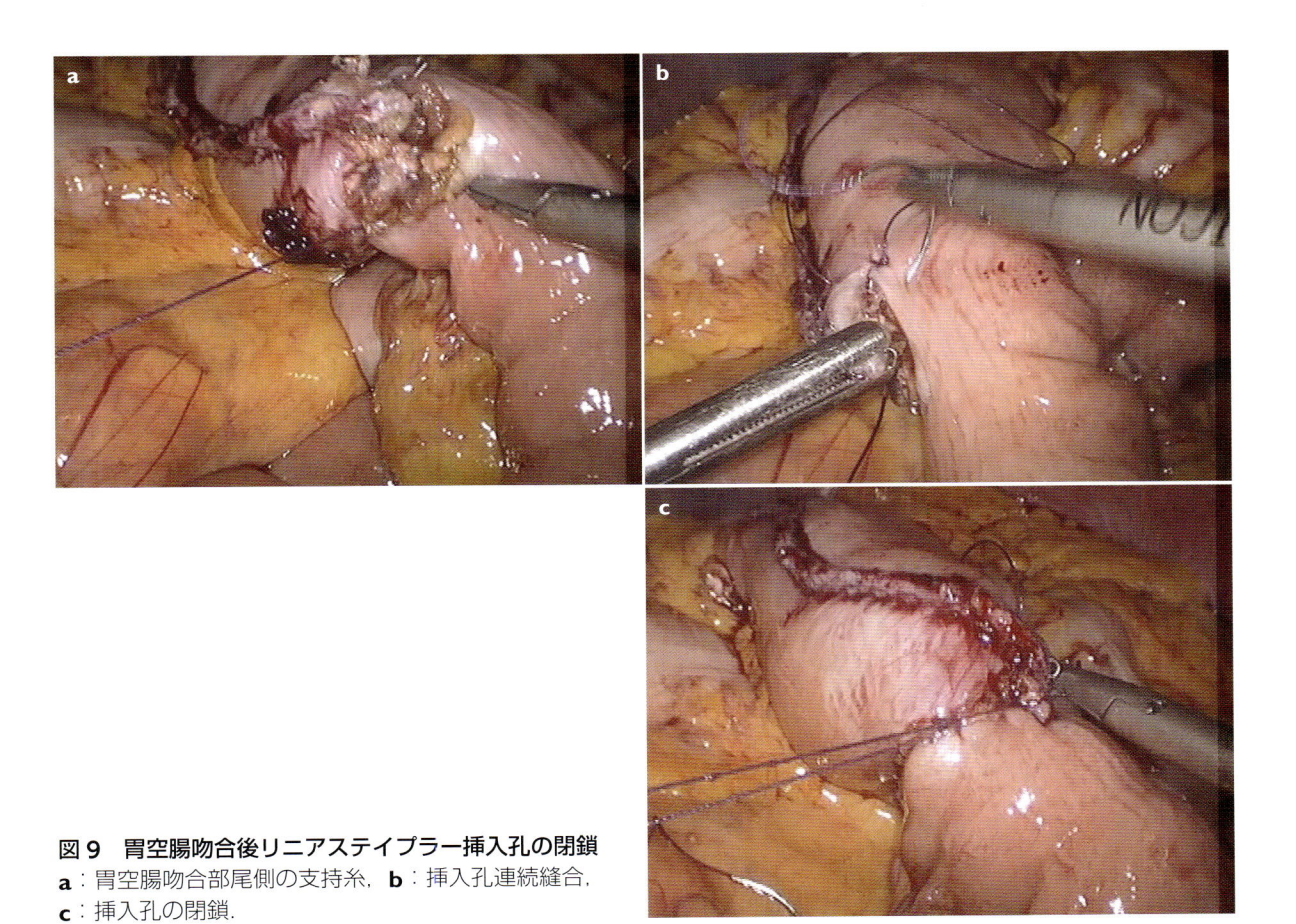

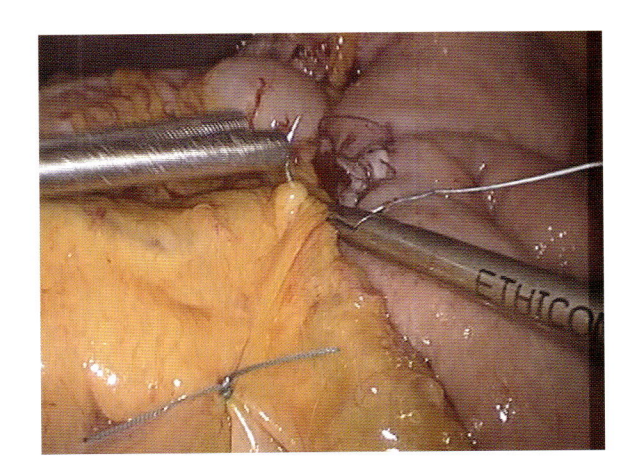

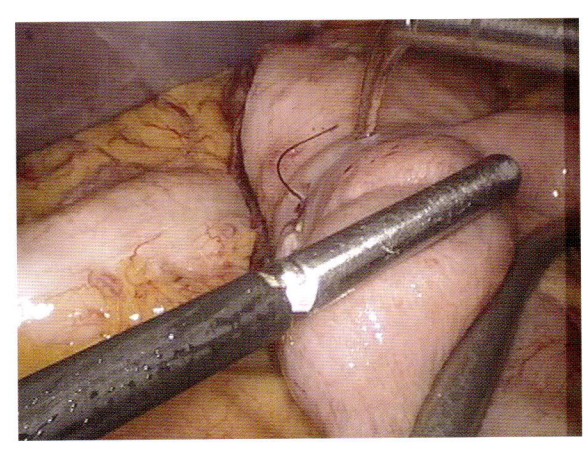

図 11　リークテスト

5．Roux-en-Y 法—リニア＋手縫い

❷ 手技の利点と欠点

A 利点

- Roux-en-Y再建は吻合部に緊張がかからないため,縫合不全が少ない.
- 小さな残胃であっても安全に吻合できる.
- 肥満者でも吻合部の緊張がかからず,安全に吻合が可能である.
- 吻合に用いるリニアステイプラーは3本のみであり,コストが低い.
- 手縫いで縫合するために余分なのりしろを確保する必要がなく,狭窄は起こりにくい.
- この手技は,腹腔での手縫い吻合のなかでは最も容易であるため,この手技を行うことによりさらにadvancedな腹腔内吻合を行うスタートラインに立つことができる.

B 欠点

- 腹腔鏡下手縫い縫合は容易ではないので,十分なトレーニングが必要である.
- はじめのうちは時間がかかる.慣れていると20～30分で再建ができるようになる.

エキスパートからのアドバイス

針糸を腹腔内で扱うときに,**無駄な動きを極力減らすことを意識する**.どんなに上手くなっても,程度の差こそあれ,必ず無駄な動きは含まれている.常にどこが無駄で何が削れるかを考えること,自分の手術を見直して反省し,その部分を改善させる努力は不可欠である.

また,どのようなシチュエーションでも縫えるようなトレーニングを行っておくべきである.やりやすい状態でのトレーニングを繰り返しても実際の手術では使えないことが多い.行う手術に応じた完璧な練習をすることが,完璧な手術に近づけるための秘訣である.

"Perfect practice makes perfect."

文献

1) 笠間 和典:胃切除後再建術に必要な手縫い吻合,縫合法—アートな世界.臨外 68:570-574, 2013

(笠間 和典)

幽門側胃切除術後再建

6 Roux-en-Y 法―リニア再建（β再建）

◎ DVD-17

当科では腹腔鏡下幽門側胃切除後の再建法として，Roux-en-Y（R-Y）再建法（結腸前，順蠕動）を第一選択としている．

以下にわれわれが行っている完全腹腔鏡下の結腸前順蠕動 R-Y 再建法を紹介する．

1 手技の実際

A ポート配置

ポートは 5 ポートで，臍部にスコープ用に 12 mm のブラントポート™，左右季肋部はそれぞれ 5 mm のポート，左右中腹部に 12 mm のポートを留置する（図 1）．肝の圧排は心窩部に小孔をあけ，Nathanson 型肝臓鉤で行っている．

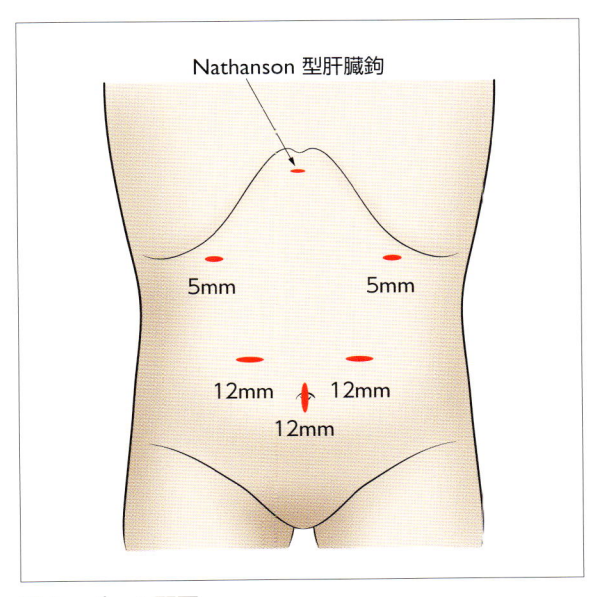

図 1　ポート配置

B 十二指腸の切離

術者は #6 郭清から十二指腸の切離まで，患者左側に立つ．#6 リンパ節郭清終了後，切離予定部の上十二指腸動脈を処理したのち，リニアステイプラー 60 mm（ECHELON FLEX™ ブルー）で十二指腸を切離する．この際，助手が左右の鉗子で十二指腸切離部肛側を，術者が右手の鉗子で十二指腸切離部口側（幽門輪付近）を把持し角度を合わせ，十二指腸の長軸方向と垂直に切離する（図 2）．十二指腸切離後，術者は患者右側に移る．十二指腸断端は，LAPRA-TY®（エチコン社）を付けた 4-0 吸収糸の漿膜筋層連続縫合で埋没している（図 3）．

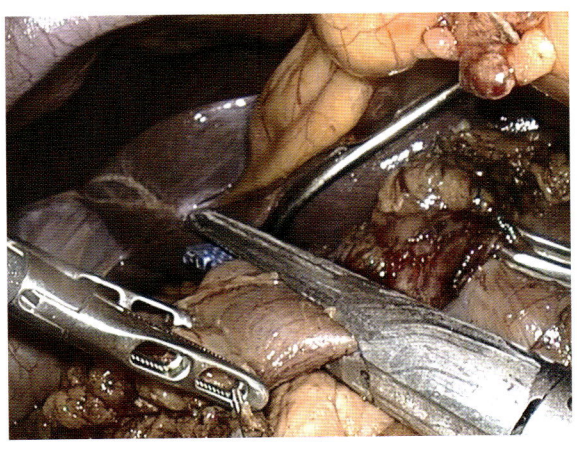

図 2　十二指腸の切離

145

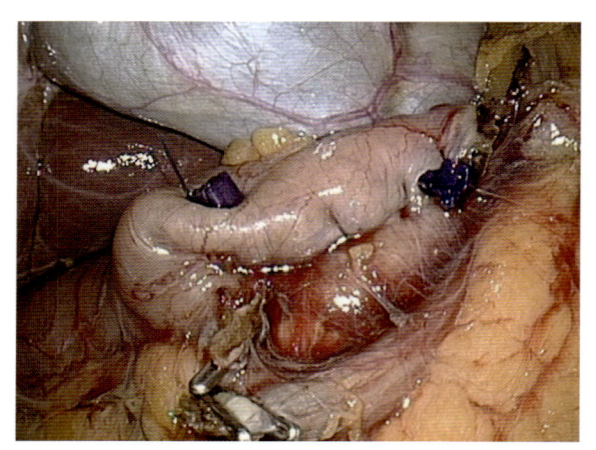

図3　十二指腸断端の埋没（完成図）

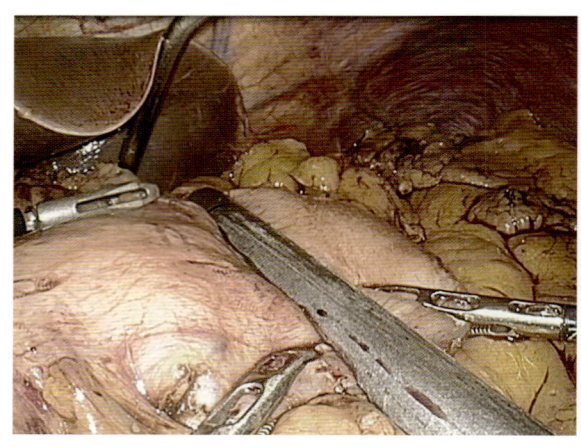

図4　胃の切離

C 胃の切離

　リンパ節郭清がすべて終了した後，予定した切離線で，左下腹部から挿入したリニアステイプラー（ECHELON FLEX ゴールド）を用いて胃を切離する．術者が左右の鉗子で胃切離ラインの肛側大彎・小彎を，助手が右手の鉗子で胃切離ラインの口側大彎を把持し，胃切離ラインとリニアステイプラーの角度を合わせる（図4）．通常は 60 mm 2 回の使用で胃切離が終了する．切離断端からの出血は凝固止血している．臍切開を 3～4 cm に延長し，Alexis® ラパロスコピックシステム（アプライドメディカル社）を装着し，創を保護する．切除した胃を取り出してバックテーブルでただちに切開し，断端が陰性であることを確認する．

D 残胃空腸吻合

　残胃空腸吻合は結腸前経路で順蠕動方向に行っている．まず残胃の大彎線に残胃断端から 6 cm をリニアステイプラーの目盛りを使って測定し，吻合予定ラインとする（図5a）．ピオクタニンでマーキングした後（図5b），超音波凝固切開装置にて，リニアステイプラー挿入孔をできるだけ小さくあける（図5c, d）．次に Treitz 靱帯から約 20～25 cm の空腸の腸間膜対側（吻合予定ライン）と，腸間膜の切離ラインをマーキングした後（図6a），空腸に超音波凝固切開装置でリニアステイプラー挿入孔をあける

（図6b）．こちらは後に切離するので，大きくあけて差し支えない．助手が左下のポートからリニアステイプラー（ECHELON FLEX ブルー）を挿入し，カートリッジフォークを空腸に挿入して仮閉鎖する．その後，術者が左手の鉗子で大彎側断端を把持し，助手が右手の鉗子で把持したリニアステイプラー挿入孔を支点に，大彎側断端をハンカチを折るように食道方向に挙上することで，大彎の吻合予定ラインとリニアステイプラーの軸とを一致させる（図7a, b）．助手はリニアステイプラーのアンビルフォークを残胃に挿入する．術者が残胃と空腸のマーキングラインが重なり合うように調整したのち，助手がリニアステイプラーをファイアし，残胃空腸側々吻合を行う（図7c, d）．リニアステイプラー挿入孔から，ステイプルラインの形成が問題ないことと出血がないことを確認する（図7e）．

E 挿入孔の閉鎖と挙上空腸の離断

　挿入孔の閉鎖と同時に挙上空腸の切離を行う．切離予定部の空腸間膜を，リニアステイプラーのカートリッジフォークが通る程度の大きさに超音波凝固切開装置を用いて切開する（図8a）．術者が右下のポートからリニアステイプラー（ブルー）を挿入する（図8b）．助手は右手の鉗子で後壁側の，左手の鉗子で前壁側の，残胃空腸吻合のステイプルラインを把持し，それぞれが重ならないように少しずらす（図8c）．術者は吻合部が狭くならないように，残

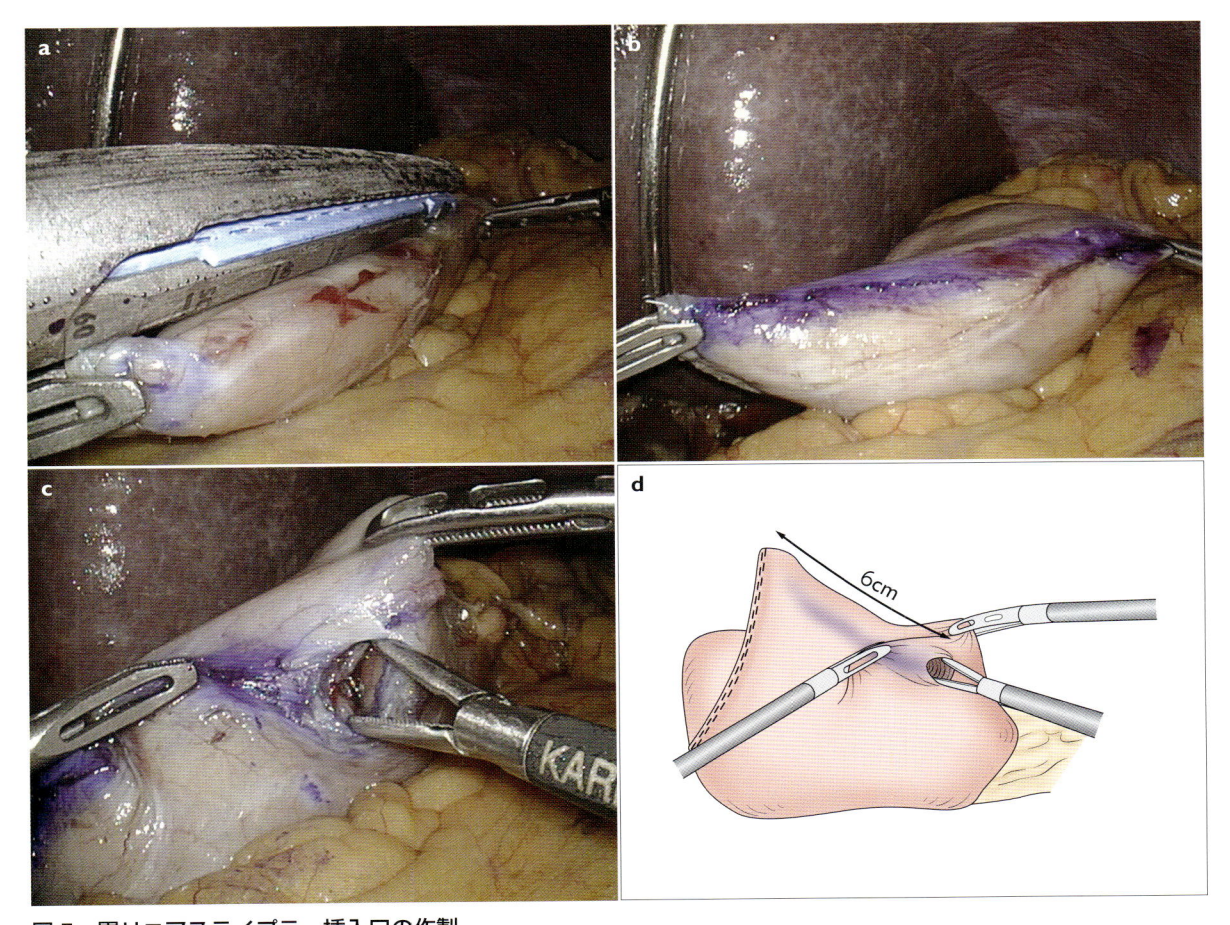

図5　胃リニアステイプラー挿入口の作製
a：胃空腸吻合ラインの設定，b：胃空腸吻合ラインのマーキング，c，d：残胃の小孔作製．

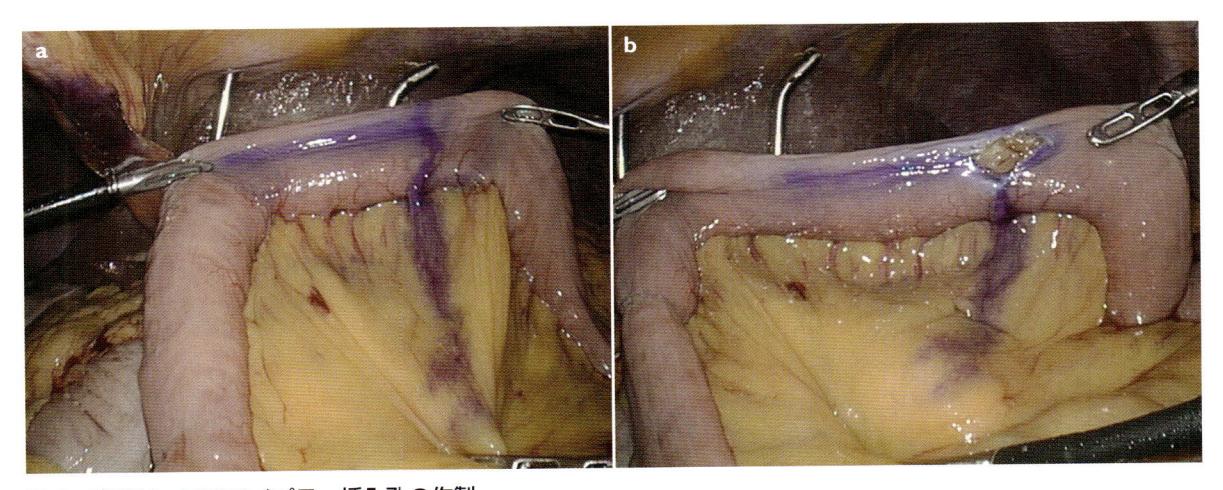

図6　空腸リニアステイプラー挿入孔の作製
a：胃空腸吻合前の空腸のマーキング，b：空腸の小孔作製．

6．Roux-en-Y法―リニア再建（β再建）

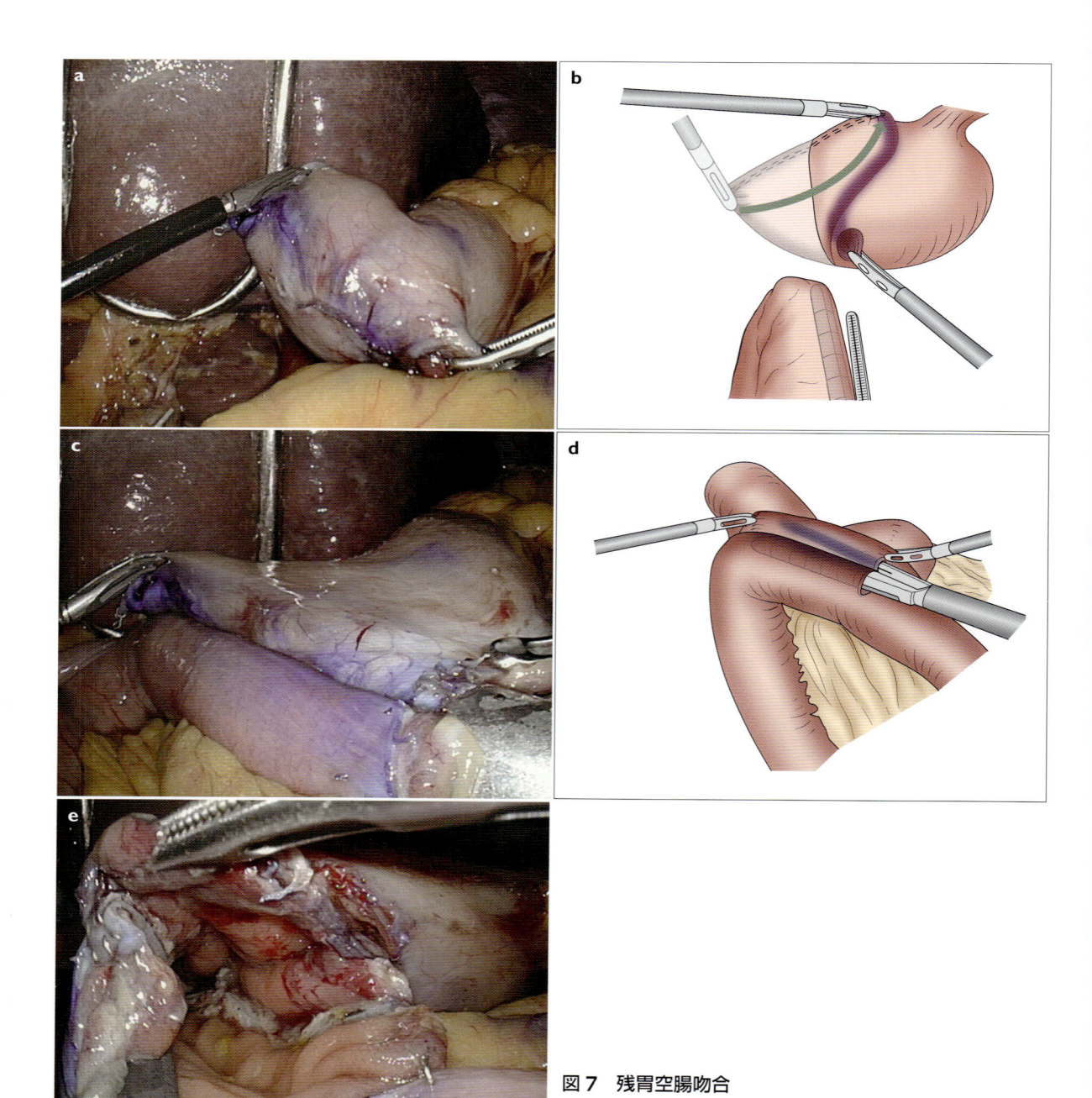

図7 残胃空腸吻合
a, b：大彎の吻合予定ラインとリニアステイプラーの軸の調整, c, d：残胃空腸側々吻合, e：ステイプルラインの形成と出血の有無の確認.

胃空腸吻合部を正中方向に牽引し，リニアステイプラーをできるだけ外側にかける．助手は吻合部が狭くならないように前後壁を最小限に牽引するが，リニアステイプラー挿入孔が確実に閉鎖されるように，後壁は少し多めに牽引する（図8c）．術者はリニアステイプラーを把持し，ファイアする（図8d,

e）．リニアステイプラー60 mm 1回で空腸切離とともにリニアステイプラー挿入孔の閉鎖は可能であるが，1回での切離・閉鎖が難しい場合に無理にリニアステイプラーを押し込むと，空腸が押しつぶされて吻合部の底が浅くなり，術後に通過障害の原因となる（図8f）．そのため，状況によって無理はせ

148　　各論：幽門側胃切除術後再建

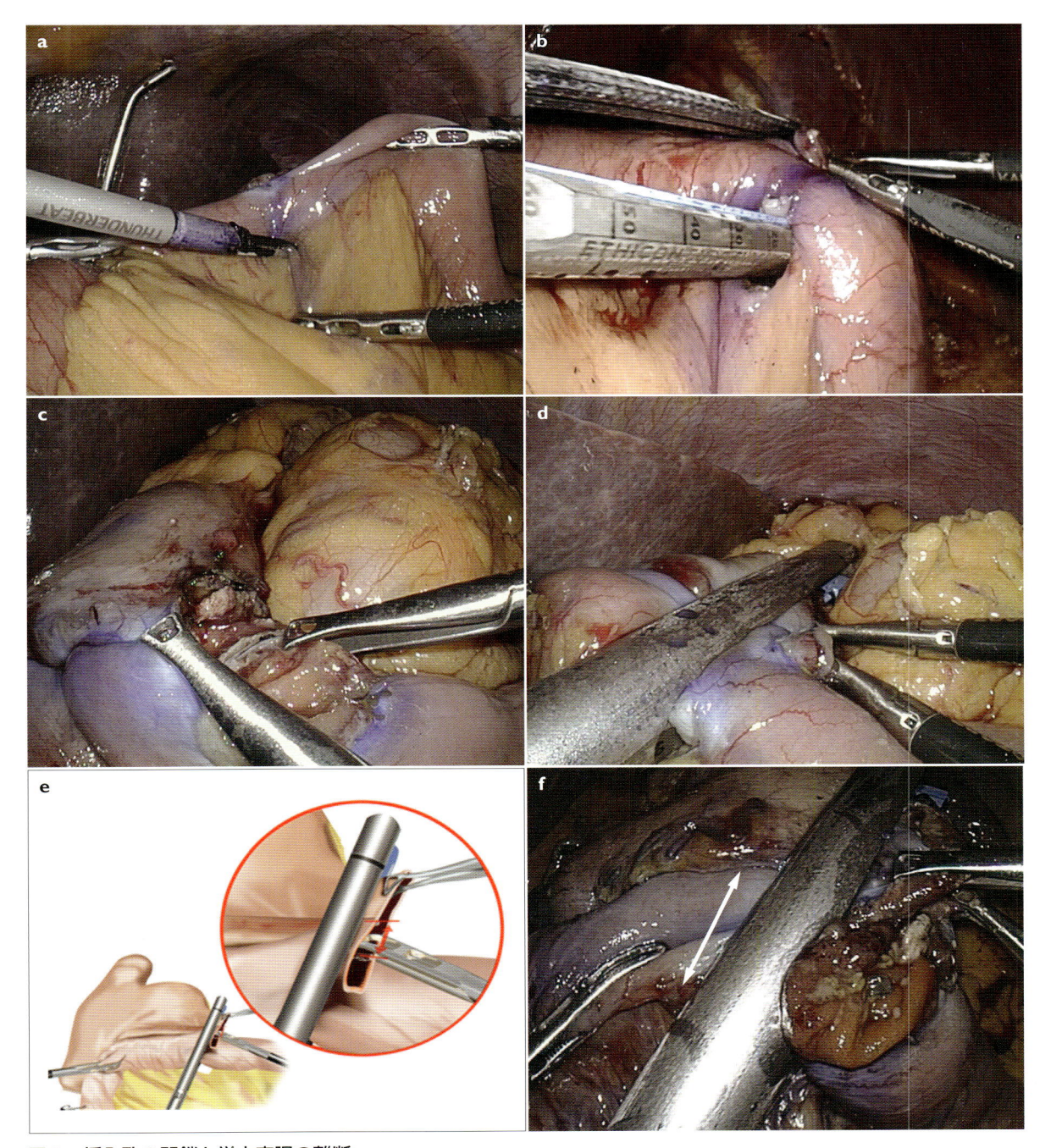

図8 挿入孔の閉鎖と挙上空腸の離断
a：空腸間膜の小孔作製，b：リニアステイプラーの挿入，c：閉鎖前の前壁と後壁のステイプルラインの調節，d，e：挿入孔の閉鎖，f：吻合部の底が浅くなることによる通過障害．

ず，リニアステイプラー2回で挿入孔を閉鎖したほうがよい．

　切離・閉鎖後，トリプルステイプリングになっていないこと，胃の後壁が確実に閉鎖されていること を確認し，ステイプルラインからの出血を止血する（**図9a**）．ステイプルラインを確認し（**図9b**），トリプルステイプリングになってしまった場合は，その部分を覆うようにZ型に漿膜筋層縫合をかける．

6．Roux-en-Y法—リニア再建（β再建）　　149

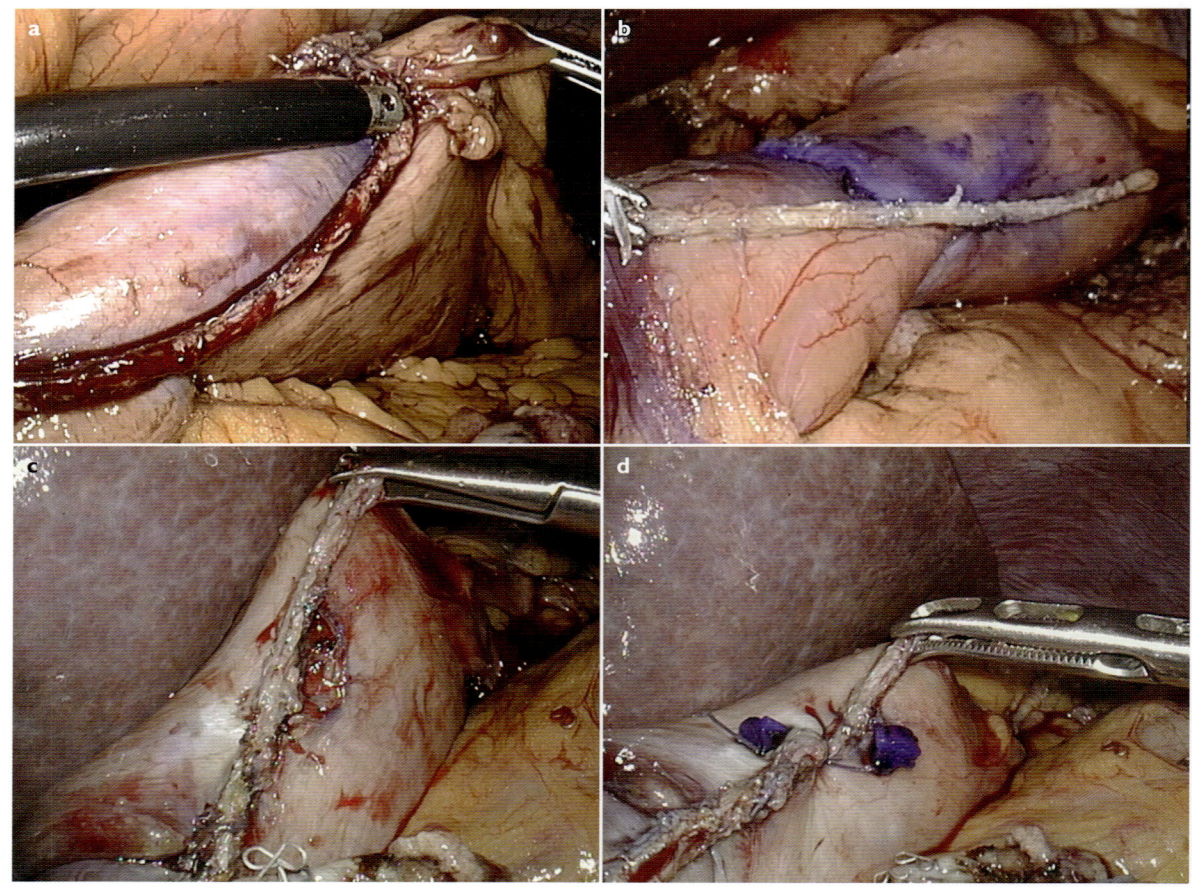

図9 挿入孔の閉鎖と挙上空腸離断後の処理
a：ステイプルラインの止血，b：ステイプルラインの確認，c：挿入孔後壁の閉鎖不全，d：挿入孔閉鎖不全に対する全層縫合閉鎖．

後壁が完全に閉鎖されていない場合は（**図9c**），連続縫合で全層を閉鎖しリカバーする（**図9d**）．

F Y脚の吻合

空腸間膜を切離し，空腸辺縁動脈を1本処理する．これによりY脚の吻合は，多くの場合延長した臍部の創から通常直視下に施行可能である．胃空腸吻合部から25〜30 cm肛側の輸出脚と輸入脚を引き出す．

輸入脚はすでにリニアステイプラー挿入孔があいている．輸出脚の腸間膜対側にリニアステイプラー挿入孔をあけリニアステイプラー（ECHELON FLEXホワイト）を挿入し，側々吻合する（**図10a**）．内腔の止血を確認する．輸出脚と輸入脚が臍部の創から引き出せない場合は，リニアステイプラーを用いて腹腔内で吻合を行っている（**図10b**）．

挿入口の閉鎖はリニアステイプラー（ホワイト）で行うが，この際，輸出脚に狭窄をきたさないよう輸出脚と直交する方向に閉鎖する（**図10c，d**）．内ヘルニア予防のため，腸間膜の間隙，およびPetersen's defectを非吸収糸の連続縫合で閉鎖し（**図11**），再建終了とする．われわれはこの再建法をその完成形から「β再建」と名付けた（**図12**）．

2 手技の利点と欠点

われわれがR-Y再建法を第一選択とする理由は，R-Y再建法はBillroth Ⅰ法（B-Ⅰ）と比較し，吻合部への緊張がからず縫合不全の危険性が少ないことがある．また，当科での成績から，胃十二指腸逆流

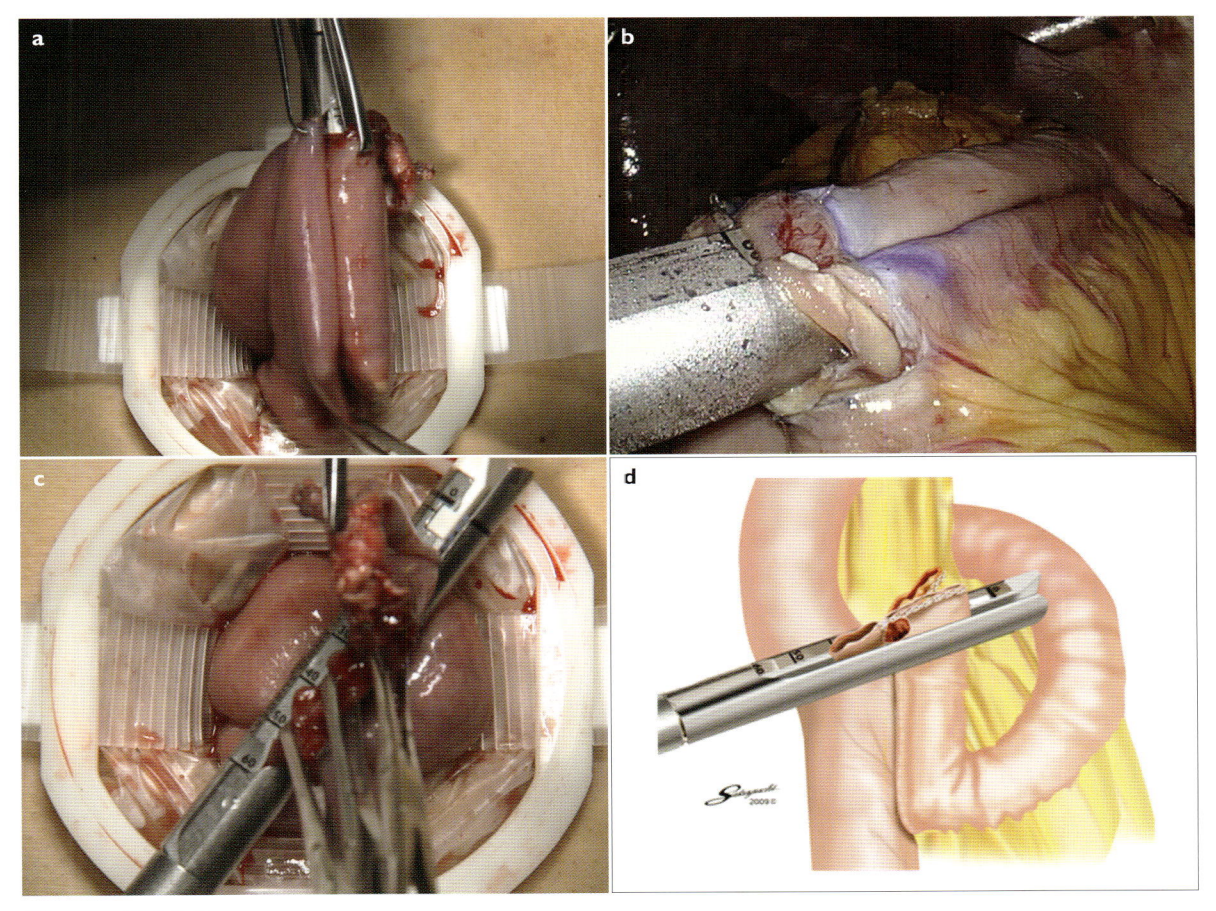

図10 Y脚の吻合
a：空腸空腸吻合，**b**：腹腔内での空腸空腸吻合，**c, d**：挿入孔の閉鎖．

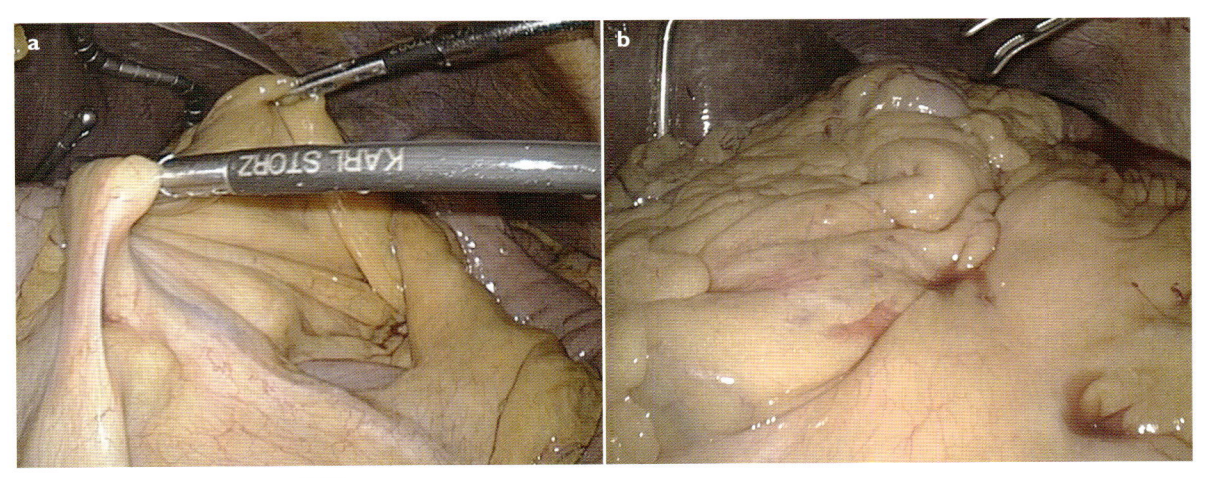

図11 Petersen's defect の閉鎖
a：Petersen's defect，**b**：Petersen's defect の連続縫合閉鎖（完成図）．

6. Roux-en-Y 法―リニア再建（β再建）

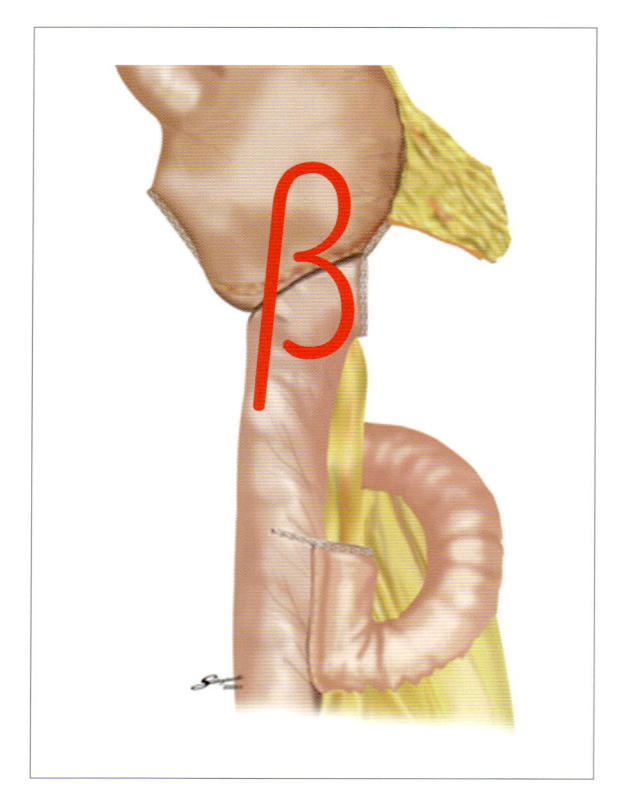

図12 Roux-en-Y再建（β再建）の完成図

が軽減されるため，逆流性食道炎，残胃炎，胆汁逆流の頻度が低く[1,2]，栄養状態や晩期合併症（胃潰瘍，イレウス）の頻度には差がないことを報告している[2]．

R-Y再建法のデメリットとしてRoux-Y stasis syndromeや内ヘルニアがある．Roux-Y stasis syndromeにはRoux-Y脚の長さが関与している可能性があることから[3]，当科では胃空腸吻合から空腸空腸吻合の長さを比較的短めの25～30 cm程度としており，その結果Roux-Y stasis syndromeを認めた患者はいなかった[2,4]．また，内ヘルニアに対してはPetersen's defectを縫合閉鎖することで対応しており，閉鎖しない群と比較し内ヘルニアの発生を有意に予防できることを報告している[5]．

術中操作に関していえば，可動性の高い空腸を用いることは腹腔鏡での操作に適しており，また腹腔鏡下での，良好な視野と広い空間を用いて再建操作

を行うことができる[4]．

われわれが行っているβ再建法のメリットは，すべてリニアステイプラーを使い，腹腔鏡下での縫合・結紮手技が不要である点である．一方で，カートリッジの使用個数が多いというデメリットもある．また，吻合操作がやや煩雑であり，すべての操作において，術者，助手の協調作業が必要で，助手にも技量が求められるが，カメラ助手のカメラワークも含め，ほぼすべての操作を定型化することでスムーズに吻合操作が行えるように努めている．当科の方法では再建にかかる時間は約30分であり，比較的短時間で施行可能であるといえる[4]．

エキスパートからのアドバイス

助手，カメラ助手も含め，**手順や細かい動作まで定型化することで，良好な術野展開のもと，毎回同じ吻合手技を行うことが重要**である．われわれは過去の報告から，最善と思われる方法を選択し定型化する．そして，定型化された手術の成績を蓄積しデータを出すことで，手技を客観的に見直し，さらに改善を加えることができると考えている．

文献

1) Kojima K, Yamada H, Inokuchi M, et al：A comparison of Roux-en-Y and Billroth-I reconstruction after laparoscopy-assisted distal gastrectomy. Ann Surg 247：962-967, 2008
2) Inokuchi M, Kojima K, Yamada H, et al：Long-term outcomes of Roux-en-Y and Billroth-I reconstruction after laparoscopic distal gastrectomy. Gastric Cancer 16：67-73, 2013
3) Gustavsson S, Ilstrup DM, Morrison P, et al：Roux-Y stasis syndrome after gastrectomy. Am J Surg 155：490-494, 1988
4) Motoyama K, Kojima K, Hayashi M, et al：β-Shaped intracorporeal Roux-en-Y reconstruction after totally laparoscopic distal gastrectomy. Gastric Cancer 17：588-593, 2014
5) Kojima K, Inokuchi M, Kato K, et al：Petersen's hernia after laparoscopic distal gastrectomy with Roux-en-Y reconstruction for gastric cancer. Gastric Cancer 17：146-151, 2014

（佐藤 雄哉，小嶋 一幸，加藤 敬二，井ノ口 幹人，椙田 浩文，神谷 綾子，谷中 淑光，中川 正敏，小林 建太，杉原 健一）

幽門側胃切除術後再建

7 Roux-en-Y 法—リニア再建（順蠕動）

　　　　　　　　　　　　　　　　　　　　　　DVD-18

　1881年にBillrothが幽門側胃切除後に胃十二指腸吻合（Billroth I 法）で行い，1893年にCésar Rouxが幽門側胃切除後にRoux-en-Y再建を行って以来，さまざまなバリエーションはあるものの，再建の基本的な手技は変わっていない．本項では，当科で通常行っているリニアステイプラーを用いたRoux-en-Y再建法について紹介する．

手技の実際

A 胃の切離

　郭清を終了しリニアステイプラー（ECHELON FLEX™ ブルーまたはEndo GIA™ Tri-Staple™ パープル）で胃切除後に再建に移る（**図1**）．

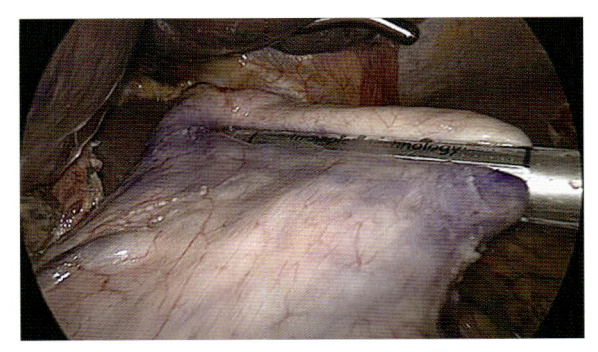

図1　リニアステイプラーによる胃の切離

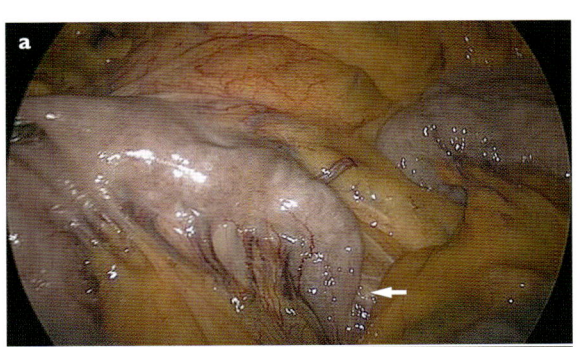

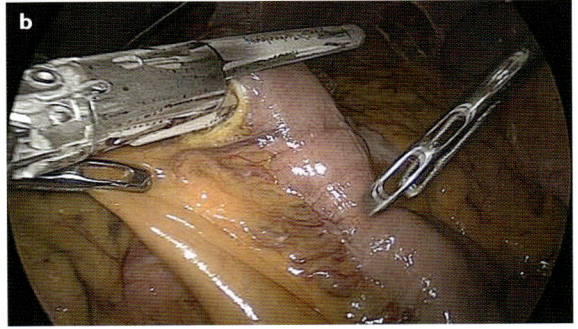

B 空腸の切離

　Treitz靱帯を確認した後（**図2a**），同部から30 cmの部位で空腸をリニアステイプラー（ECHELON FLEX ホワイトまたはEndo GIA Tri-Staple キャメル）を用いて切離する（**図2b~d**）．このとき，リニアステイプラーは切離線が腸間膜付着側とその対側に向かうように設定する（**図2b**）．空腸沿いにソノサージX（オリンパス社）を用いて腸間膜を切離し（**図2c**），10 cm程度の空腸を犠牲として再びリニアステイプラーで空腸を切離する（**図2d**）．空腸切離前に口側空腸には色素でマークを付けておく．

図2　空腸の切離
a：Treitz靱帯の確認，b：犠牲腸管の作製．　　（つづく）

153

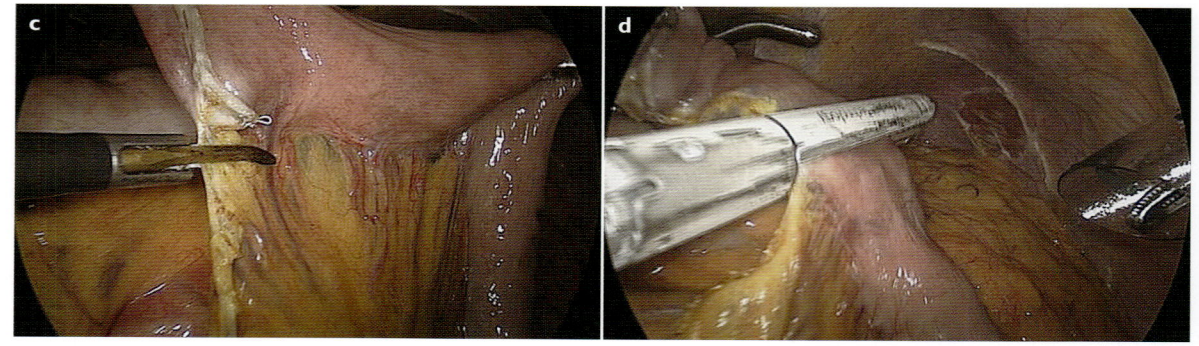

図2 空腸の切離（つづき）
c, d：犠牲腸管の作製.

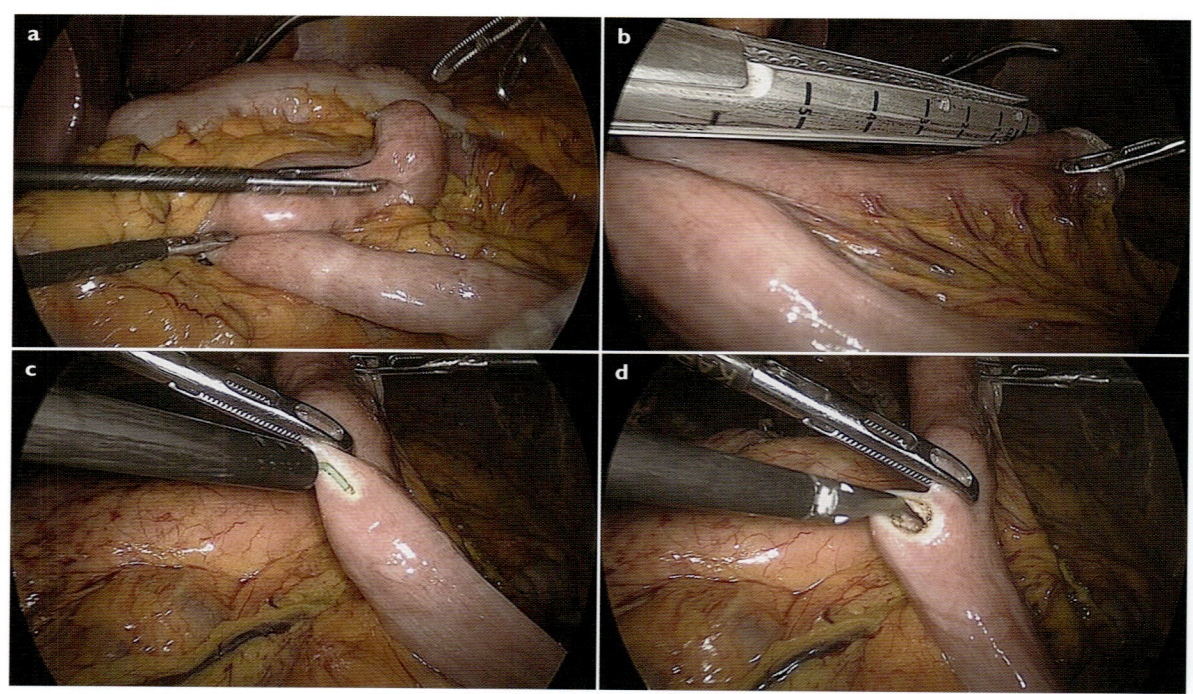

図3 空腸の挿入孔の作製
a, b：結腸前経路による空腸の挙上. c, d：腸間膜対側での小孔の作製.

C 空腸・胃の挿入孔の作製

肛門側空腸を結腸前経路で挙上し，捻れがなく緊張がかからないことを確認する（図3a）．挙上空腸の切離断端から6 cmの部位を確認し（図3b），空腸の腸間膜対側に小孔をあける（図3c, d）．胃の切離線大彎端に小孔をあけ（図4a～c），胃内容が腹腔内に漏れないように内容を吸引する（図4d）．

D ステイプラーの挿入

まず，リニアステイプラー（ECHELON FLEXブルーまたはEndo GIA Tri-Stapleパープル）のカートリッジ側を空腸に挿入し（図5a, b），アンビルフォークを胃に挿入する（図5c）．リニアステイプラーの縫合線は空腸側では腸間膜対側，胃側は大彎の血管を損傷しないように大彎のわずかに後壁寄り

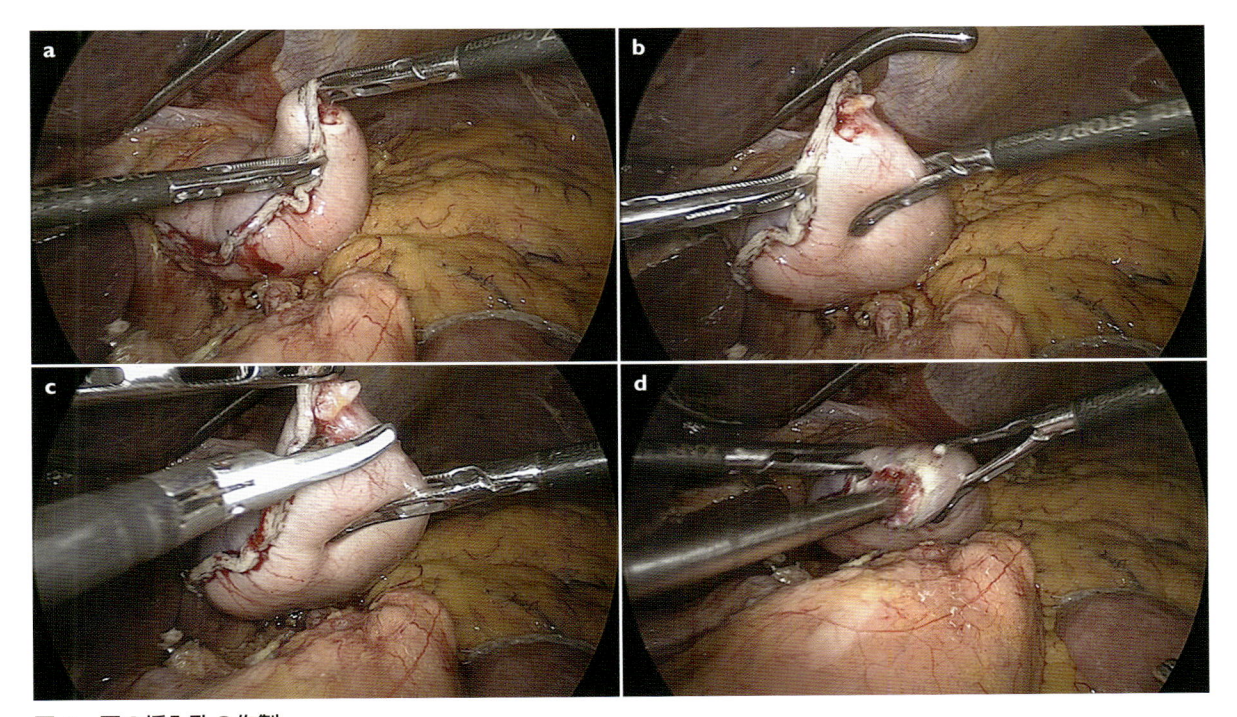

図4 胃の挿入孔の作製
a〜c：胃切離断端での小孔の作製．**d**：胃内容の吸引．

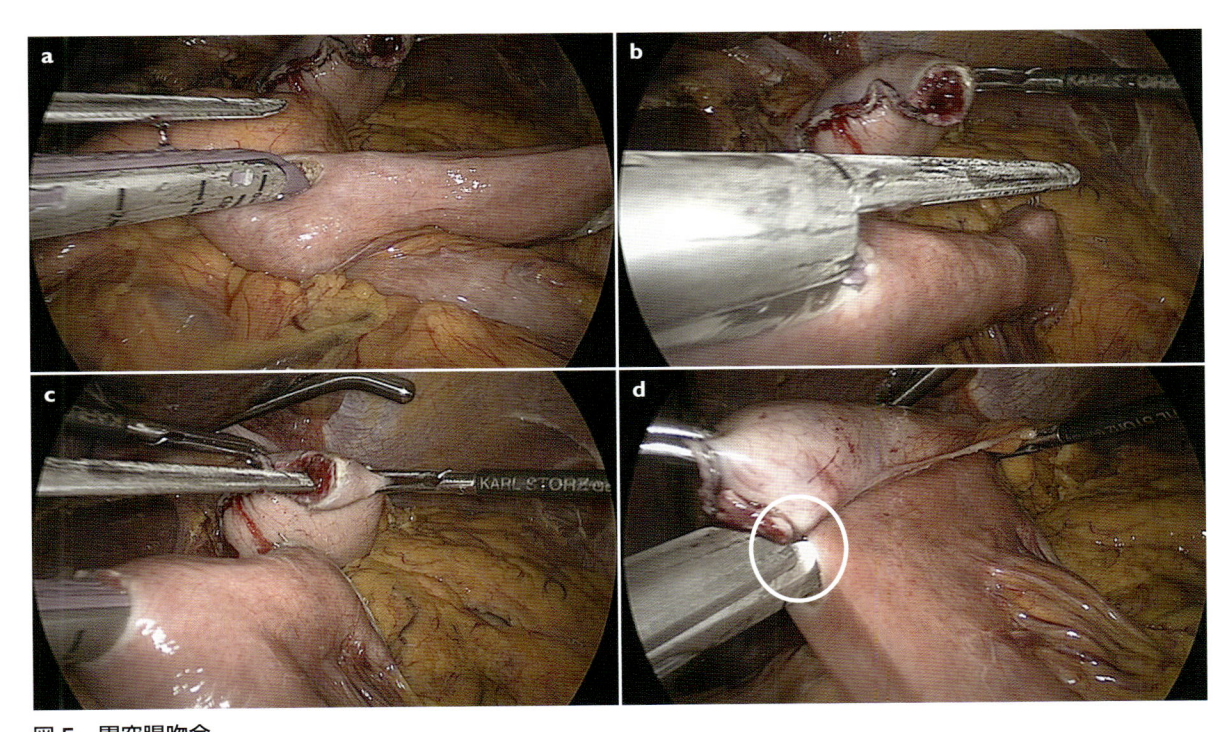

図5 胃空腸吻合
a，b：リニアステイプラーのカートリッジ側を空腸に挿入．**c**：アンビルフォークを胃に挿入．**d**：胃壁と空腸壁を合わせる（円）．

7．Roux-en-Y 法—リニア再建（順蠕動）

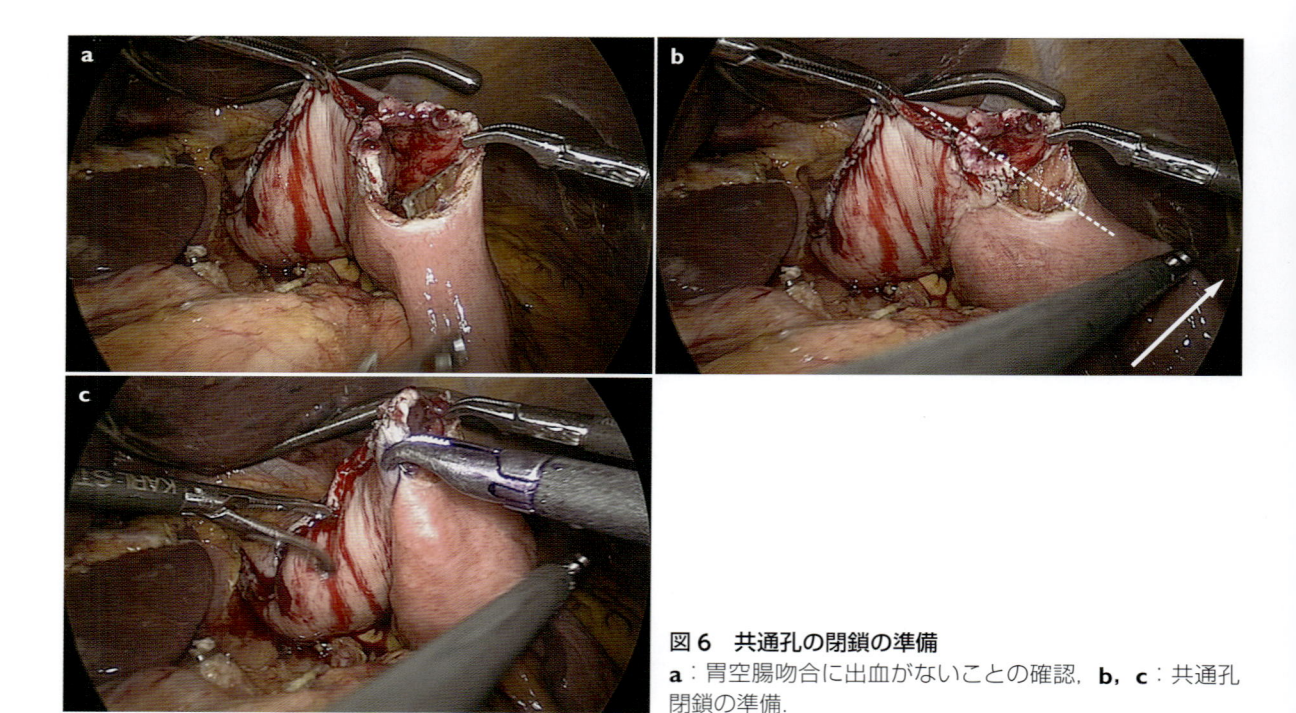

図6　共通孔の閉鎖の準備
a：胃空腸吻合に出血がないことの確認，b，c：共通孔閉鎖の準備．

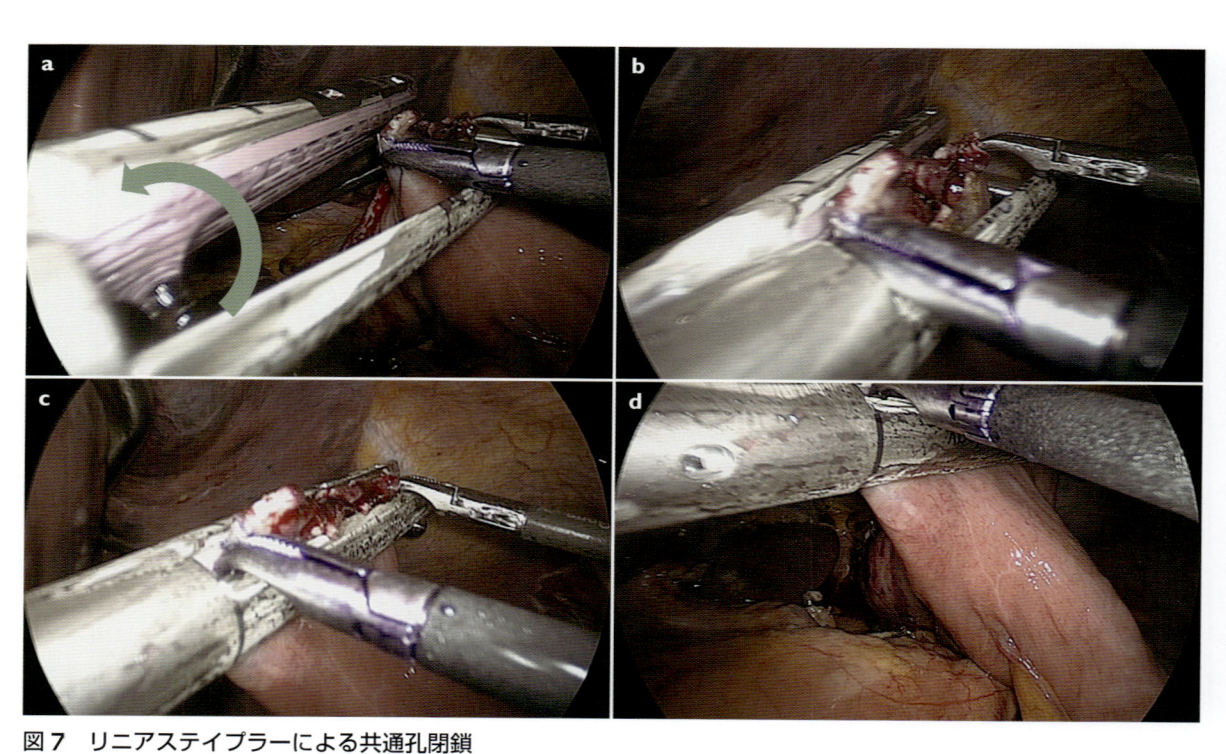

図7　リニアステイプラーによる共通孔閉鎖
a，b：リニアステイプラーの挿入，c：共通孔を挟み込む，d：十分に挟み込まれていることを確認．

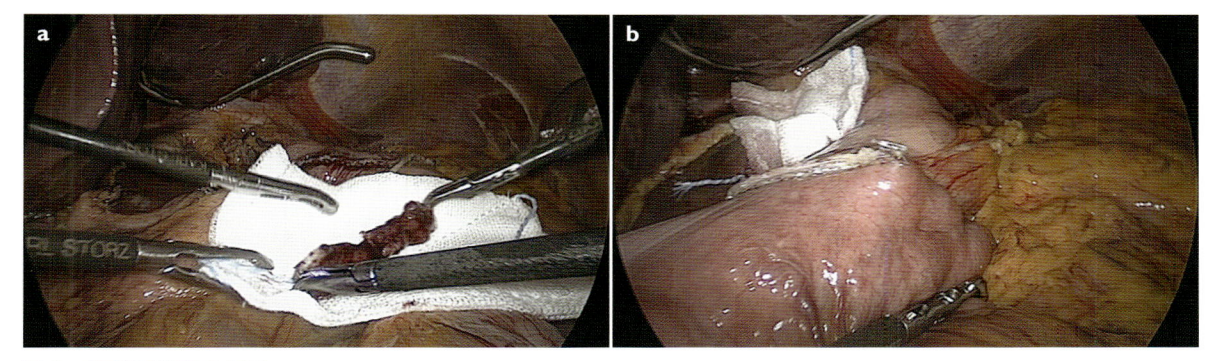

図8 切除腸管壁の摘出
a:切除腸管壁の摘出,**b**:吻合部に捻れがないことの確認.

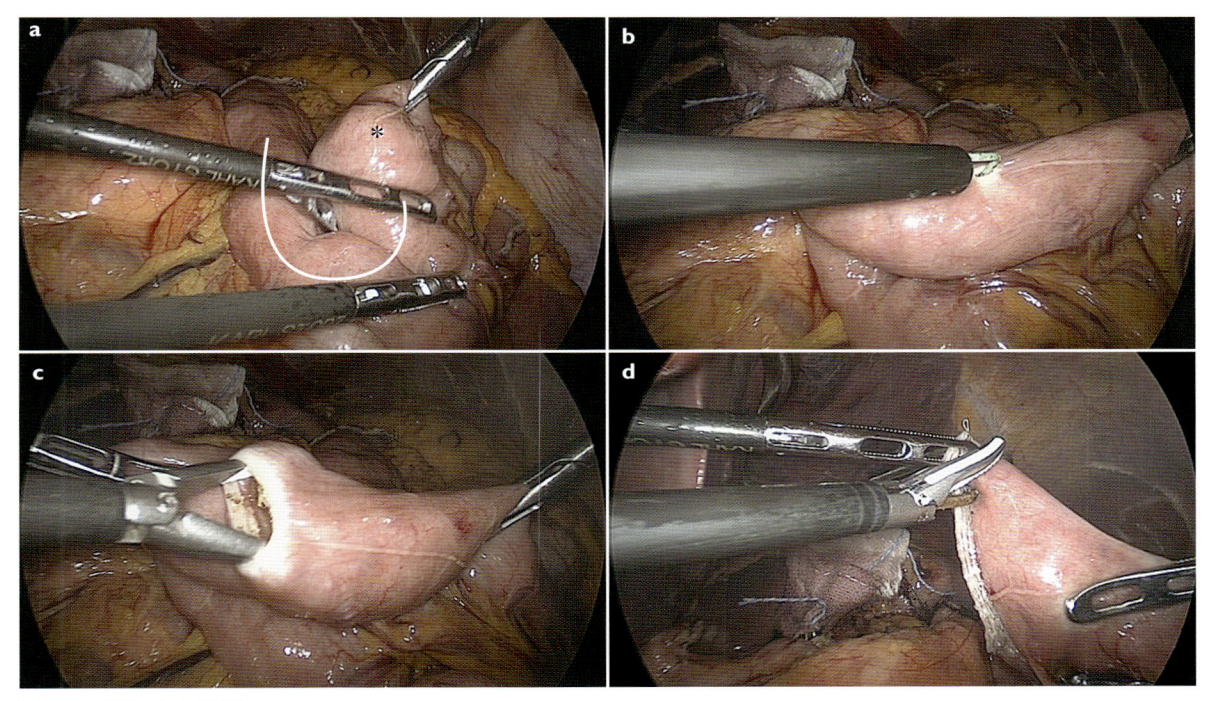

図9 Y脚吻合の準備
a〜c:胃空腸吻合から30 cmの部位(＊)に小孔を作製する.**d**:Treitz靱帯側の空腸にも小孔を作製する.

とする.この際,助手は右手鉗子で胃脾間膜を腹側に挙上して損傷を避けるようにする(図5d).

E 共通孔の閉鎖

ゆっくり確実にステイプリングを行い,止血を確認する(図6a).

まず,術者が空腸を左上腹部方向にずらし(図6b矢印),助手が鉗子を用いて胃空腸縫合線端をつまみ上げるようにした際に,胃の断端と空腸腸間膜対側が一直線となるようにする(図6b破線,c).リニアステイプラーを十分に開き,アンビルフォークを寝かせるようにしてゆっくり挿入し,ある程度挿入した時点で左側にひねり(図7a),共通孔を挟み込む(図7b,c).このとき,粘膜層を十分に噛み込んでいることを確認するとともに,空腸壁がタック状に折れ重なるようになっていないことを確認する(図7d).不十分な場合は,何度でもやり直すことが可能である.

7. Roux-en-Y法—リニア再建(順蠕動)　157

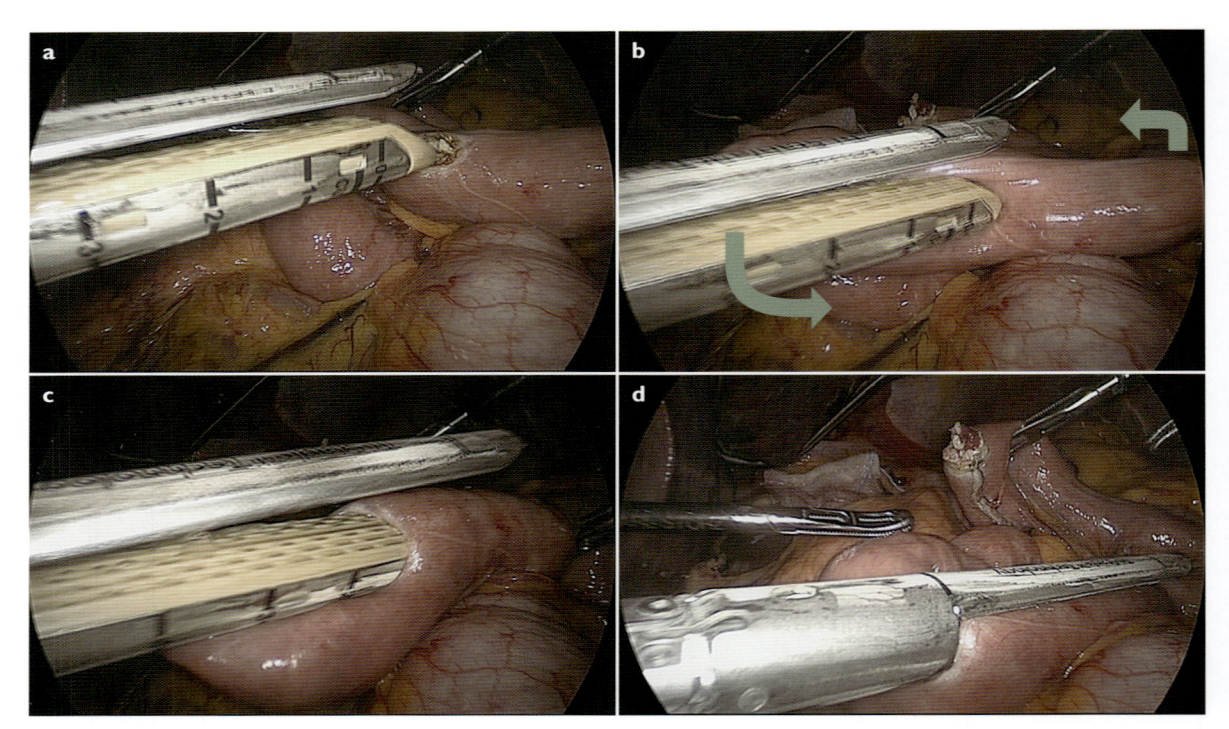

図 10 空腸へのリニアステイプラーの挿入
a：直交する方向でステイプラーを空腸に挿入，b：空腸の軸を矢印のようにステイプラーに合わせる，c：ステイプラーをゆっくり空腸に挿入，d：十分にステイプラーを空腸に挿入する．

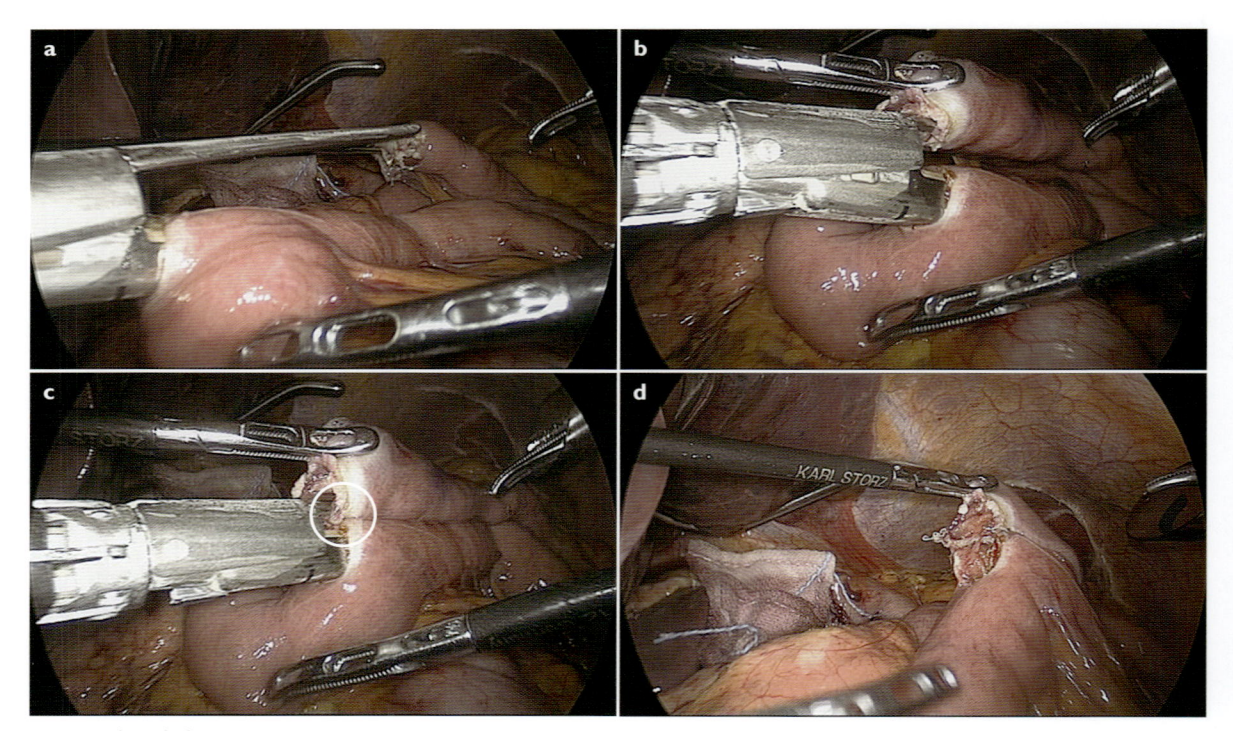

図 11 空腸吻合
a：アンビルフォークを Treitz 靱帯の空腸に挿入，b，c：空腸間膜体側が縫合線になるように合わせて縫合，d：吻合部からの出血がないことを確認．

158　　各論：幽門側胃切除術後再建

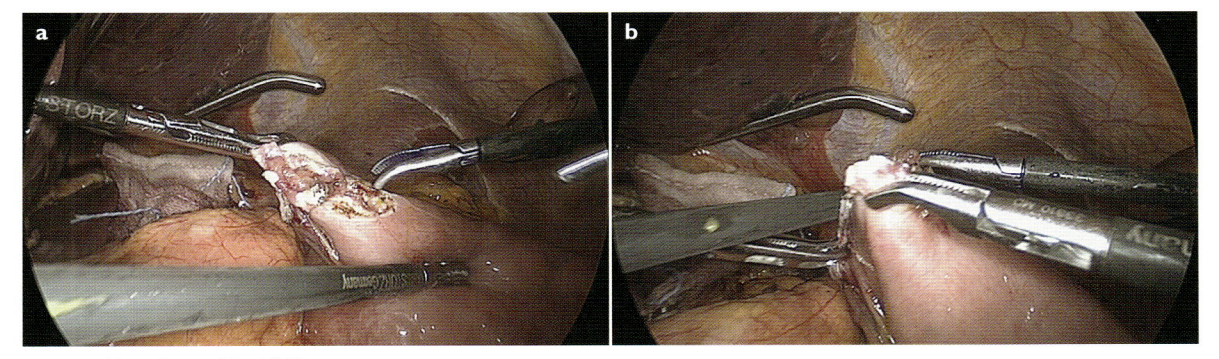

図12 共通孔の閉鎖の準備
a：出血がないことを確認，b：助手が空腸ステイプルラインを把持し，把持した鉗子を挙上する．

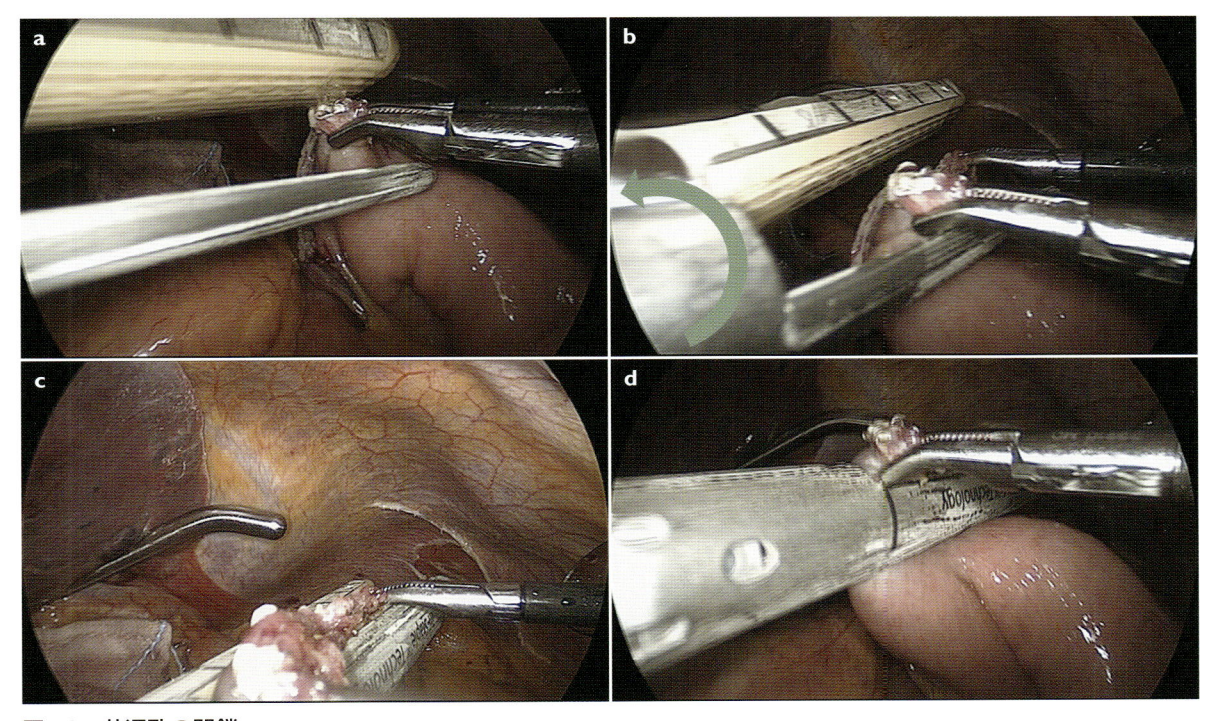

図13 共通孔の閉鎖
a, b：リニアステイプラーの挿入（b の矢印はひねる向きを示す），c：共通孔を挟み込む，d：十分に挟み込まれていることを確認．

確認した後，ゆっくりとステイプリングする．切除空腸壁はそのまま体外に引き出すと感染の原因になるので，ガーゼで包み込んで摘出する（図8a）．吻合部からの出血や捻れがないことを確認する（図8b）．

F 空腸空腸吻合

胃空腸吻合部から約 30 cm の空腸で吻合を行う（図9a）．U字が形成されるくらいがちょうどよい（図9a 白線）．空腸間膜対側の空腸壁に小孔を作製する（図9b, c）．Treitz 靱帯側の空腸断端，空腸間膜対側にも小孔を作製する（図9d）．

リニアステイプラー（ECHELON FLEX ホワイトまたは Endo GIA Tri-Staple キャメル）のカートリッジ側を最初に作製した小孔から肛門側に挿入する．カートリッジ側はまず腸管の短軸方向に挿入し，先

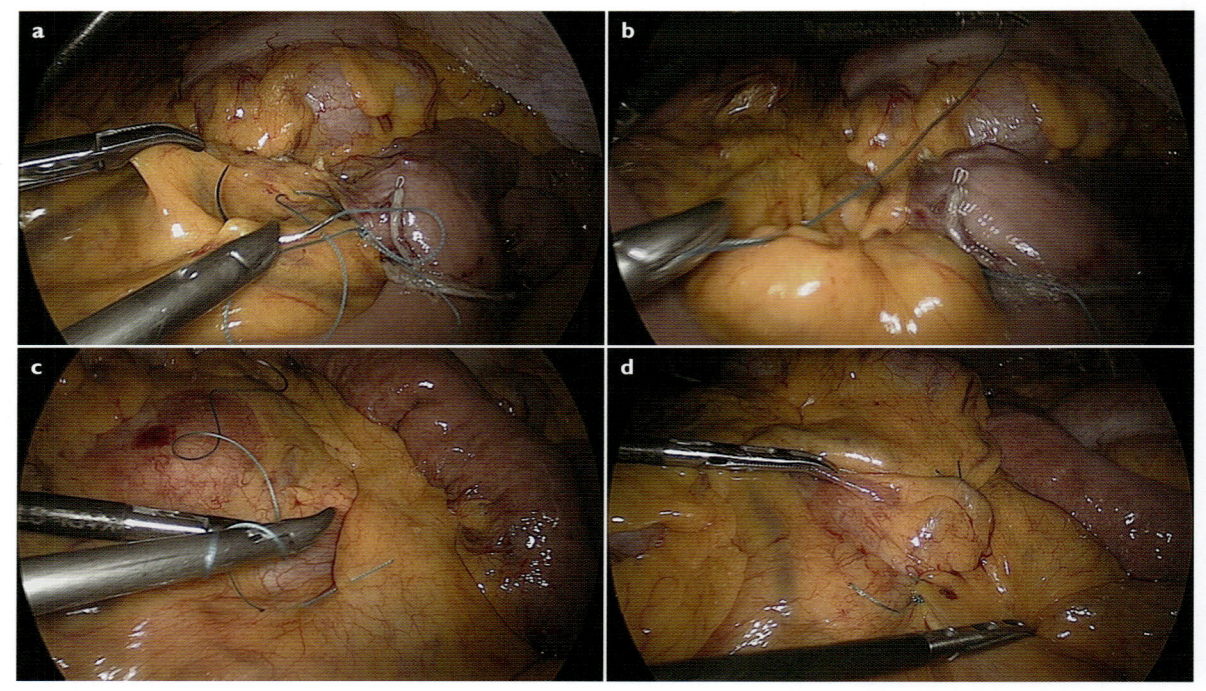

図 14 空腸間膜間隙と Petersen's defect の閉鎖
a, b：空腸間膜間隙を非吸収糸で連続縫合で閉鎖．c, d：Petersen's defect を非吸収糸で連続縫合で閉鎖．

端が入ったところで術者左手で空腸の手前を右に振って長軸方向に合わせると挿入が容易である（図10）．十分に挿入した後にアンビルフォークをTreitz 靱帯側の空腸に小孔から挿入する（図11a）．それとともに空腸間膜対側が縫合線となるように設定し縫合する（図11b）．縫合予定の空腸壁の漿膜の位置を合わせることで共通孔は適切なサイズとなり，後の閉鎖にも有用である（図11c）．断端からの出血がないことを確認する（図11d）．

G 空腸空腸吻合の共通孔の閉鎖

助手が鉗子を用いて胃空腸縫合線端をつまみ上げるようにした際に，Treitz 側空腸断端と肛門側空腸腸間膜対側が一直線となるようにする（図12）．

リニアステイプラーを十分に開き，アンビルフォークを寝かせるようにしてゆっくり挿入しながら左側にひねり（図13a, b），共通孔を挟み込む（図13c）．このとき，粘膜層を十分に噛みこんでいること，空腸壁がタック状に折れ重なるようになっていないことを確認するのは胃空腸吻合時と同様である（図13d）．

H 内ヘルニアの予防

空腸間膜間隙と Petersen's defect を非吸収糸で連続縫合して閉鎖する（図14）．

2 手技のポイントと特徴

われわれの手技のポイントは，胃の大彎と空腸腸間膜対側，あるいは空腸腸間膜対側どうしを縫合することで，共通孔の両端を持ち上げてステイプリングすれば，その縫合線は空腸短軸方向となるため流出路の狭窄は起こらないという点である．また，①残胃がかなり小さくなっても胃空腸縫合線を胃脾間膜背側の大彎におけば同一手順で可能である，②すべての縫合を器械で行うので安定した成績が得られる，などの特徴がある．

再建時間は腸間膜欠損，Petersen's defect の縫合閉鎖まで含めておよそ15〜20分である．

エキスパートからのアドバイス

空間解析能を磨き，それぞれの手技によってどのような結果になるのかを予想できる，言い換えると，2次元モニターを見て3次元で考え，動かすことができるようになることが肝要である．

（永井 英司，仲田 興平，大内田 研宙，前山 良，清水 周次，田中 雅夫，中村 雅史）

幽門側胃切除術後再建

8 Roux-en-Y 法―リニア再建（逆蠕動）

◉ DVD-19

　完全腹腔鏡下胃切除術は体腔内吻合を伴う腹腔鏡下胃切除術で，腹腔鏡補助下手術と比べてさらなる創縮小効果，低侵襲性と，より確実な外科的切除縁が期待できる[1]．当科では，1997年より鏡視下手術の拡大視効果に着目して早期胃癌のみならず進行胃癌も含む治癒切除可能なすべての胃癌症例を対象とし，これまでに胃全摘を含む1,000例以上の完全腹腔鏡下胃切除術を行い良好な成績を収めている[2,3]．

　本項では，functional end-to-end anastomosis（FEE法）による幽門側胃切除術後Roux-en-Y再建（逆蠕動）の手技と，当科における体腔内吻合の原理原則について概説する．

1 手技の実際

A 十二指腸の離断（術者：患者左側）

　患者左側から#6郭清終了後，術者が患者左下のポート（図1 LLP）からEndo GIA™ Tri-staple™ キャメル60 mm（コヴィディエン社）またはETS FLEX™ ブルー45 mm（エチコン社）×1を挿入し，まっすぐなほうのフォーク（Endo GIA Tri-stapleではアンビル，ETS FLEXではカートリッジ）を背側

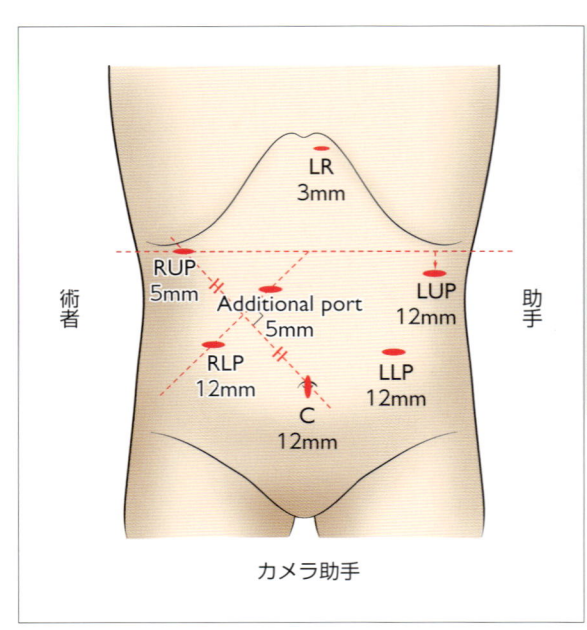

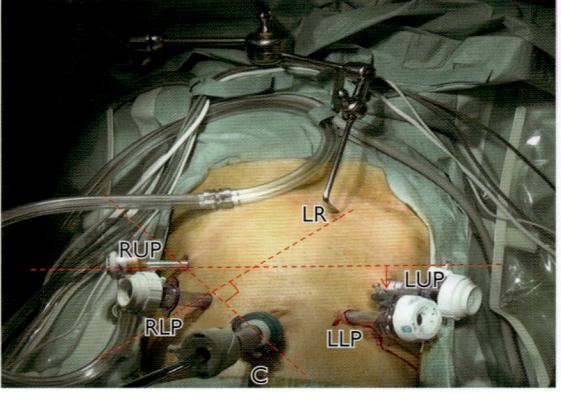

図1　ポート配置と術者の位置
RUP：Right Upper Port, RLP：Right Lower Port, LUP：Left Upper Port, LLP：Left Lower Port, LR：Liver Retractor, C：Camera.
#6郭清のみ，術者が患者左側，助手が患者右側となる．

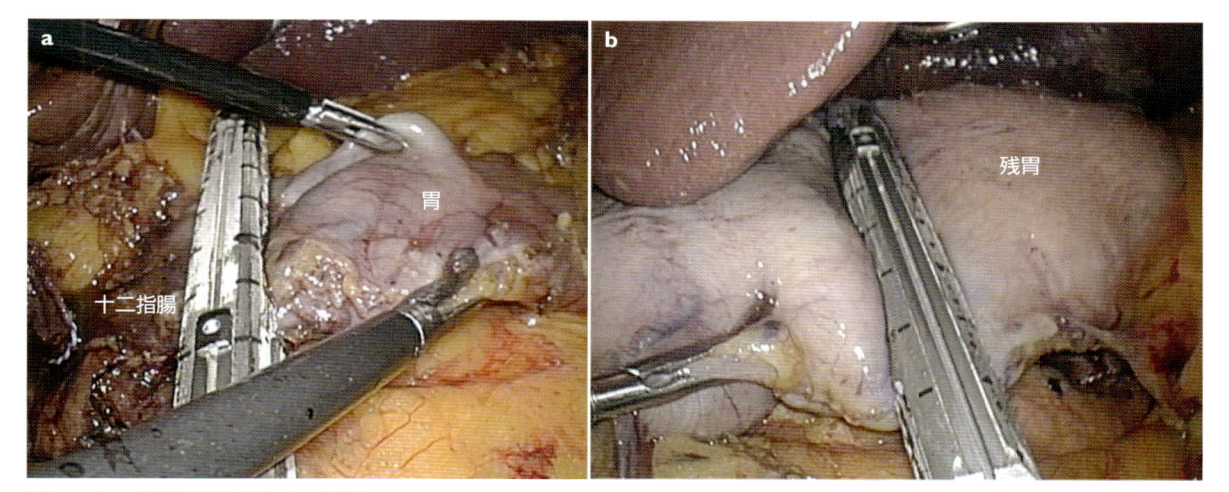

図2　十二指腸(a)と胃(b)の離断

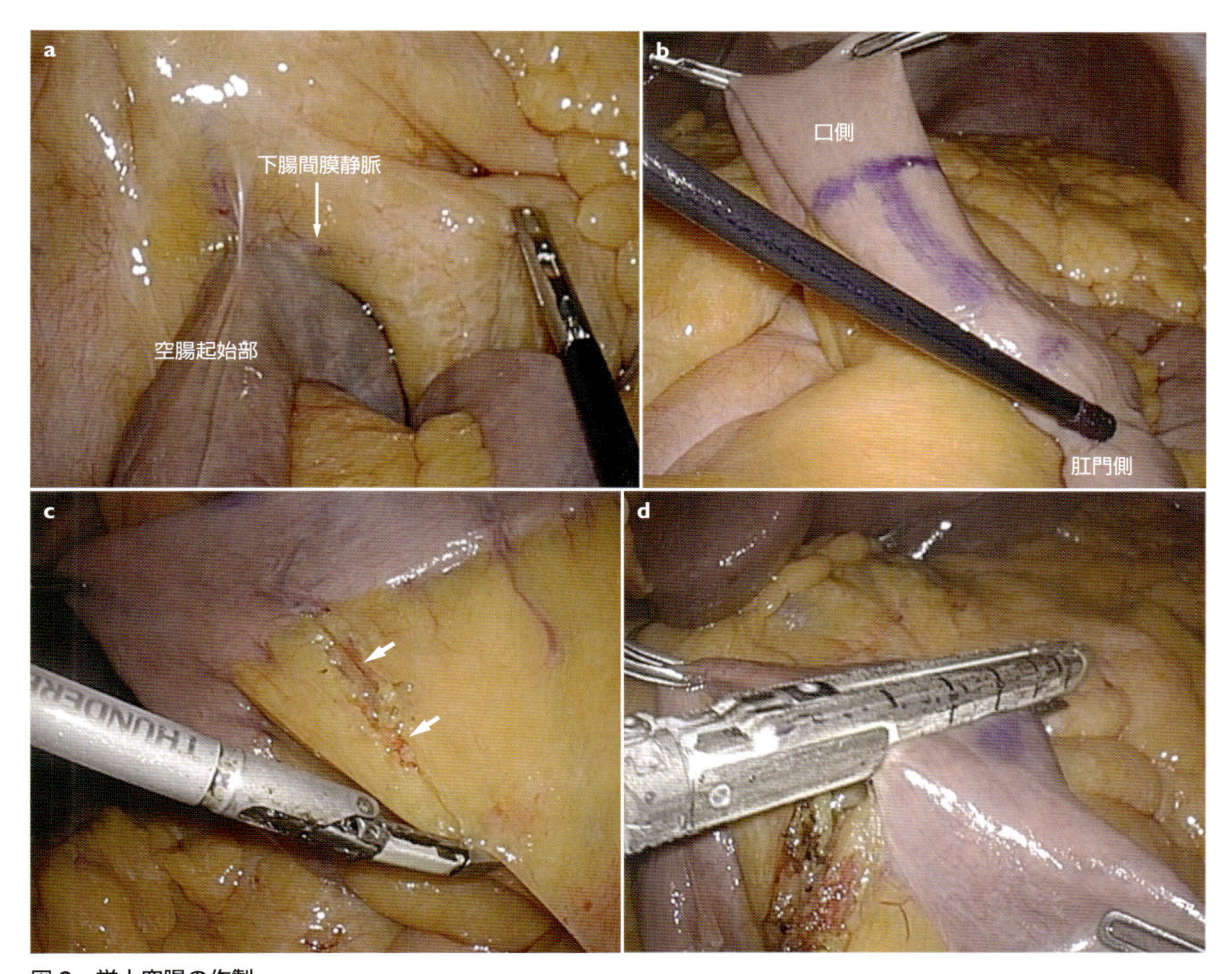

図3　挙上空腸の作製
a：空腸起始部と下腸間膜静脈，b：空腸離断部のマーキング，c：空腸間膜の処理(矢印)，d：空腸の離断．

8．Roux-en-Y 法―リニア再建(逆蠕動)

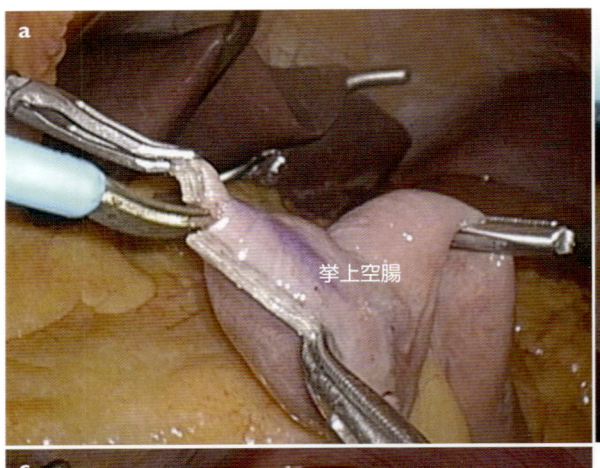

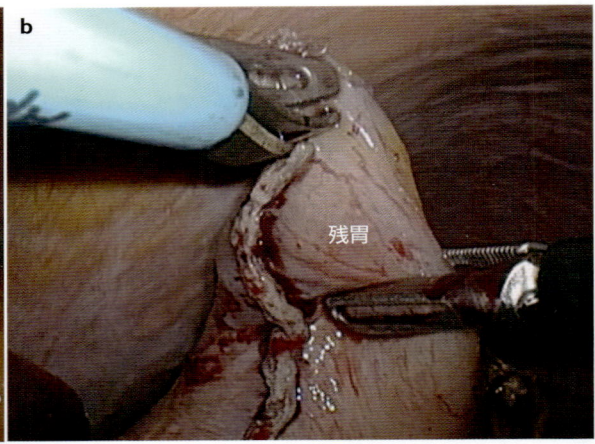

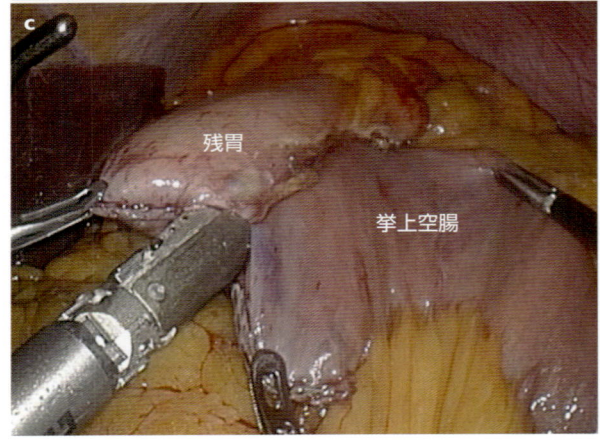

図4 胃空腸吻合①
a：挙上空腸断端の腸間膜対側への小孔の作製，b：残胃断端の大彎への小孔の作製，c：1st stapling.

にして十二指腸を離断する．デルタ吻合によるBillroth Ⅰ法（B-Ⅰ）再建を行う可能性がある場合は後壁-前壁方向に，Billroth Ⅱ法（B-Ⅱ）またはRoux-en-Y再建と決めている場合には大彎-小彎方向に離断する（図2a）．

十二指腸離断以降，術者は患者右側から操作を行う．

B 胃の離断

通常の幽門側胃切除では左胃大網動脈最終前枝と左胃動脈最終上行枝を結ぶラインをピオクタニンでマーキングし，助手が患者左下のポート（図1 LLP）から大彎-小彎方向にEndo GIA Tri-stapleパープルまたはECHELON FLEX™（エチコン社）ゴールド60 mm×2にて離断する（図2b）．胃離断も十二指腸離断と同様，まっすぐなほうのフォーク（Endo GIA Tri-stapleではアンビル，ECHELON FLEXではカートリッジ）を背側にする．亜全摘を行う場合は術者が患者右下のポート（図1 RLP）から小彎-大彎方向に離断すると腫瘍口側縁を確保しやすい．

C Treitz靱帯の確認

臍部（カメラポート留置部，図1c）創を頭側・尾側に各1 cm程度広げ，切除した検体を体外に回収する．Roux-en-Y再建で空腸空腸（挙上空腸・近位側空腸：以下，Y脚）吻合の共通孔閉鎖を体腔外で行う可能性がある場合は，小開腹創にパスセーバー（秋田住友ベーク社）を装着する．その際，同創の頭側・尾側縁に各1針閉腹用の糸をかけて結紮しておくと，再建作業中に創が広がって気腹が漏れるトラブルを予防できる．

再気腹して腹腔内洗浄を行い，止血，ガーゼ・器

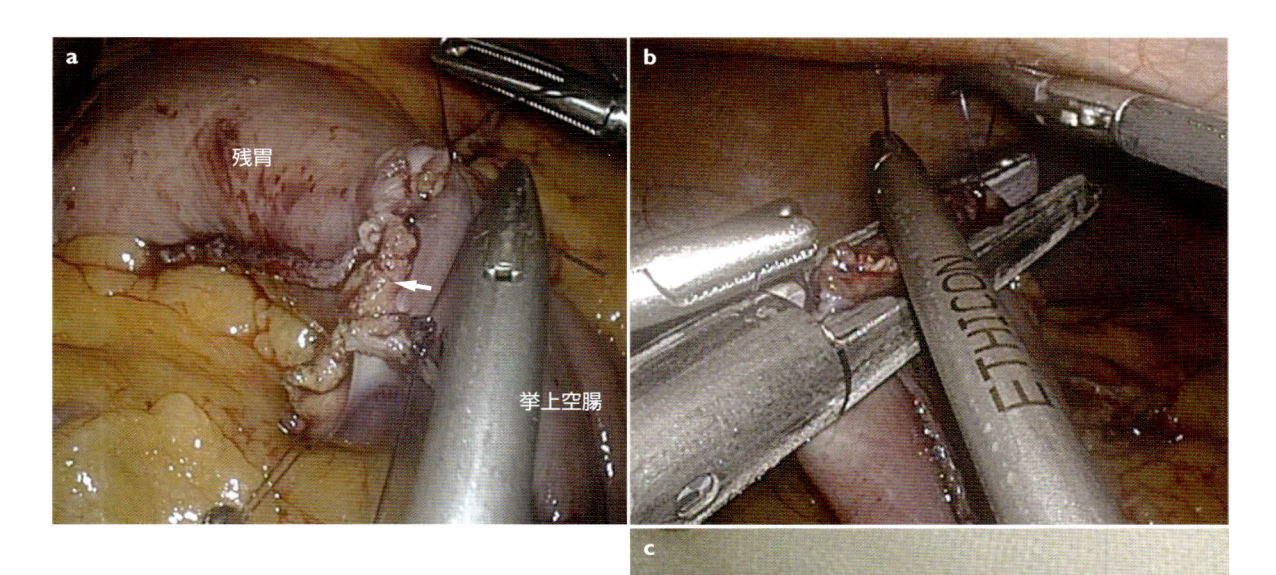

図5 胃空腸吻合②
a：共通孔の仮縫合閉鎖．矢印は挙上空腸断端と残胃断端の縫合線とのトリプルステイプリングにならない程度のわずかなギャップを示している．b：2nd stapling．c：全周全層性の確認．

械カウントを確認する．

　術者が大網を頭側に手繰って横行結腸間膜を翻転し，助手が右手で横行結腸間膜を把持し術野を展開すると，Treitz靱帯および空腸起始部が明らかとなる．空腸起始部の左背側には下腸間膜静脈が透見でき，空腸起始部の解剖学的指標となる（図3a）．

D 空腸の離断，挙上空腸，Y脚の作製

　空腸起始部から20〜25 cm肛門側をピオクタニンでマーキングする（図3b）．助手がマーキング部の肛門側の空腸壁を把持し，術者と助手で協調して空腸間膜を扇状に展開する．ピオクタニンにて空腸離断予定部から腸間膜根部に向かって直線を引き，空腸直下からその直線に沿って腸間膜を処理し，辺縁動脈を剝離・露出・切離する（図3c）．幽門側胃切除では通常，空腸枝を切離しなくても十分挙上空腸を結腸前経路で挙上できる．

　続けて空腸を腸間膜側−腸間膜対側方向にEndo GIA Tri-staple キャメルまたはETS FLEX ホワイト45 mm×1にて離断する（図3d）．挙上空腸を十分に残胃まで挙上できることを確認する．

E 挙上空腸断端へのリニアステイプラー挿入孔の作製

　挙上空腸断端の腸間膜対側に1 cm程度の小孔を作製する（図4a）．ディスポーザブル腹腔鏡用剪刀で縫合線に直角に鋏を入れると空腸壁が全層切れて必ず孔があく．そこから縫合線に平行に腸間膜対側に向けて「耳」を切り落とすとよい．

　小孔から吸引嘴管を挿入して内腔を確認し，腸管内容を吸引する．小孔作製部（主に粘膜下層）からの出血を凝固止血する．

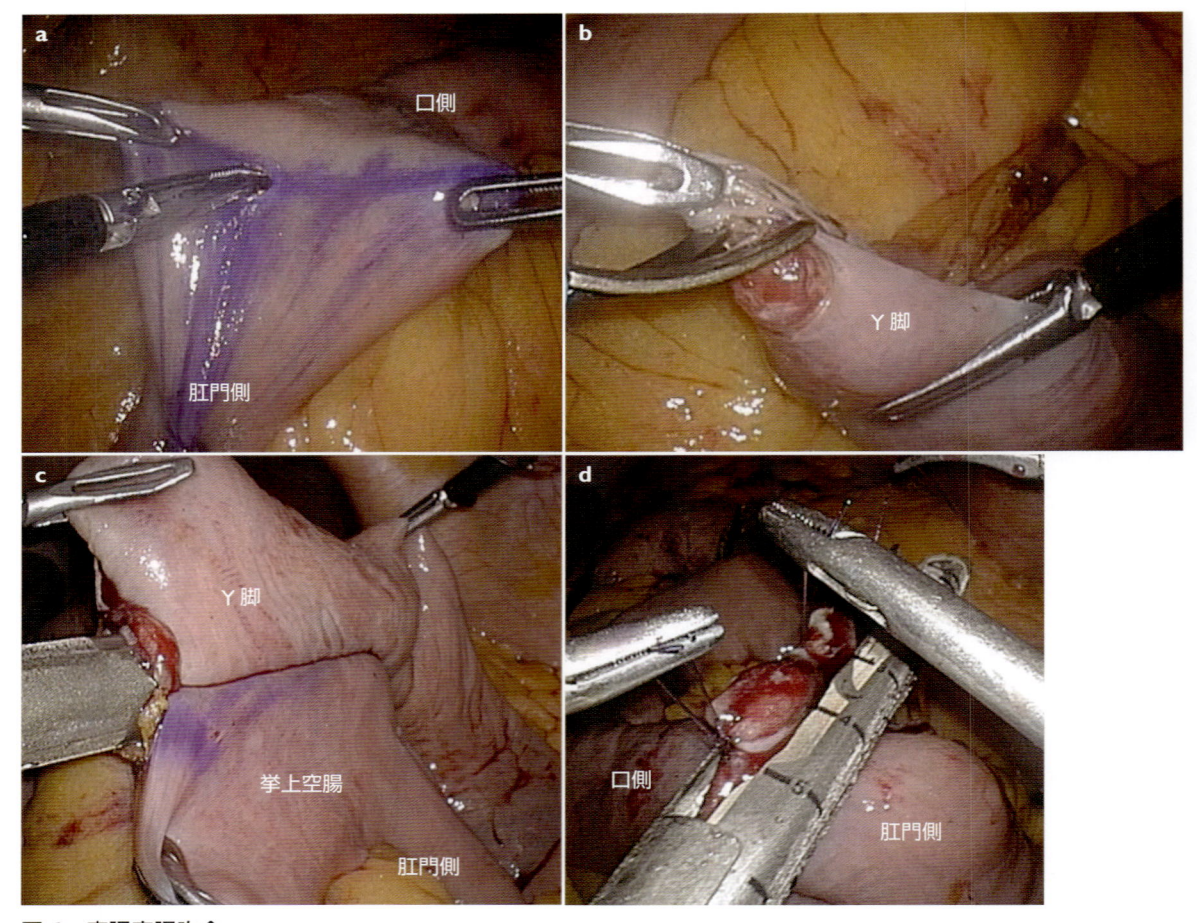

図 6　空腸空腸吻合
a：挙上空腸の腸間膜対側への小孔の作製，**b**：Y脚断端の腸間膜対側への小孔の作製，**c**：1st stapling，**d**：共通孔の閉鎖．

F｜残胃断端へのリニアステイプラー挿入孔の作製

Eの「挙上空腸断端」と同様に，残胃断端の大彎側に1cm程度の小孔を作製する（**図4b**）．胃粘膜が内腔側に引き込まれてしまった場合は，小孔の1時，7時（残胃断端の縫合線を0時とする）の位置に各1針3-0モノクリル®（エチコン社）にて全層縫合を行うとよい．

G｜残胃空腸 1st stapling

術者が患者右下のポート（**図1** RLP）からEndo GIA Tri-stapleパープルまたはETS FLEXブルー45mmを挿入する．アンビルフォークを挙上空腸に，カートリッジフォークを残胃に挿入し，挙上空腸腸間膜対側と残胃大彎を合わせて1st staplingを行う（**図4c**）．カメラを吻合部に近接し，縫合線からの出血や粘膜面の損傷がないことを確認する．

H｜残胃空腸 2nd stapling：共通孔の閉鎖

1st staplingの縫合線の両端を3-0モノクリル®にて全層縫合する．挙上空腸断端および残胃断端の縫合線をトリプルステイプリングにならない程度に若干ずらしてもう1針全層縫合を追加する（**図5a**）．ずらしすぎると捻れた吻合になるため注意が必要である．

術者と助手が協調して3本の仮縫合糸を腹側に挙上し，術者が患者右下のポート（**図1** RLP）から挿

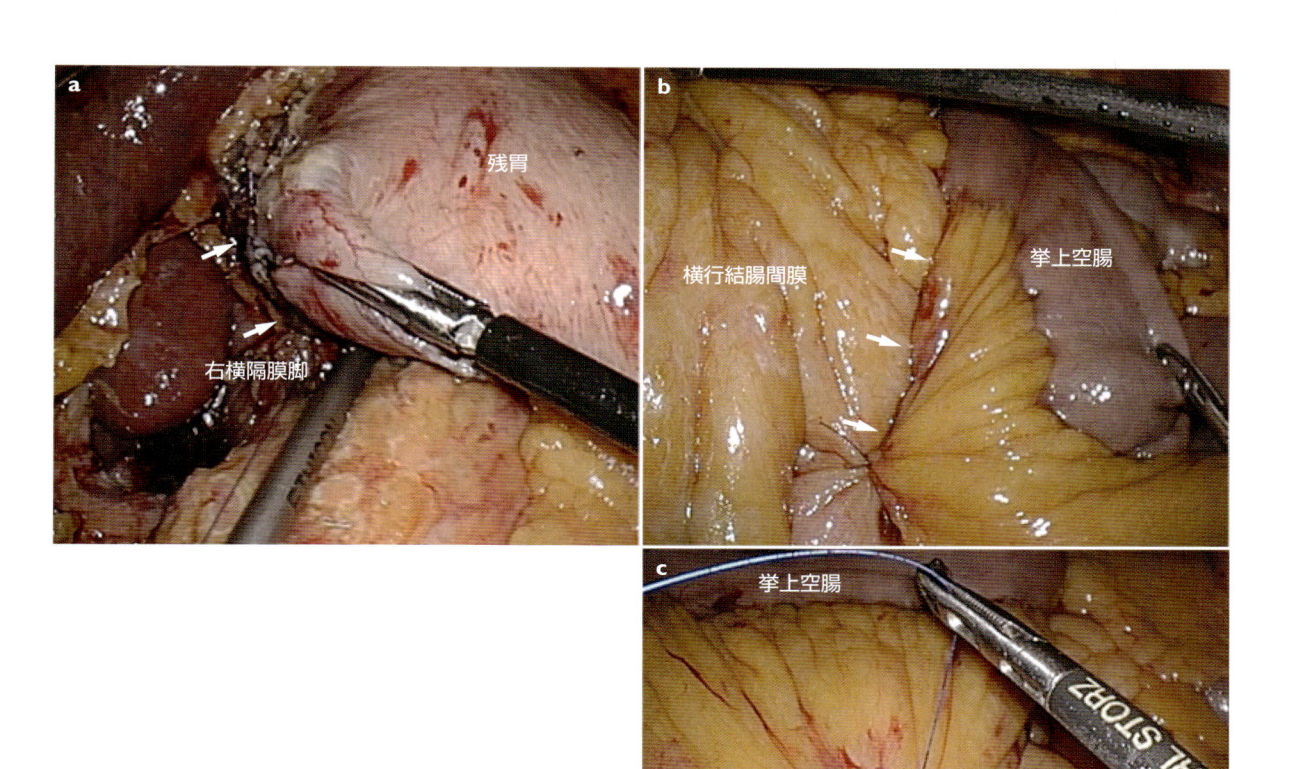

図7 腸間膜欠損部の縫合閉鎖
a：食道裂孔の縫合閉鎖（矢印），b：Petersen's defect の縫合閉鎖（矢印），c：jejuno-jejunal mesenteric defect の縫合閉鎖（矢印）．

入した Endo GIA Tri-staple パープルまたは ECHELON FLEX ブルー 60 mm×1 で共通孔を閉鎖する（**図5b**）．カートリッジフォークを残胃側に向けると視認性がよい．リニアステイプラーは仮縫合閉鎖した共通孔の腹側から「股割り」の要領で被せ入れ，フォークを何度か左右に小刻みに回転させると全周全層を確実にステイプリングできる状態にしやすい．

必ず切り取った「耳」を体外に回収し，共通孔閉鎖部の全周全層性を確認し（**図5c**），全層を拾えていない可能性が懸念される部位には 3-0 モノクリルによる全層1層単結節縫合による補強を行う．

I 挙上空腸へのリニアステイプラー挿入孔の作製

残胃空腸吻合部から 30〜35 cm 肛門側（残胃が介在する分，全摘時よりも 15 cm 程度短くする）の挙上空腸腸間膜対側にピオクタニンにてマーキングし，1 cm 程度の小孔を作製する（**図6a**）．術者と助手で空腸腸間膜対側を展開し，術者がモノポーラ付きナターシャを腸管壁に対して直角に当てて dry cut で放電すると容易に孔をあけることができる．

J Y脚へのリニアステイプラー挿入孔の作製

Y脚断端の腸間膜対側に E の「挙上空腸断端」と同様にして 1 cm 程度の小孔を作製する（**図6b**）．

8．Roux-en-Y 法─リニア再建（逆蠕動）　　167

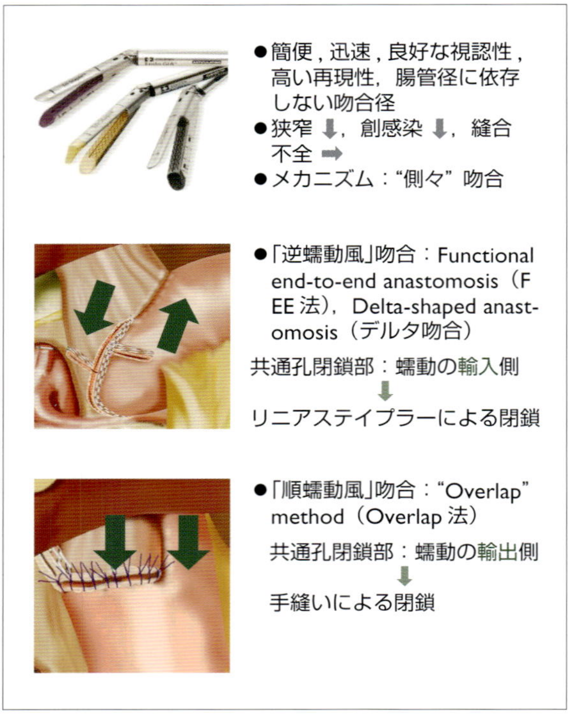

図8 リニアステイプラーを用いた体腔内吻合
（文献2，4〜7より）

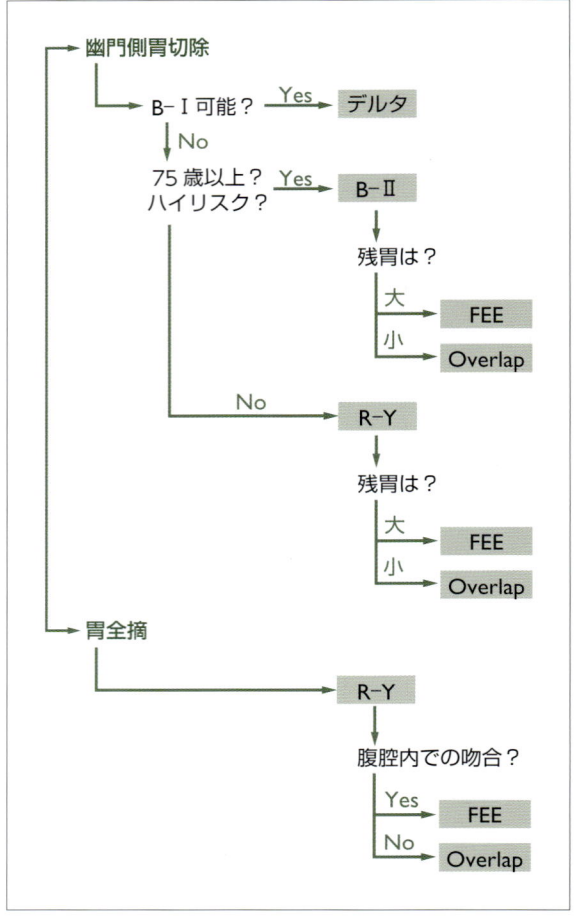

図9 藤田保健衛生大学上部消化管外科における吻合形式選択のアルゴリズム

K 空腸空腸（挙上空腸・Y脚）1st stapling

挙上空腸小孔形成部の肛門側の空腸壁を助手右手で把持し，患者の左頭腹側に挙上する．術者が患者右下のポート（**図1** RLP）から Endo GIA Tri-staple キャメルまたは ETS FLEX ホワイト 45 mm を挿入する．術者左手と助手左手で小孔がまっすぐなほうのフォークと直角になるように術野を展開し，術者がそのフォークを小孔から肛門側に向けて挿入する．

Y脚が挙上空腸の画面に向かって左側に位置する形でもう一方のフォークにY脚を履かせる．

挙上空腸腸間膜対側とY脚腸間膜対側を合わせて 1st stapling を行う（**図6c**）．1st stapling が腸間膜対側からはずれて斜めにかかると，共通孔閉鎖により挙上空腸が狭窄することがあるため注意が必要である．

L 共通孔の閉鎖

空腸空腸吻合部の共通孔の閉鎖は，パスセーバーから体腔外に出せる場合は 3-0 バイクリル®（エチコン社）単結節縫合で，出せない場合は体腔内にて 3-0V-Loc™ 吸収糸 15 cm（コヴィディエン社）による連続縫合で行う．共通孔閉鎖は Endo GIA Tri-staple キャメルまたは ECHELON FLEX ブルー 60 mm×1で行ってもよいが，その場合，共通孔を切り取りすぎて挙上空腸が狭窄したり，共通孔閉鎖の縫合線が思わぬ癒着を誘発して術後腸閉塞の誘因になったりすることがあるため，細心の注意が必要である（**図6d**）．

表 1　藤田保健衛生大学上部消化管外科における再建関連合併症の種類と頻度

	再建形式		術後 30 日以内に発生した再建関連合併症				術後 30 日以降に発生した再建関連合併症			
			縫合不全	狭窄	癒着性腸閉塞	排出障害	癒着性腸閉塞	内ヘルニア	輸入脚症候群	排出障害
ロボット支援手術 88	胃全摘 30	R-Y	0	0	0	0	1 (3.3)	0	0	0
	幽門側胃切除 58	B-I 27	0	0	0	0	0	0	0	0
		B-II 28	0	0	0	0	0	0	0	0
		R-Y 3	0	0	0	0	0	0	0	0
腹腔鏡下手術 438	胃全摘 136	R-Y	6 (4.4)	1 (0.7)	3 (2.2)	0	3 (2.2)	3 (2.2)	0	0
	幽門側胃切除 302	B-I 165	4 (2.4)	0	0	0	0	0	0	0
		B-II 90	1 (1.1)	0	0	0	1 (1.1)	0	3 (3.3)	0
		R-Y 47	0	0	0	0	1 (2.1)	1 (2.1)	0	1 (2.1)

カッコ内は％．Clavien-Dindo Grade≧3，2009～2012，藤田保健衛生大学．

M 腸間膜欠損部の縫合閉鎖

　残胃空腸吻合孔ができるだけ頭尾方向を向くように食道および残胃後壁を 3-0 非吸収糸（プロリーン®；エチコン社など）にて横隔膜脚に数針縫合固定する（図 7a）．内ヘルニア予防のため，Petersen's defect（図 7b）および jejuno-jejunal mesenteric defect（図 7c）を 3-0 非吸収糸にて縫合閉鎖する．十二指腸断端の長さに余裕がある場合は漿膜筋層縫合し，縫合線を内翻している．最後に挙上空腸を直線化して再建を完了する．

2 手技の利点と欠点

A リニアステイプラーを用いた体腔内吻合

　当科では，迅速性，簡便性，良好な視認性，高い再現性，腸管径に依存しない吻合径など複数の利点を有することから，原則としてリニアステイプラーを用いた体腔内吻合を行ってきた．
　リニアステイプラーによる吻合は基本的に側々吻合であり，吻合する 2 つの腸管の蠕動の向きが同じになる順蠕動風の吻合法と，逆になる逆蠕動風の吻合法が可能である．前者には overlap 法，後者には本項で手技を示した FEE 法やデルタ吻合が含まれる．前者では，共通孔閉鎖が食事排出経路を狭める形になり，排出経路狭窄予防のため原則手縫いでていねいに閉鎖する．一方，後者では共通孔閉鎖が食事排出経路に影響しないため排出経路狭窄の懸念が少なく，リニアステイプラーで閉鎖している（図 8）．
　当科では，幽門側胃切除後はデルタ吻合によるB-I 再建を標準としている．残胃と十二指腸の距離などの問題で B-I 再建ができない場合，高齢者や外科的高リスク症例では逆蠕動風 B-II 再建（結腸前経路）を，それ以外の場合は前述した逆蠕動風 Roux-en-Y 再建（結腸前経路）を選択する（図 9）．実際，吻合に関連する短期・長期成績をみると，デルタ吻合は短期的に縫合不全のリスクが数％程度あるが，長期的に内ヘルニアや輸入脚症候群が生じるリスクがない．一方で，B-II や Roux-en-Y 再建では，縫合不全，狭窄，残胃停滞などの短期的リスクがきわめ

図10 共通孔閉鎖の長さと吻合孔面積の関係

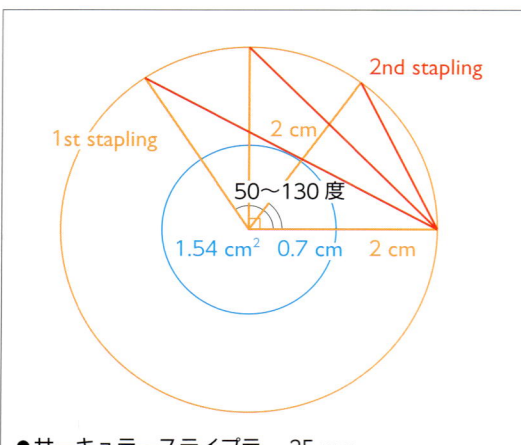

- サーキュラーステイプラー 25 mm
  吻合孔：半径 0.7 cm の円形（青）
- リニアステイプラー 45 mm による
  1st stapling：1辺2 cmの二等辺三角形の2辺（黄）
- 共通孔閉鎖
  ➡ 2nd stapling：1辺2 cmの二等辺三角形の底辺（赤）
  頂角：50～130度≧サーキュラー 25 mm
  頂角：90度で面積最大

て少ない一方で，長期的には内ヘルニアや輸入脚症候群，癒着性腸閉塞などが生じるリスクがある（表1）．

B 理想的な消化管吻合とは？

良好な吻合部血流と縫合線の全周全層性はいうまでもないが，それ以外に①至適吻合孔面積，②捻れのない生理的な腸管軸を維持した吻合（"だるま落とし"），③吻合部への適度な緊張，の3つの要素を考慮することにより，再現性の高い確実な吻合を行うことができる．

1 至適吻合孔面積

文献に基づけばサーキュラーステイプラーの25 mmが21 mmに比べて有意に吻合部狭窄の発生頻度が低く[8]，サーキュラーステイプラーを用いた吻合よりもリニアステイプラーを用いた吻合のほうが吻合部狭窄のリスクが少ない[9]と報告されている．リニアステイプラーによる吻合では，1st staplingと2nd staplingで二等辺三角形を形成する．理論的には25 mmのサーキュラーステイプラーと同等かそ

れ以上の吻合孔面積を確保するために，その頂角を約50～130度にする必要があり，頂角が90度の直角二等辺三角形で面積が最大になる（図10）．そのためには，リニアステイプラー挿入孔を大きくしすぎず，1 cm程度（フォークがちょうど入る程度）とするとよい．直角二等辺三角形の各辺の長さの比1：1：$\sqrt{2}$ ≒ 45 mm：45 mm：60 mmであり，45 mm 1回と60 mm 1回で吻合することは理に適っているといえる．

2 捻れのない吻合

FEE法で捻れのない吻合を形成するには1st staplingで残胃大彎と腸間膜対側をしっかり合わせることはもちろんであるが，2nd staplingで残胃断端と挙上空腸断端をずらしすぎないことが重要である．実際，残胃は小彎-大彎方向に，挙上空腸は腸間膜-腸間膜対側方向に離断する．1st staplingで残胃大彎と挙上空腸腸間膜対側を合わせるため，本来，残胃断端と挙上空腸断端が残胃小彎-挙上空腸腸間膜側のライン上に乗っている場合に捻れのない吻合となる．しかし，共通孔閉鎖でトリプルステイプリングを避ける際，残胃断端と挙上空腸断端が重ならないようにずらすため，理論的にFEE法では必ず若干の捻れが生じる．この捻れを最小限にするには，共通孔閉鎖の際の残胃断端と挙上空腸断端のずれを最小限にする必要がある．

3 吻合部への適度な緊張

リニアステイプラーによる吻合部は，手縫いやサーキュラーステイプラーと異なり，吻合部が弛むと内腔を保持しにくいため，吻合部が弛まない程度の若干の緊張が必要となる．

エキスパートからのアドバイス

本項では，FEE法による幽門側胃切除後における逆蠕動風Roux-en-Y再建の手技の実際を示した．実地臨床でリニアステイプラーを用いた完全体腔内吻合を行う場合，必ずしも術前に予定していた方法で再建を行えるとは限らないため，**1つの得意な方法に固執するよりも，「手技の利点と欠点」で示した総論的考え方をしっかり理解し，状況に合わせて自由自在にB-Ⅰ/B-Ⅱ/Roux-en-Y，結腸前経路/結**

腸後経路，順蠕動風/逆蠕動風を選択できるように技術を磨くことが肝要である．

文献

1) Ikeda O, Sakaguchi Y, Aoki Y, et al：Advantages of totally laparoscopic distal gastrectomy over laparoscopically assisted distal gastrectomy for gastric cancer. Surg Endosc 23：2374-2379, 2009
2) Uyama I, Suda K, Satoh S：Laparoscopic surgery for advanced gastric cancer：current status and future perspectives. J Gastric Cancer 13：19-25, 2013
3) Suda K, Man-I M, Ishida Y, et al：Potential advantages of robotic radical gastrectomy for gastric adenocarcinoma in comparison with conventional laparoscopic approach：a single institutional retrospective comparative cohort study. Surg Endosc 29：673-685, 2015
4) Uyama I, Sugioka A, Fujita J, et al：Laparoscopic total gastrectomy with distal pancreatosplenectomy and D2 lymphadenectomy for advanced gastric cancer. Gastric Cancer 2：230-234, 1999
5) Kanaya S, Gomi T, Momoi H, et al：Delta-shaped anastomosis in totally laparoscopic Billroth I gastrectomy：new technique of intraabdominal gastroduodenostomy. J Am Coll Surg 195：284-287, 2002
6) Inaba K, Satoh S, Ishida Y, et al：Overlap method：novel intracorporeal esophagojejunostomy after laparoscopic total gastrectomy. J Am Coll Surg 211：e25-29, 2010
7) Hosogi H, Kanaya S：Intracorporeal anastomosis in laparoscopic gastric cancer surgery. J Gastric Cancer 12：133-139, 2012
8) Markar SR, Penna M, Venkat-Ramen V, et al：Influence of circular stapler diameter on postoperative stenosis after laparoscopic gastrojejunal anastomosis in morbid obesity. Surg Obes Relat Dis 8：230-235, 2012
9) Giordano S, Salminen P, Biancari F, et al：Linear stapler technique may be safer than circular in gastrojejunal anastomosis for laparoscopic Roux-en-Y gastric bypass：a meta-analysis of comparative studies. Obes Surg 21：1958-1964, 2011

〔須田 康一，田中 毅，石田 善敬，宇山 一朗〕

各論　噴門側胃切除術後再建

噴門側胃切除術後再建

1 手縫い食道胃吻合 —ナイフレス自動縫合器による固定先行法

◉ DVD-20

　胃上部早期癌に対する噴門側胃切除・食道胃吻合法は，術後逆流性食道炎が起きるとQOLが低下するとして適応に慎重な施設も多い．しかし，腹部食道が全長温存可能で，残胃を約2/3以上温存できる症例を選択し，逆流防止機構を備えた吻合を行えば，術後のQOLは良好で患者満足度も高く，優れた術式である．

　本項で紹介する方法は，以前開腹手術で行っていた手縫い縫合による食道残胃前壁吻合と同様の形態を腹腔鏡下に再現できるように考案したものである[1]．再建を安全・確実に行うためのポイントとして，①噴門周囲の良視野を確保するための肝臓鉤の使用，②適切な断端距離を確保するための術中内視鏡施行，③連続縫合手技の習得，が挙げられる．

手技の実際

A ポート配置

　患者の体位はレビテーターを用いた開脚位とし，両腕は良肢位を維持するように開いて固定する．カメラ助手は脚間に立ち，術者は患者右側，助手は患者左側に立つ．安全な食道胃吻合のためには食道裂孔周囲の良好な術野を維持することが最重要で，われわれは心窩部からNathanson型肝臓鉤を挿入している．

　ポート配置を示す（**図1**）．右尾側のポート（**図1B**）は食道裂孔周囲や脾門部周囲の操作のためには，カメラと干渉しない範囲でやや内側かつ頭側に

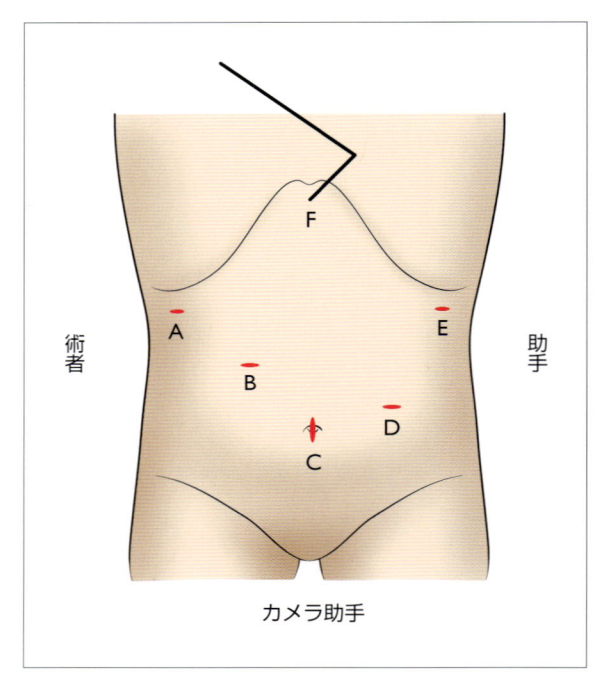

図1 ポート配置と術者の位置
Cをカメラポートとし，術者はA，Bのポートを使用する．FからNathanson型肝臓鉤を挿入する．食道胃吻合はDからナイフレス自動縫合器で左側の固定を行ったのち，カメラをBに入れ替えて，A，Cのポートを用いて手縫い縫合を行う．

挿入したほうがよい．ただし，食道胃吻合の際にカメラポートとしても使用するため，右頭側ポートと臍部ポートの中間点を目安に配置している．

B 胃の切離

　本項の目的は，食道胃吻合法の解説であるが，は

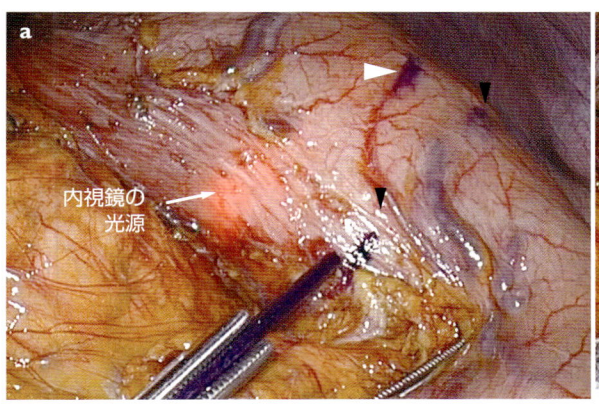

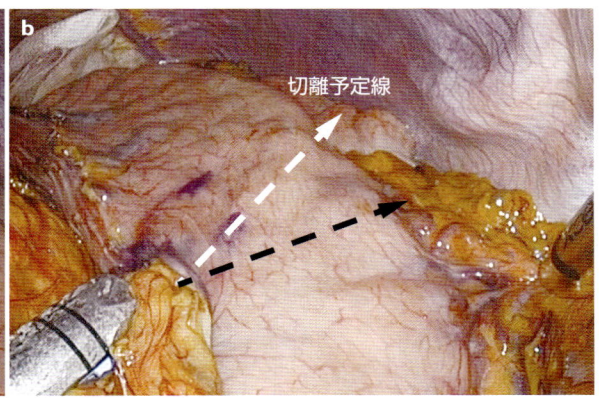

図2 胃の切離
a:術中内視鏡による切離予定部のマーキング.腫瘍肛門側1 cmのクリップ位置（白矢頭）から2 cm肛門側に切離ラインをマーキング（黒矢頭）している.b:切離はマーキングを目安に小彎側から行う.胃壁に垂直なライン（黒破線）よりもやや大彎側を多く残すようにデザインして切離する（白破線）.

じめに安全かつ機能的な再建を行うために重要な胃切離線のデザインと，食道の授動・剝離と切離方法について述べる．

食道胃吻合法による噴門側切除を選択する大きな目的は，胃容量を確保することにより術後の摂食量低下を胃全摘術に比較して軽減することにあり，その目的を達成するために目安として約2/3以上の胃容量を残すようにする．腫瘍からの断端距離を確保しつつ残胃容量が保たれるベストの位置に胃切離線を決定することがきわめて重要であり，原則として術中内視鏡を施行して切離線を決定することが望ましい．

内視鏡で観察しながら病変肛門側から2〜3 cmの断端距離を確保して切離予定部位を決定し，胃壁側から色素もしくはクリップによるマーキングを行う（**図2a**）．胃切離線は伸展性のよい大彎側を多めに残すようにデザインすることで，残胃の偽穹窿部形成部分を確保する（**図2b**）．

c 食道の授動

迷走神経腹腔枝を温存した胃膵間膜の郭清に先立ち，食道を授動して迷走神経腹腔枝を食道裂孔部で確認する．この操作は術中内視鏡待ちの時間を利用して，胃切離に先行して行うこともできる．

小網は迷走神経前幹から出る肝枝を温存するために，弛緩部で切開を開始して食道胃接合部付近へ向かう．小網内には副左肝動脈が走行していることが多く，超音波凝固切開装置のみでの切開では止血が不十分なことがあるので，クリップを併用するかシーリングデバイスを用いて凝固切開するとよい．小網切開線を患者左側に向かって延長して横隔食道膜を切開し，横隔膜左脚に至っておく．われわれははじめに胃脾間膜を切離する際に胃横隔間膜も食道左側が確認できるまで切離しているので，この段階で切離線がつながることになる（**図3a**）．この操作により食道の可動性が増し，食道背側の剝離が容易となる．

次いで，助手の右手を胃上部小彎側の脂肪組織，左手を胃膵ひだに持ち替え，胃横隔膜ひだに緊張をかけるように展開する．可及的尾側から横隔膜右脚に沿って胃横隔膜ひだを切開して小網切開ラインにつなげ，横隔膜右脚を把持・展開すると，食道右側との間で疎な間隙が確認できる（**図3b**）．食道の縦走筋線維が露出しないよい層で全周にわたり注意深く剝離を行うことは，後の吻合を安全に行うために重要で，横隔膜右脚と食道の間が疎なよい剝離層を最も認識しやすい．食道が薄い膜で覆われるようなよい層を確認したらその層を保つように食道周囲の剝離を食道腹側〜左側に進めておく（**図3c**）．その後，術者左手を食道背側に挿入・挙上して緊張をかけ，横隔膜左脚および癒合筋膜との間の境界を認識し鈍的に剝離すると食道授動が完了する（**図3d**）．

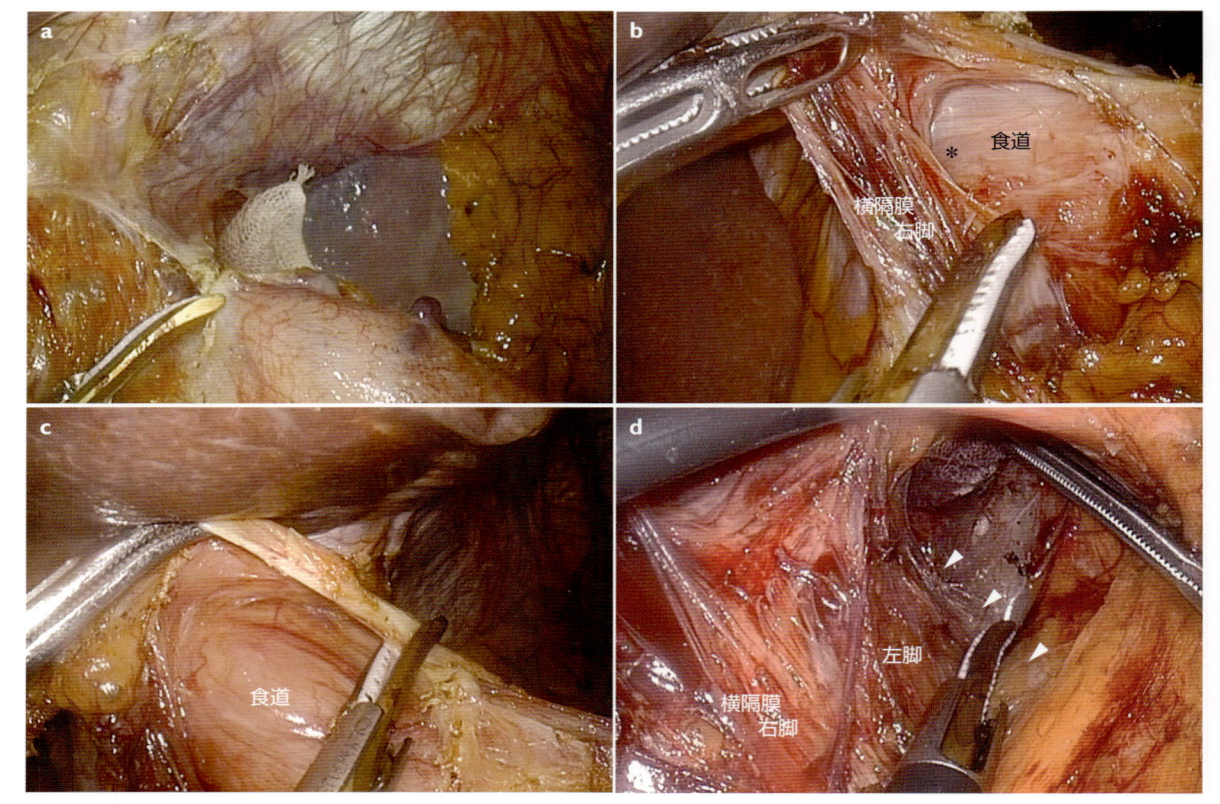

図3 食道の授動
a：横隔食道膜の切離．ガーゼを置いた胃横隔間膜切離部につなげる．b：横隔膜右脚と食道の間の疎な間隙（＊）を同定する．c：bで剝離した間隙の層を保ちながら食道周囲の剝離を進める．d：食道背側の授動．食道・胃穹窿部背側と横隔膜左脚・癒合筋膜の間（矢頭）で剝離を進め，左横隔膜下のスペースに到達する．

D 食道の切離

　早期癌では迷走神経腹腔枝を温存したD1＋郭清を行い，左胃動脈は腹腔枝が左胃動脈周囲神経叢と合流する末梢部位で切離する．左胃動脈断端側を患者左側に牽引すると，腹腔枝から分岐する胃枝が明らかになる．これを順次口側に向かって切離すると，腹腔枝温存による胃膵間膜郭清が終了する（図4a）．食道はここまでの操作で食道裂孔から完全に遊離しているので，最後に迷走神経前幹を切離すると，食道裂孔から約5～6 cm程度腹腔内に牽引可能な状態となる．患者右尾側のポートから挿入した45 mm自動縫合器を用いて，食道を食道胃接合部の直上を目安として切離する（図4b）．標本はエンドキャッチ™Ⅱ内に回収して，臍部ポート創から摘出する．噴門側切除では標本サイズが小さいので，多くの場合臍部創は延長せずに筋膜切開を上下に延長するだけで摘出可能である．

E 残胃前壁の切開

　臍部創からのガス漏れを防ぐため，コーン型のカメラポートに湿らせてよく絞ったガーゼを巻きつけ，臍部創に再装着して再気腹を行う．再建操作の際にカメラの固定が悪いと操作性が悪いので，グローブ法による再気腹は好ましくない．郭清終了部からの出血がないか確認した後に再建に移る．
　本法では，術後逆流性食道炎を防止するために，食道を残胃の前壁中央に約4 cmオーバーラップする形で吻合し，下部食道の後壁側が約半周残胃で覆われる形とする（後壁180度噴門形成術）．正しい形態の吻合を完成させるために，まず残胃に食道縫着予定部位と吻合予定部位のマーキングを行うこと

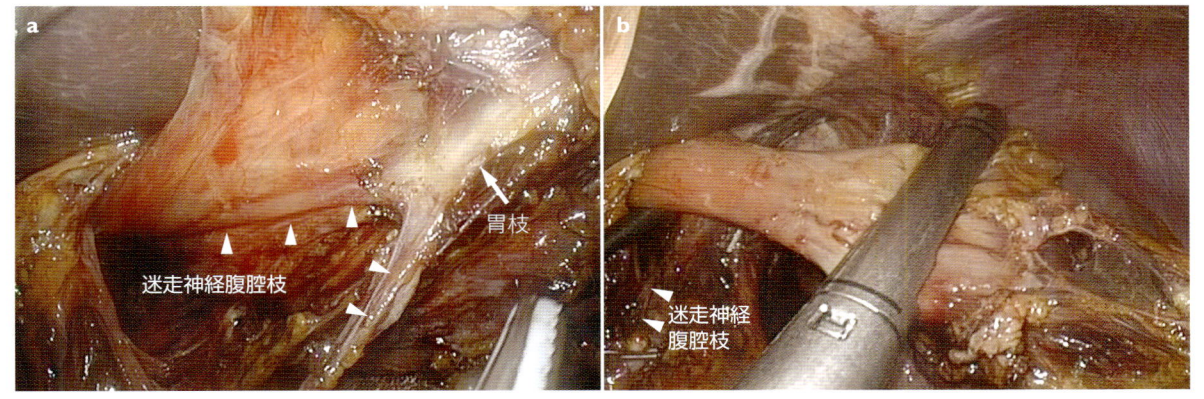

図4 食道の切離
a：迷走神経後幹胃枝（矢印）を切離して，腹腔枝（矢頭）を温存する．**b**：食道は食道胃接合部直上で切離する．

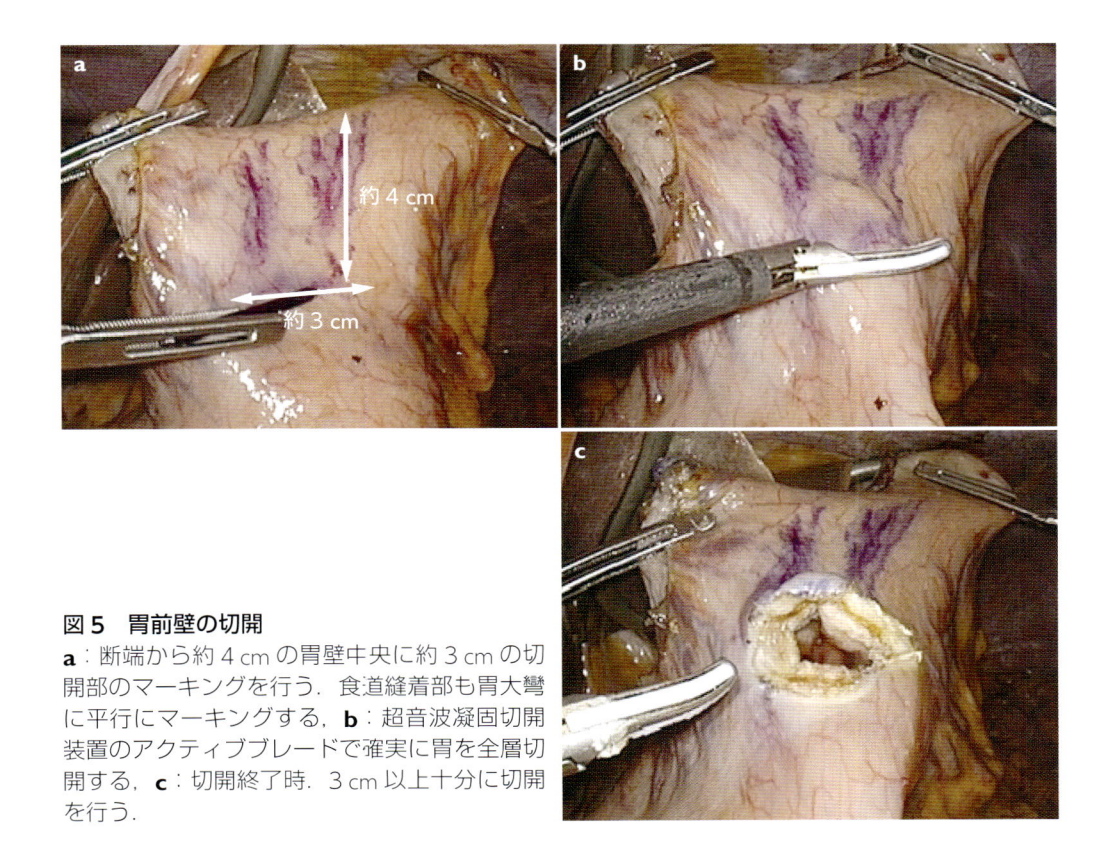

図5 胃前壁の切開
a：断端から約4 cmの胃壁中央に約3 cmの切開部のマーキングを行う．食道縫着部も胃大彎に平行にマーキングする．**b**：超音波凝固切開装置のアクティブブレードで確実に胃を全層切開する．**c**：切開終了時．3 cm以上十分に切開を行う．

が重要である（**図5a**）．残胃前壁吻合部位の切開は，超音波凝固切開装置を用いて約3 cm十分に切開する（**図5b，c**）．

F 食道左側断端の開放

食道と残胃のナイフレス自動縫合器による固定に先立ち，まず食道の左端約1/3を切り落として開放し，経鼻胃管を腹腔内に誘導しておく．食道左側断端を把持・牽引した状態で麻酔科医に経鼻胃管を押し込んでもらうと，左端へ容易に胃管先端を誘導できる（**図6a**）．胃管はソフトタイプではなく，コシのあるものを使用したほうが操作しやすい．食道

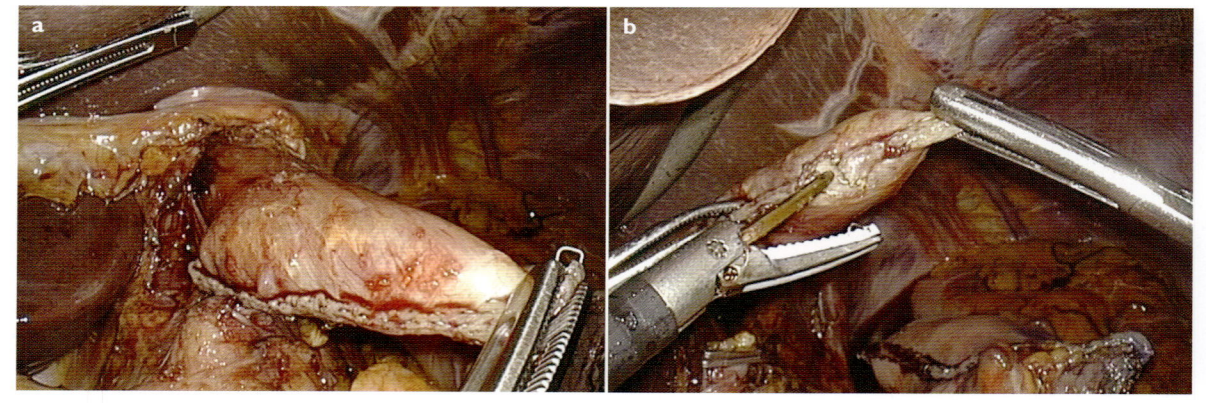

図6 食道断端左側の切開
a：食道左側断端に経鼻胃管を誘導する．b：食道断端左側1/3を切開開放する．

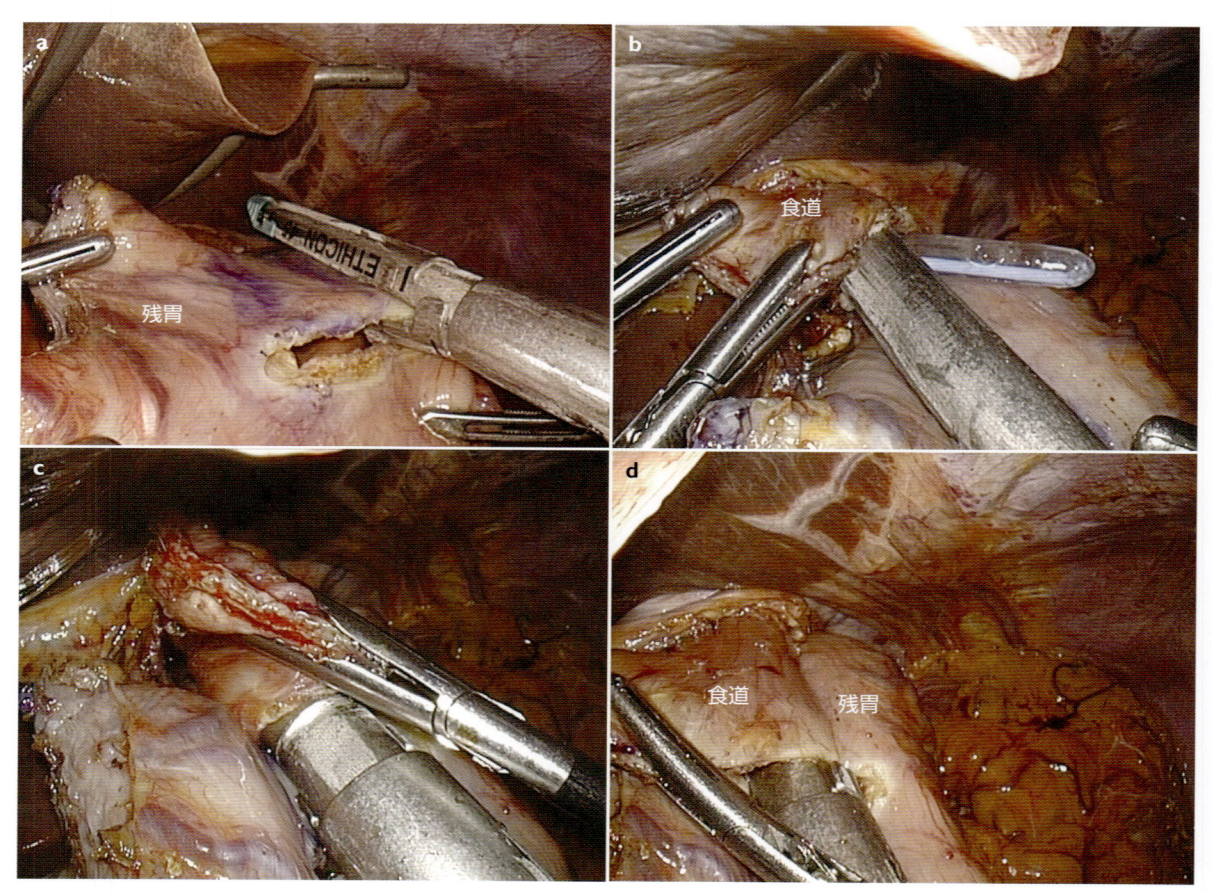

図7 食道左側と胃前壁の固定
a：胃切開孔左端にナイフレス自動縫合器を挿入する．b：経鼻胃管をガイドにカートリッジフォークを食道内に挿入する．c：胃管を引き抜いた後，ゆっくり自動縫合器を挿入する．d：自動縫合器の根元まで挿入し，食道と残胃切開孔のレベルを合わせてファイアする．

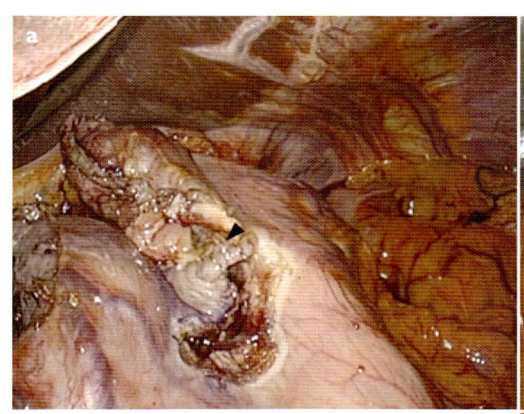

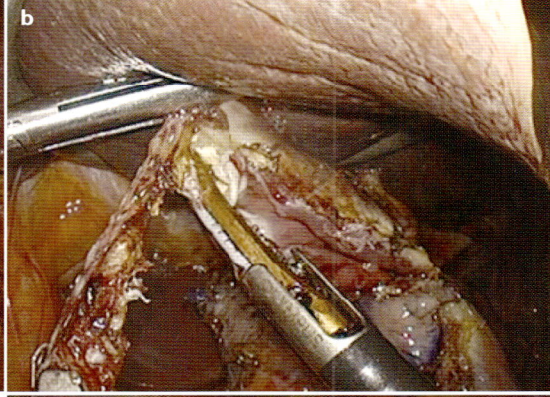

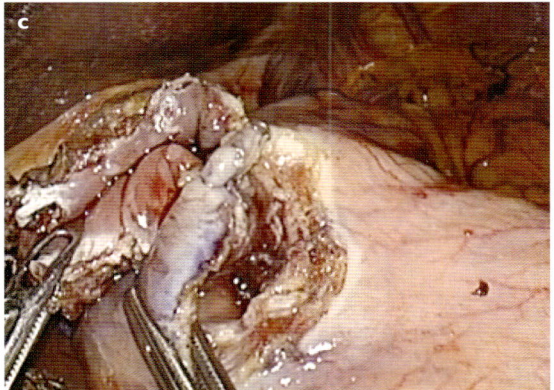

図8 吻合準備
a：食道左側が胃前壁へ固定されたところ．矢頭はナイフレス自動縫合器のステイプル．
b：食道断端のステイプルを切り落として開放する．
c：食道側・胃側の吻合予定部は左端が固定されて並んだ状態となる．

断端の左側約1/3の箇所のステイプルを切断し，その部位から超音波凝固切開装置のアクティブブレードを内腔に挿入するようにすると確実に全層が切開できる（**図6b**）．

G ナイフレス自動縫合器による食道左壁と残胃前壁の固定

次いで術者は患者左側に移り，患者左下のポートから左手でナイフレス自動縫合器（ENDOPATH® ETS 45 mm No Knife）を挿入してアンビルフォーク側を胃切開孔左縁に挿入する．先立って行ったマーキングのラインに沿うように挿入した後，食道裂孔に向けて挙上する（**図7a**）．助手に食道断端を把持して自動縫合器に平行に軽く牽引してもらい，自動縫合器のカートリッジ側を食道内腔に挿入する．この際，経鼻胃管をまたぐように挿入すると，食道粘膜下層に迷入することなく確実に食道内腔に挿入できる（**図7b**）．食道内腔に確実に挿入されていることが確認できたら，一度仮に自動縫合器を閉じ，術者の右手で食道断端を把持して，両手の協調運動を利用して少しずつ段階的にカートリッジフォークを挿入していく（**図7c**）．ナイフレス自動縫合器が根元まで挿入されたのが確認されたら，ファイアする（**図7d**）．

ナイフレス自動縫合器を抜去すると，食道左縁が胃前壁に固定される形となる（**図8a**）．食道断端のステイプルを超音波凝固切開装置で切り落として断端を開放することにより（**図8b**），食道側の吻合孔と胃側の切開孔が並ぶ形になり，吻合の準備が完了する（**図8c**）．

H 食道胃吻合

▶1 後壁連続縫合

吻合操作はスコープを患者右下のポートに移動し，術者は左手で患者右上のポート，右手で臍部ポートを使用することにより，co-axial setupで行っている（**図1**）．まず，3-0バイクリル®を使用して後壁右端の全層縫合を置いた後，ステイプルで固定

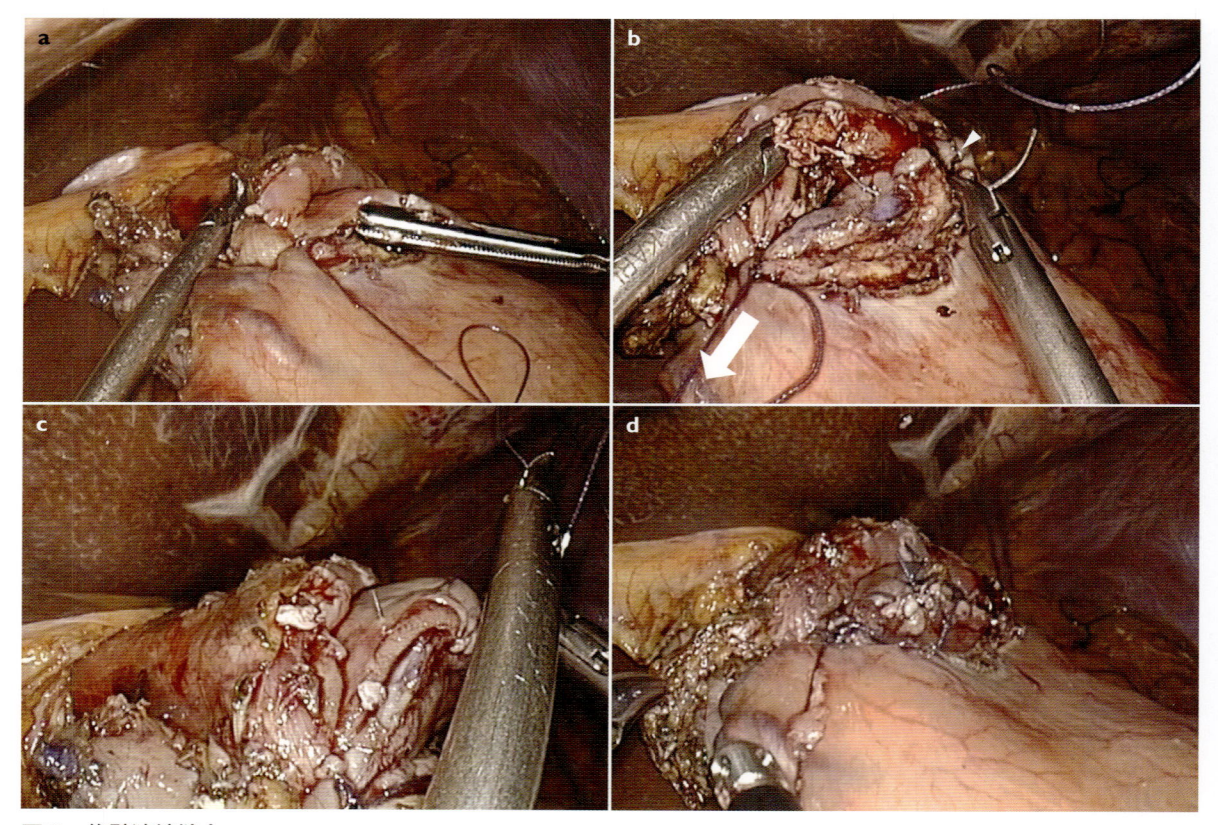

図9 後壁連続縫合
a：後壁右端の全層縫合．b：右端縫合糸を助手により牽引する（矢印）．ステイプル固定部（矢頭）近傍を左端とし，右端に向かって連続縫合を行う．胃漿膜，食道外膜を確認しながら確実に全層にかける．c：最後の数針は縫合糸を左手鉗子で挙上することにより，一度に胃・食道全層を運針する．d：後壁連続縫合の終了図．

されている左側端の全層縫合を行い，右端に向かって連続全層縫合を行う（図9a）．胃，食道ともにしっかりと全層にかけることがポイントで，はじめの数針は胃漿膜，食道外膜を確認しながら運針する（図9b）．半分くらい縫合が進めば，左手で縫合糸を挙上することにより確実に全層に運針できるようになる（図9c）．右端まで運針ののち，右端の縫合糸と連続縫合糸を結紮，切離する（図9d）．

▶**2 前壁連続縫合**

前壁も後壁同様にまず右側端の全層縫合を置いてから，左側から右側に向かって連続全層縫合を行う．右側端縫合は，食道側を逆針で，胃側を順針で運針すると容易である（図10a, b）．連続縫合では食道側を確実に運針することが重要で，フレキシブルスコープのダウンアングルを強くして，上から見下ろすような術野で縫合を行うとよい．粘膜側は内翻するように1針ずつ締めながら縫合を行い，最後に右端の糸と結紮する（図10c, d）．吻合が完了したら，前壁の縫合間隔や内翻具合を評価し，必要に応じて全層補強縫合を行う．

噴門の形成

最後に，食道背側に確実に残胃が位置するように，残胃断端右側を横隔膜脚に非吸収糸を用いて縫合固定してから（図11a, b），食道下端右側を残胃前壁に縫合固定して噴門形成を完了する（図11c, d）．形態としては後壁180度の噴門形成をイメージする．本術式では食道と胃の重複部分が45 mmステイプラーによりしっかり確保されるので，術後の逆流防止圧はかなり高い印象があり，180度以上に巻きつけることは行っていない．吻合部周囲を生理食塩水で満たして，経鼻胃管から勢いよくエアを

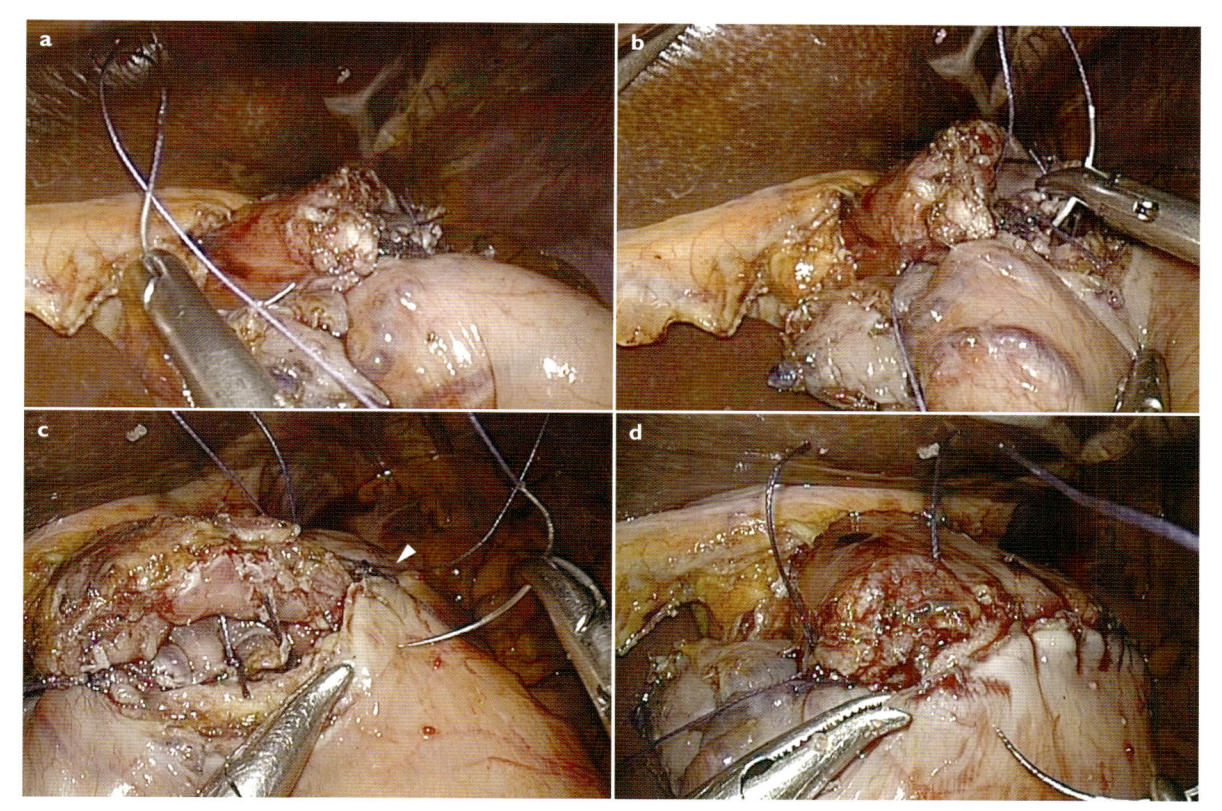

図10 前壁連続縫合
a：前壁右端の全層縫合．食道側は逆針で運針する．b：胃側は順針で運針する．c：ステイプル固定部（矢頭）を左端として右側に向かって連続縫合を行う．d：1針ずつ締めながら連続縫合を進め，右端の縫合糸と結紮して終了する．

注入することにより，リークテストを行って吻合が完成していることを確認したのち，右上ポートから10 mmフラットタイプのJ-VAC®ドレーンを挿入し，吻合部前面に留置する．気腹を解除して創部を閉鎖して終了する．

2 手技の利点と欠点

食道胃吻合は，残胃のボリュームがあり裂孔部まで引き上げると窮屈なうえに，食道が縦隔内に牽引されるため，手縫い縫合のみで十分にオーバーラップさせた吻合を行うことはかなり難しい．本法では，ナイフレス自動縫合器を用いて食道左壁と胃前壁の固定を先行することにより，食道裂孔部からかなり尾側に吻合予定部が並んで位置する形となり，吻合操作は格段に容易になる．縫合開始から噴門形成完了までの所要時間は現在約50分程度である．ステイプラーの固定力により噴門形成の形態が再現性をもって確実に担保され，臨床的に問題となる逆流性食道炎は生じない．

合併症として，22例中1例（4.5%）に前壁側の縫合不全を認めており，以降連続縫合のできあがりをみて，必要に応じて追加縫合を行っている．吻合部狭窄例を6例経験しているが，吻合部は手縫い形成のために柔らかく，いずれも容易に拡張が可能であった．術後狭窄を避けるためには，胃前壁の切開を3 cm以上確保することが肝要と考えている．

エキスパートからのアドバイス

完全体腔内再建の極意は，**自動縫合器と体内縫合それぞれの長所を理解して，状況に応じてどちらも**

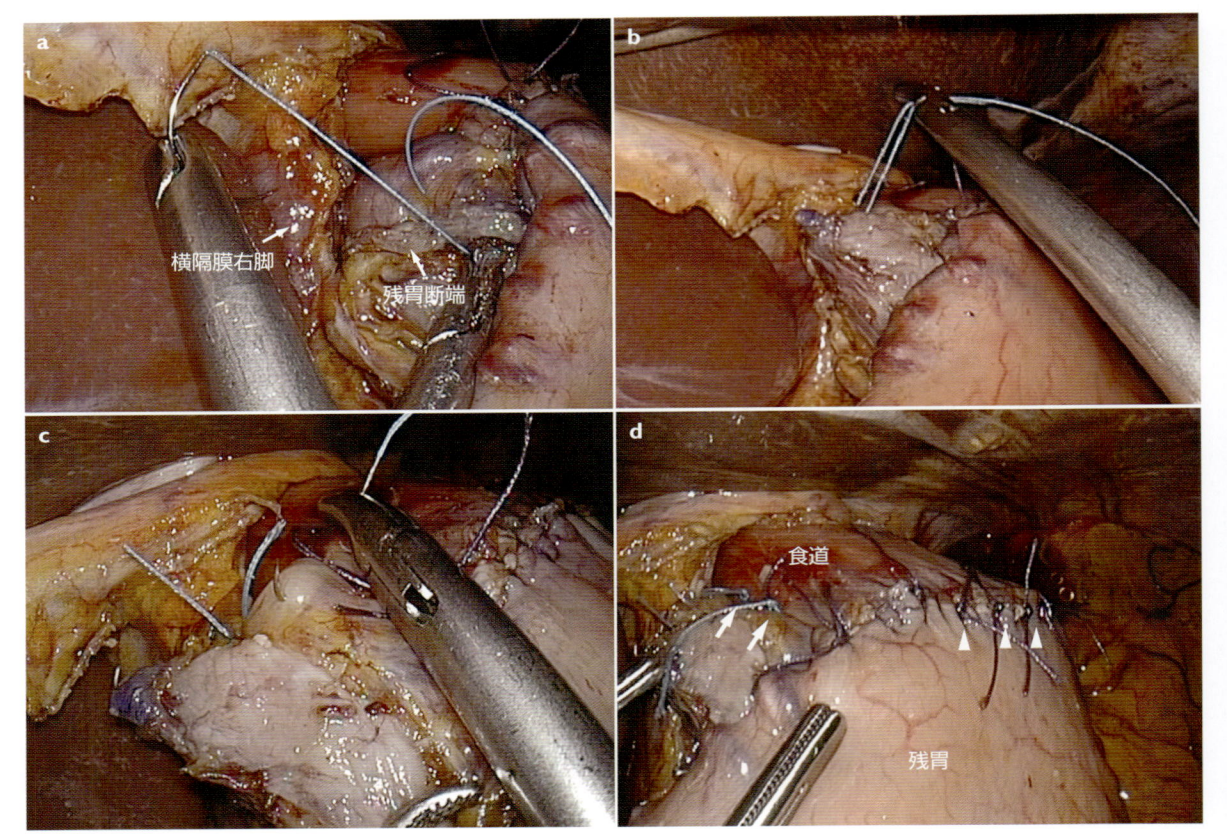

図11　噴門の形成
a：残胃右側断端と横隔膜右脚とを非吸収糸で縫合する．b：残胃断端の横隔膜右脚への固定終了図．c：食道右壁を残胃前壁に非吸収糸にて2針固定する．d：再建完成図．食道右壁の残胃前壁への固定糸を矢印で示す．本例では前壁連続縫合に数針結節縫合を行った（矢頭）．

適切に行えることにあると考えている．本法はまさにそれぞれの長所を最大限に活かした方法であり，**自動縫合器の取扱い方法と，縫合の基礎手技をしっかり身に着けたうえで施行してほしい**．

文献

1) Okabe H, Obama K, Tanaka E, et al：Laparoscopic proximal gastrectomy with a hand-sewn esophago-gastric anastomosis using a knifeless endoscopic linear stapler. Gastric Cancer 16：268-274, 2013

（岡部　寛）

噴門側胃切除術後再建

2 ダブルトラクト法，空腸間置法

◎ DVD-21

　噴門側胃切除術は上部早期胃癌に対する機能温存手術として広く認知されている．再建法に関しては，①さまざまな逆流防止策を加えた食道残胃吻合を行う術式，②間置空腸を置いて逆流を防ぐ食道空腸吻合を行う術式，に大別されるがいずれも腹腔鏡下に行うにはそれなりの技術が必要である．また以前より幽門側胃を残すことのメリットに関して異議を唱える外科医も少なくなく，これらの理由から腹腔鏡下噴門側胃切除術（LPG）は広く普及するには至っていない．しかし臨床的には噴門側胃切除で，驚くほどの高い食生活のQOLが保たれる症例を経験するのも事実である．また2014年4月からは腹腔鏡下噴門側胃切除術が保険収載されたという追い風もある．

　本項では当施設で腹腔鏡下噴門側胃切除術の標準的再建法として行っているダブルトラクト再建（**図1**）を図説する．同法は腹腔鏡下胃全摘術（LTG）の再建ができれば，「プラス1吻合」で行える．さらに食道逆流はかなり高確率に防止できる，残胃癌が発生した場合の再手術が比較的容易，というメリットもある．また後半では以前行っていた空腸間置再建（**図2**）に関しても簡単に紹介する．

1 手技の実際①：ダブルトラクト再建

A セッティング

　5ポートを基本としている（**図3**）．臍近傍のポートを縦方向35〜50 mmに拡大し，標本を摘出する

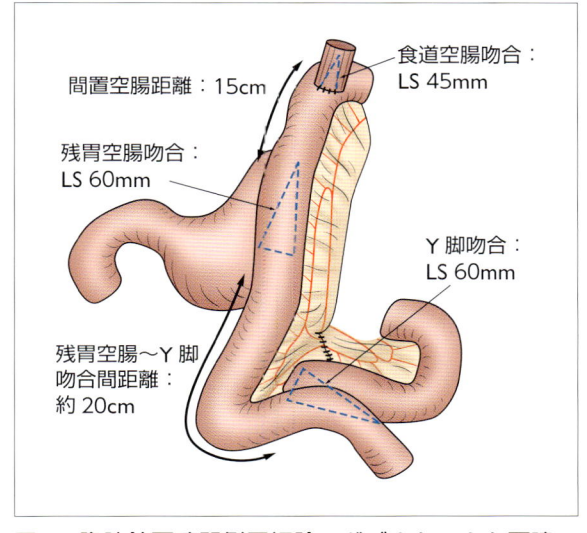

図1　腹腔鏡下噴門側胃切除・ダブルトラクト再建のシェーマ
LS：リニアステイプラー

とともに挙上空腸脚の作製を行う．肥満症例の場合はTreitz靱帯を直下に見下ろせる左下ポートを横方向に拡大し，小開腹創とする場合もある．腹腔鏡はハイビジョン10 mmフレキシブル型を用いる．腹腔鏡下胃全摘術や腹腔鏡下噴門側胃切除術では安全な吻合のため，食道裂孔周囲の良好な視野は必須である．このため肝外側区域の牽引は横隔膜脚腹側に縫着したペンローズドレーンをV字に展開して行う．

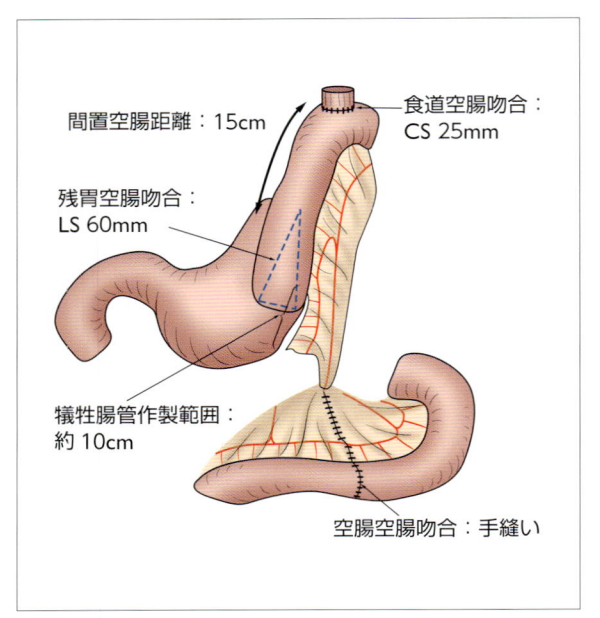

図2　腹腔鏡下噴門側胃切除・空腸間置再建のシェーマ
CS：サーキュラーステイプラー，LS：リニアステイプラー．

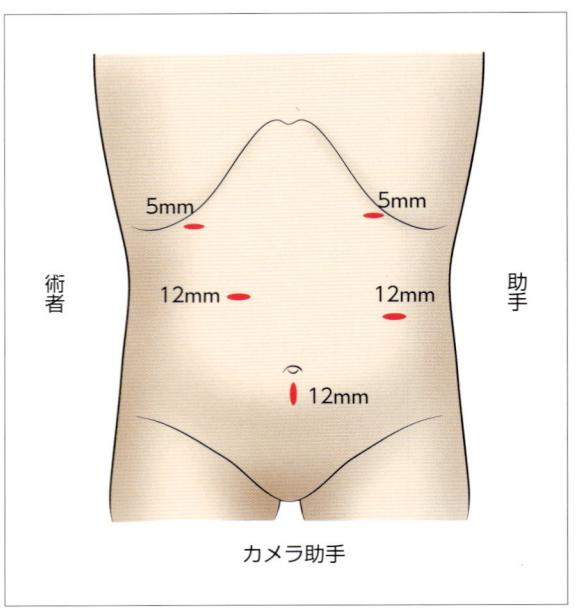

図3　ポート配置と術者の位置

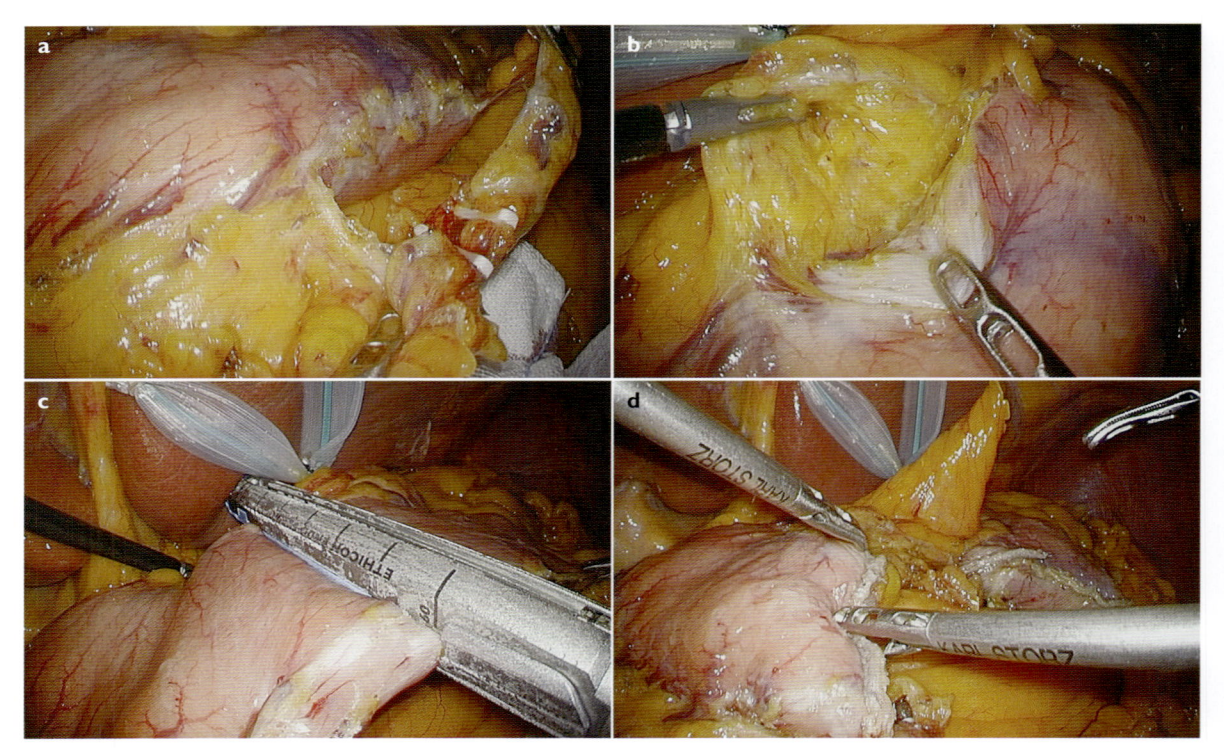

図4　胃の切離
a：大彎側の処理，b：小彎側の処理，c：ステイプリング，d：切離終了後．

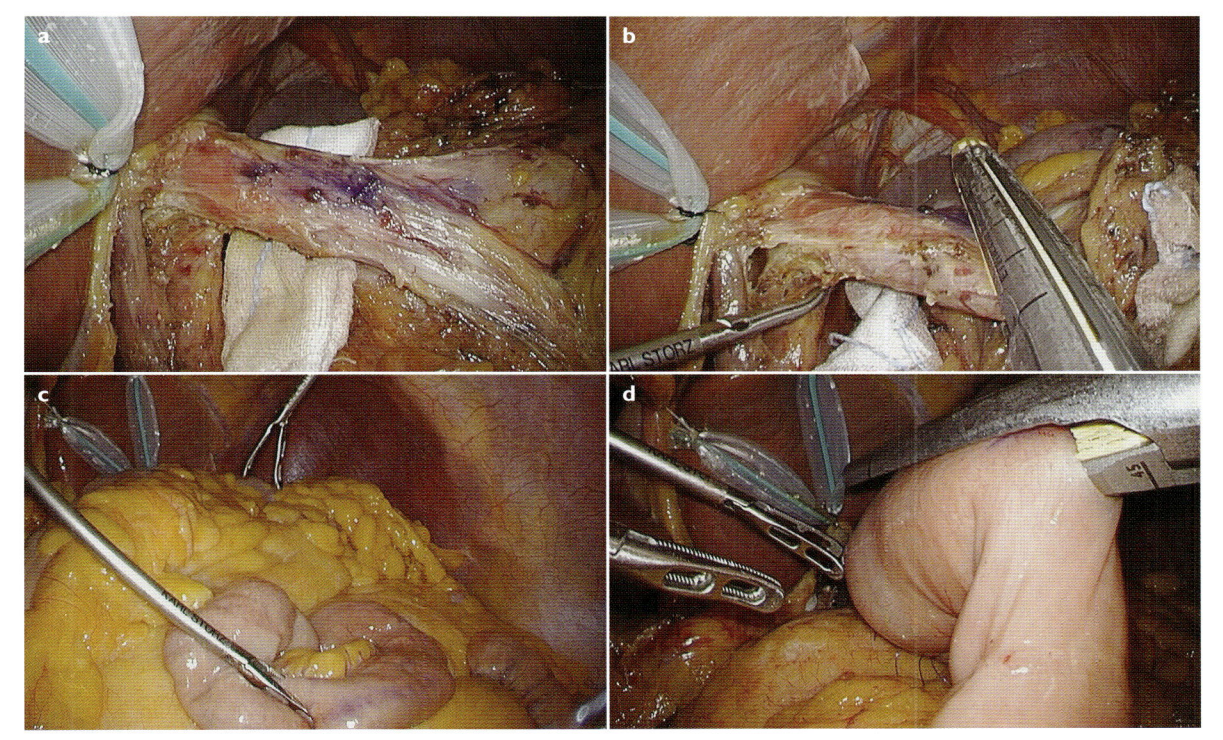

図5 食道の切離～挙上空腸脚作製
a：腹部食道の露出，**b**：腹部食道を前後方向に切離，**c**：空腸起始部の確認，**d**：挙上空腸断端へのステイプラー挿入．

B 胃の切離

　胃の切離は膵上縁郭清前に腹腔鏡下に行う．理由は膵上縁郭清が行いやすいからである．残胃が1/2以上となるように全体像をよく見ながら切離線を決定する．症例によっては術中内視鏡を併用し，術前に留置したマーキングクリップを確認しながら行う．切離予定線をピオクタニンでマークし，小彎・大彎の胃壁を露出したのち，リニアステイプラー60 mm 2回で切離する（**図4**）．

C 食道の切離

　郭清の最後に腹部食道を十分に露出し，前壁側をわかりやすいようにピオクタニンでマーキングしておく（**図5a**）．食道切離線を決定し，助手は腹部食道に時計回転の捻りを加える．右下ポートから挿入したリニアステイプラー（ECHELON FLEX™ ゴールドまたは Endo GIA™ Tri-Staple™ パープル）で腹部食道を前後方向に，後壁側を90度より鋭角にした状態で切離し（**図5b**），標本を摘出する．腫瘍が食道胃接合部に近接あるいは浸潤する場合は，術中内視鏡を併用し慎重に切離線を決定するとともに，必要に応じて迅速病理診断に提出する．

D 挙上空腸脚の作製

　腹腔鏡下に Treitz 靱帯・空腸起始部を同定し，肛門側約20 cmの空腸をピオクタニンでマーキングし（**図5c**），方向に注意しながら小開腹創から体外に挙上する．以後の操作は体外で行う．空腸起始部から20 cmあたりで伸展しやすい場所を見出し，空腸切離線を決定しリニアステイプラーで離断する．腸間膜は辺縁動静脈も切離し中枢側へ十分に切開し，吻合への緊張を解除しておく．それでも緊張がかかる場合は犠牲腸管を作製し，さらに肛門側で挙上しやすい場所を探すか，緊張の根源になっている空腸動静脈をクランプテストの後に1本切離する．空腸両断端のステイプルラインは漿膜筋層縫合を加えて埋没しておく．挙上側空腸は食道空腸吻合

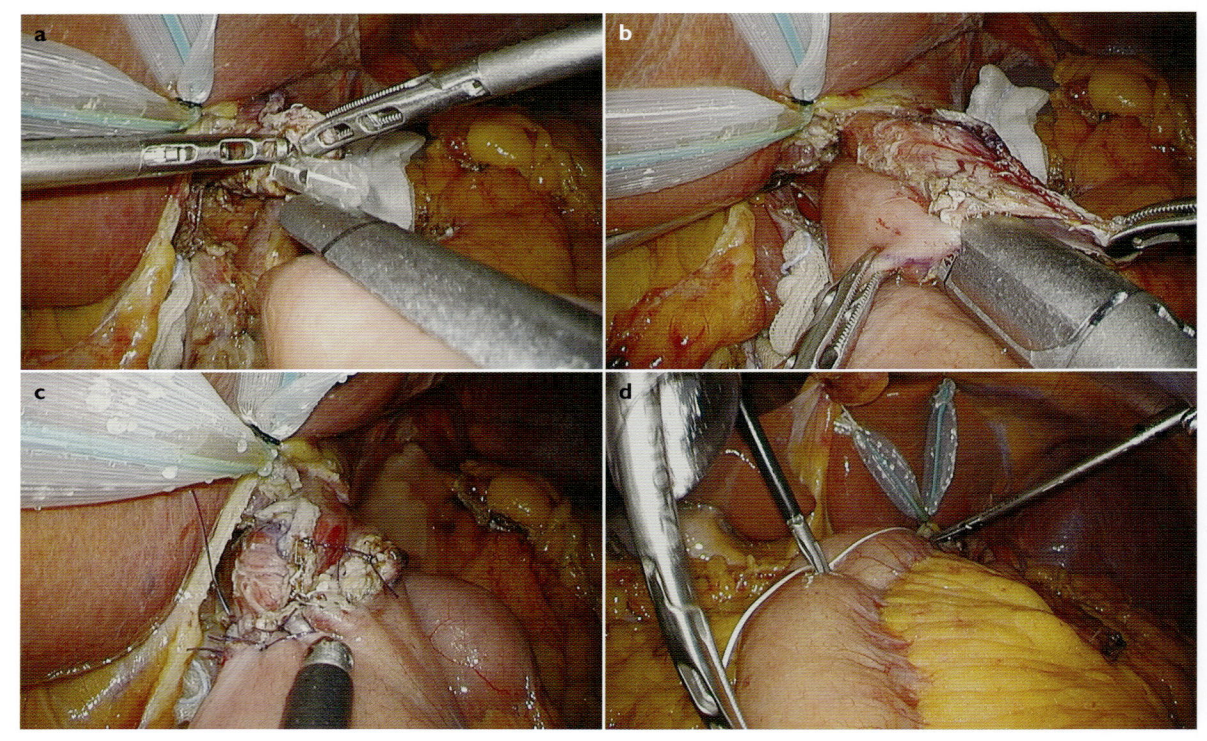

図 6 Overlap 再建～間置空腸距離確認
a〜c：Overlap 法による食道空腸吻合，**d**：食道空腸吻合部から 21 cm 肛側の部位を確認.

で使用予定のリニアステイプラー 45 mm を当てがい，適切な場所にステイプラー挿入孔を作製した後，体内に戻し再気腹を行う．

E 食道空腸吻合

基本的に結腸前経路で行うが，吻合部への緊張が前述の処置にもかかわらず不安な場合は結腸後経路も考慮する．経鼻胃管を食道内への挿入ガイドとし，リニアステイプラー 45 mm（ゴールドまたはパープル）を用いた overlap 法で食道空腸吻合を行う（図 5d，図 6a〜c）．共通孔は体腔内手縫い縫合で閉鎖する．3-0 モノフィラメントの結節縫合で行い，左端→右端→中央の順に 3 針かけ，これらの間を適度な間隔で縫うようにしている．通常，合計で 7〜12 針必要となる．この時点で吻合部のエアリークテストを行っておく．補強縫合を追加するならこの時点がやりやすいからである．

F 空腸残胃吻合

食道空腸吻合部から 21 cm の距離を絹糸で測り吻合予定部を決める（図 6d）．吻合前に必ず残胃断端の縫合線からの止血を完全に行っておき（図 7a），前壁に断端から 2 cm 離して平行に吻合線をマーキングする（図 7b）．残胃側，空腸側にそれぞれ自動縫合器挿入用の小孔を作製する（図 7c，d）．左下ポートから挿入したリニアステイプラー 60 mm を用いて側々吻合を行う（図 7e，f）．この吻合口は残胃の血流が豊富で内腔出血しやすいので，ステイプルラインから出血がないか十分に確認し，出血があればソフト凝固で止血しておく（図 7g）．リニアステイプラーの挿入孔は 3 針支持糸を置いた後にリニアステイプラーで閉鎖するか（図 7h），体腔内連続手縫いで閉鎖する．いずれにせよ閉じる方向はステイプルラインの V 字が広がる方向である．

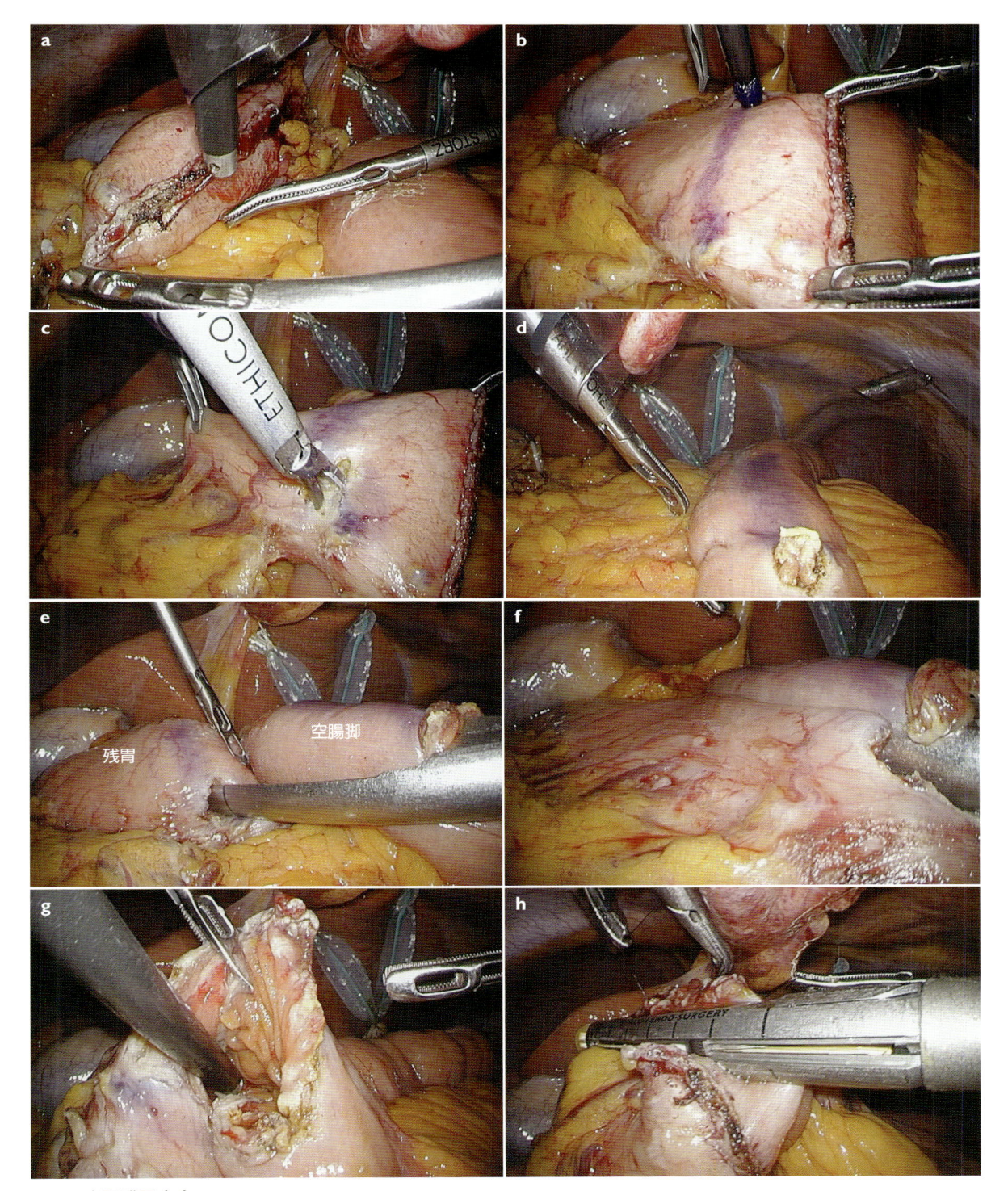

図7 空腸残胃吻合
a：残胃断端の止血確認，b：残胃前壁に吻合線をマーキング，c：残胃側に小孔を作製，d：空腸側に小孔を作製，e, f：空腸残胃吻合，g：吻合部内腔の止血確認，h：ステイプラー挿入孔を支持糸展開のもと閉鎖．

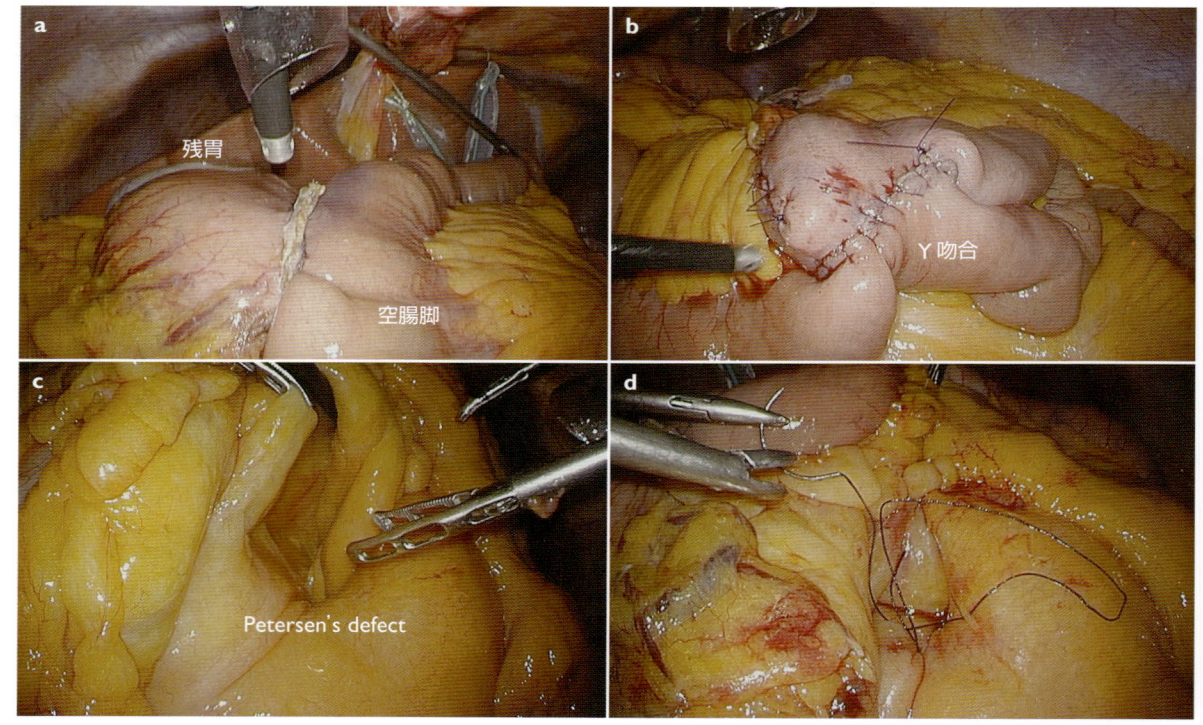

図8 吻合部確認～内ヘルニア予防
a：空腸残胃吻合，b：空腸空腸吻合，c：Petersen's defect の確認，d：Petersen's defect の閉鎖．

G 空腸空腸吻合

Y脚吻合は逆蠕動・側々吻合で行う．この操作は可能であれば小開腹創から体外で行う．肥満症例などで体外操作が難しい場合は，最初から小開腹創を左下ポートにしておくか，体腔内操作で行う．空腸残胃吻合から約20 cm 肛門側空腸の腸間膜対側に小孔を作製する．また，空腸起始部側の空腸断端から2 cm 口側にも小孔を作製してリニアステイプラー60 mm を挿入し，側々吻合を行う．共通孔は連続手縫いで閉鎖する．

H 腸間膜の閉鎖

各吻合部を確認後（図8a，b），内ヘルニア防止のための処置に入る．Y脚空腸間膜のギャップはできれば直視下に縫合閉鎖するが，視野が悪ければ体腔内で閉鎖する．挙上空腸脚と横行結腸間膜後面にできるPetersen's defect は，体腔内で3-0 非吸収糸を用いて連続縫合で閉鎖する（図8c，d）．最近は緩まない縫合糸も出てきており，このような場面では有用であろう．

I ドレーンの留置

腹腔内洗浄，止血を確認したのち，閉鎖式のブレイク®シリコンドレイン19Fr. を右上ポートから食道空腸吻合部背面に留置して手術を終了する．

2 手技の実際②：空腸間置再建

当科では2010年8月まで開腹手術で本法を標準としていたため，腹腔鏡導入後は約1年半，同じ再建法を腹腔鏡下手術で再現していた（図2）．約20 cm の間置空腸を小開腹下に作製し，空腸残胃吻合は残胃前壁に長軸平行方向にリニアステイプラー60 mm で行っていた（図9）．共通孔は体腔内手縫いで閉鎖していた．

手技がやや煩雑であること，間置空腸の腸間膜周囲にできてしまう内ヘルニアの温床を完全に閉鎖し

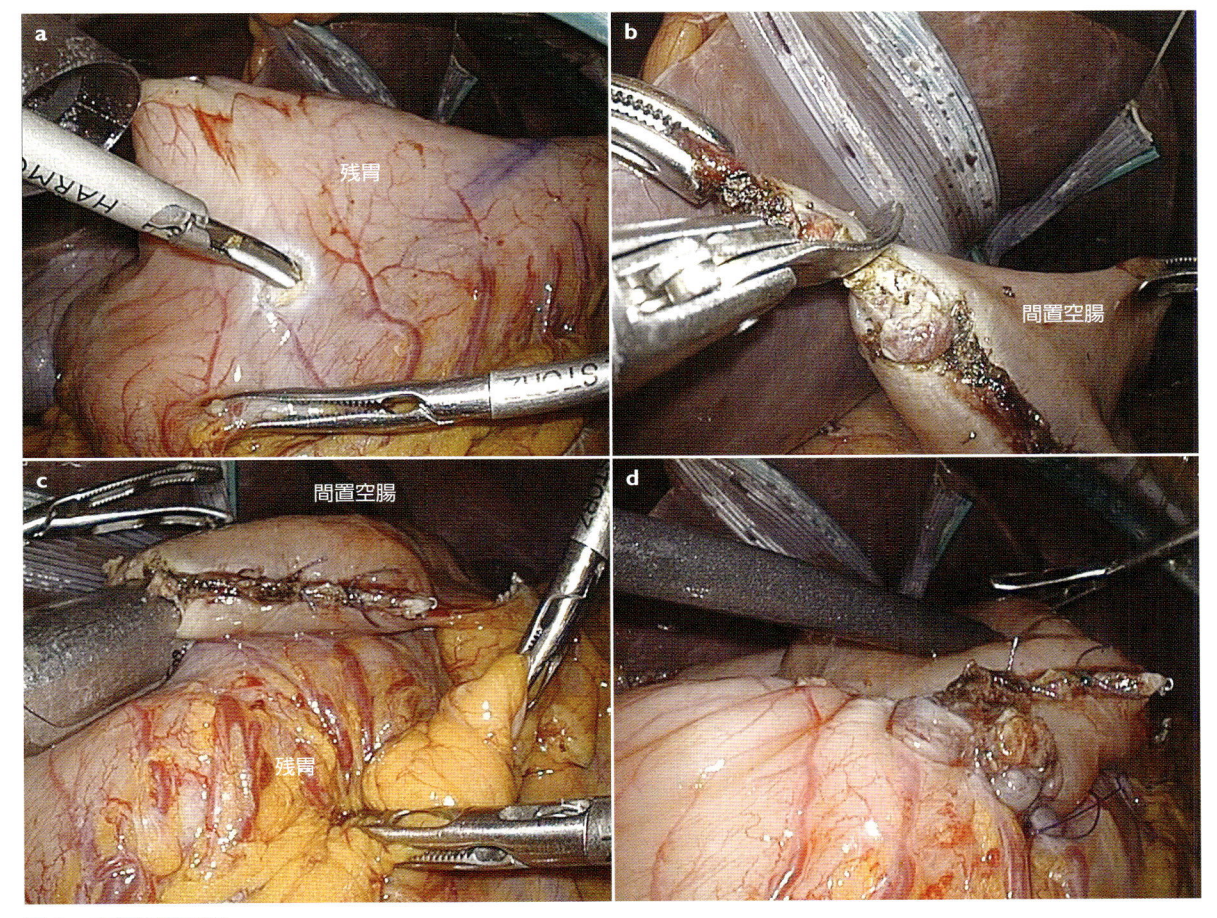

図9 空腸間置再建
a：残胃前壁に小孔の作製，b：間置空腸肛側断端に小孔の作製，c：空腸残胃吻合，d：空腸残胃吻合の完成図．

きれないことが問題であった．同じ食道逆流防止を間置空腸でするのであればダブルトラクト法のほうが腹腔鏡手術には適していると判断し，2011年12月より術式をダブルトラクト法に変更した．

3 手技のポイントと特徴

　腹腔鏡下噴門側胃切除術ダブルトラクト再建は，腹腔鏡下胃全摘術の再建が定型化している施設であれば，あと1か所，空腸残胃吻合を付加するだけである．再建の過程は腹腔鏡下胃全摘術と共通な部分が多く，腹腔鏡下胃全摘術の術式が定型化している施設であれば受け入れやすいであろう．吻合が多いだけに確実な吻合とともに，ステイプルラインからの後出血にも十分に注意したい．

エキスパートからのアドバイス

　本術式はリニアステイプラーの使用頻度が非常に高い．**いかにリニアステイプラーの軸と腸管軸を一致させスムースに吻合を行うかがポイント**となる．術者・助手の協調操作で move the ground を駆使して軸を合わせ，美しい安心感のある吻合手技を目指していただきたい．**随所で体腔内縫合結紮手技も必要となるので，このテクニックも高いレベルを目指して磨いておく**必要がある．

（木下 敬弘）

噴門側胃切除術後再建

3 観音開き法

DVD-22

　噴門側胃切除術は，主に上部早期胃癌に対する機能温存手術として位置づけられている術式である．術後生存期間やQOLの維持に関するエビデンスは乏しいので，胃全摘術との比較においては適応についての議論の余地は残されているものの，2008年改訂の保険点数にも収載されるようになり，広く普及した術式の1つと考えるべきである．また，腹腔鏡下噴門側胃切除術（LPG）も2014年の改訂において保険収載されるようになっている．
　がん研有明病院消化器センター外科においては，残胃が2/3以上残存する上部早期胃癌を腹腔鏡による本術式の適応としている．そのためUM領域の広い0-Ⅱc病変などは適応から外れることとなる．
　腹腔鏡下噴門側胃切除術後の再建法の選択には今のところ標準的なものはないと考えるが，当院の基本方針は腹部食道が残存する症例には観音開き法再建を，食道をある程度切除する症例には空腸間置法再建を行っている．腹腔鏡下噴門側胃切除術では簡便性も含め食道残胃吻合はサーキュラーステイプラーを使用することが多いと思われる．ただし，器械吻合のみで終わらせると逆流性食道炎が必発であり，噴門形成術などの付加が必要である．当院で採用している観音開き法は，上川ら[1]により報告された形態的，機能的再建方法であり，強力に逆流を防止する（図1）．
　本法は食道切離断端の約5cm口側での固定が必要となるため，食道浸潤がなく腹部食道で食道を切離しても十分に口側マージンを確保できる症例を適応としている．現在では食道浸潤1～2cmほどの症例は，腹腔内から十分に口側食道を剝離して（左開胸となることが多い）本法を行う場合もある．また，さらに食道切除が必要な症例は開胸操作で胃管により本法を用いた再建を行う場合もある．
　手縫いで行うことで吻合部の柔軟性を保つため，鏡視下での吻合においては縫合テクニックがある程度必要である．鏡視下では小開腹からの視野に比べ，良好な視野で吻合ができる利点がある．本項では腹腔鏡下噴門側胃切除術後の観音開き法再建の手技について詳述したいと思う．

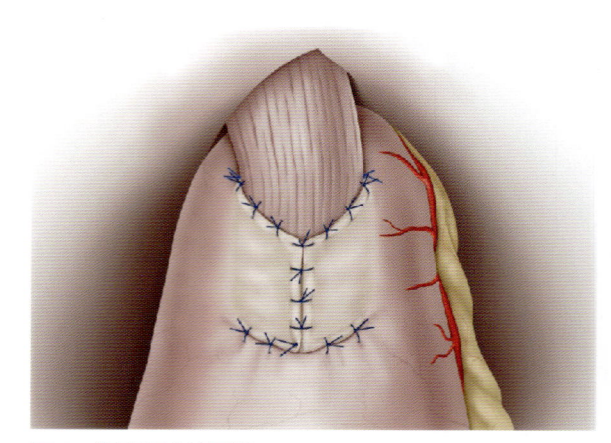

図1　観音開き法再建

1 術前準備

　病変の位置を内視鏡によるマーキングと胃透視で確認する．その際に必ず陰性生検も採取し，断端の

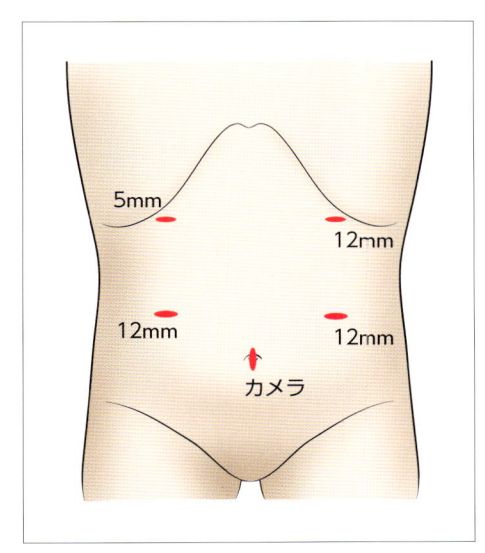

図2　ポート配置

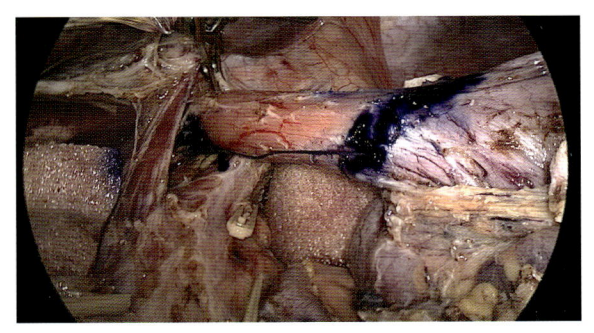

図3　食道切離部とフラップ上端と食道口側固定部のマーキング

安全性を高めている．腹腔鏡手術の場合，特に早期胃癌においては病変位置の確認が困難な場合があるため，点墨も併用している．また食道側にも病変が及ぶ症例は口側にもマーキングしている．

噴門側胃切除術は胃癌の好発部位が残存する術式である．幽門側残胃の病変は十分に精査しておく必要がある．

2 手技の実際

麻酔は全身麻酔下に硬膜外麻酔を併用している．体位は通常の腹腔鏡下手術に準じる．両下肢はレビテーターに乗せた状態で開脚仰臥位としている．ポートは逆台形上の5ポートで行っている（図2）．ただし，幽門部のリンパ節郭清は必要ないため，患者右下のポートは膵上縁や噴門周囲（特に左側）の郭清操作にはより頭側内側に設定したほうがよい．

A リンパ節郭清

リンパ節郭清範囲については「胃癌治療ガイドライン（医師用2014年5月改訂第4版）」[2]に従う．前改訂から術式ごとのリンパ節郭清範囲が規定されており，噴門側胃切除は通常早期胃癌を対象とするため，D1＋：#1, 2, 3a, 4sa, 4sb, 7, 8a, 9, 11pを郭清範囲と考えるのが妥当であろう．後胃動脈沿いのリンパ流は特に上部胃癌では重要と考えられるため，脾動脈に沿って，後胃動脈根部周囲までの#11pはしっかり郭清したいところである．

本術式に特徴的なのは噴門部周囲の郭清と迷走神経肝枝，幽門枝，腹腔枝の神経温存である．噴門部周囲郭清で特に重要な解剖学的指標が横隔膜の筋膜である横隔食道膜である[3]．横隔膜の正中部および脚は食道間膜より発生し，本来同一のものである．食道と横隔食道膜の間には，迷走神経やリンパ節（いわゆる裂孔内リンパ節）がみられ，筋束の移行もみられる．したがって，この膜を意識することで，神経温存手術が可能となり，また噴門部のリンパ節郭清のメルクマールとなる．温存する神経は迷走神経の前枝から分枝する肝枝とその末梢の幽門枝であり，可能であれば後幹の主な枝である腹腔枝も温存する．

B 胃幽門側の切離

リンパ節郭清終了後，胃の切離を行う．幽門側の切離ラインは左右の大網動静脈のdemarcation lineより口側である．内視鏡で術前に施行したマーキングを確認し，なるべく残胃が大きく残せるようにしている．#4sbリンパ節は切除側につけるようにする．ステイプラーを2～3回用いて大彎側から切離する．漿膜筋層は可能な限り埋没している．

C 食道の切離

食道浸潤のない症例は食道・胃接合部（EGJ）を目安に食道側で切離する．食道浸潤のある症例は術前

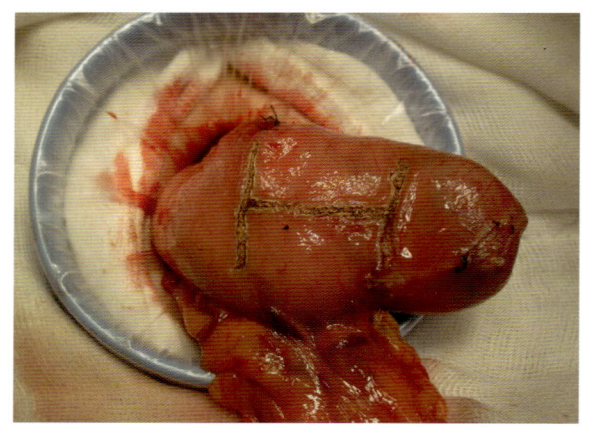

図 4　フラップ作製
残胃前壁に 2.5×3.5 cm の漿膜筋層のフラップを作製.

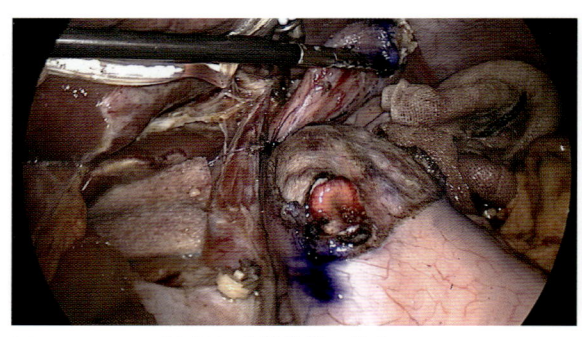

図 5　フラップ上縁と食道後壁の縫合
フラップ上縁と口側約 5 cm の食道後壁を 4 針で縫合.

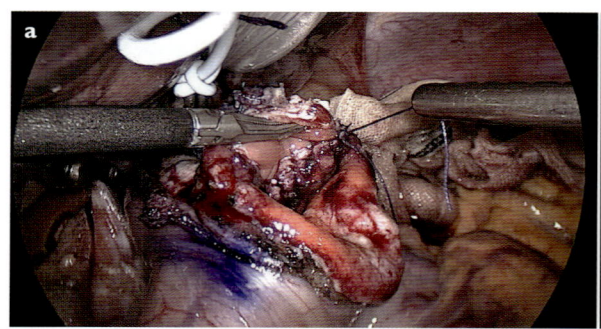

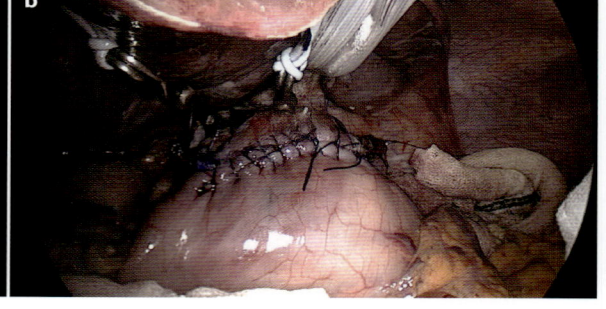

図 6　後壁，前壁での縫合
a：後壁は食道全層-残胃フラップ剝離面の粘膜を連続縫合，b：前壁は食道とフラップ剝離面下端の胃壁を結節縫合で層々吻合.

のマーキングから 2 cm 口側で切離するようにしている．切離予定部が決定したらピオクタニンでマーキングする（図 3）．鏡視下の再建では食道の切離を最後まで行わずに残胃を引き出すことにより，良好な視野での吻合に役立てている．

D　食道残胃吻合

臍部の創より残胃を引き出し，残胃前壁に 2.5×3.5 cm の漿膜筋層のフラップを作製する（図 4）．この操作はフラップを損傷しないように電気メスで丹念に止血しながら慎重に行う．剝離面の下縁に吻合予定部として胃粘膜を約 0.5 cm 切開し，吻合予定部としておく．その後残胃を腹腔内に戻し，再気腹する．

この後は鏡視下での吻合である．まずフラップ上縁と食道後壁を縫合する（図 5）．通常 4 針で行う．残胃を牽引しながらの状態で食道切離予定部位より 5 cm 口側で固定する．こうすることで，最終的には食道下端が 3〜4 cm にわたり胃壁内に埋没されることとなる．また，食道と胃が固定され，その後の吻合が容易になる．この段階で食道切離し，切除胃を摘出する．食道切離後，食道後壁の粘膜と外膜筋層のずれを防止するために 3〜4 針結節縫合を追加している．この操作により，次に行う後壁全層吻合が食道外膜筋層の取り損ねをなくし安全に行える．

次にフラップ下端の胃粘膜を 2.5 cm に広げる．胃粘膜食道と胃側の吻合部には通常口径差があるた

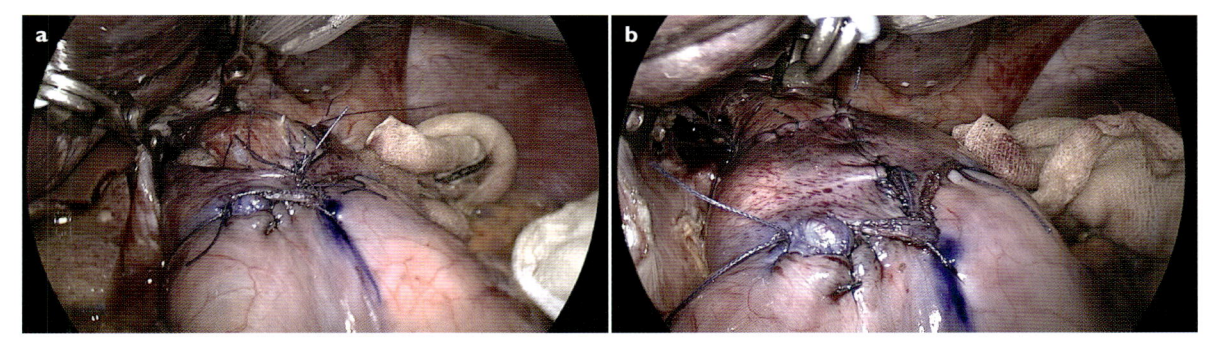

図7 吻合部へのフラップ縫着
a：フラップをY字型に吻合部を覆うように縫着．まず正中の固定．**b**：4-0のverb付きの糸を使用し，正中から連続して左の「襟」部分へ固定する．この写真は右の「襟」の固定が終わったところ．最後に下端を固定する．

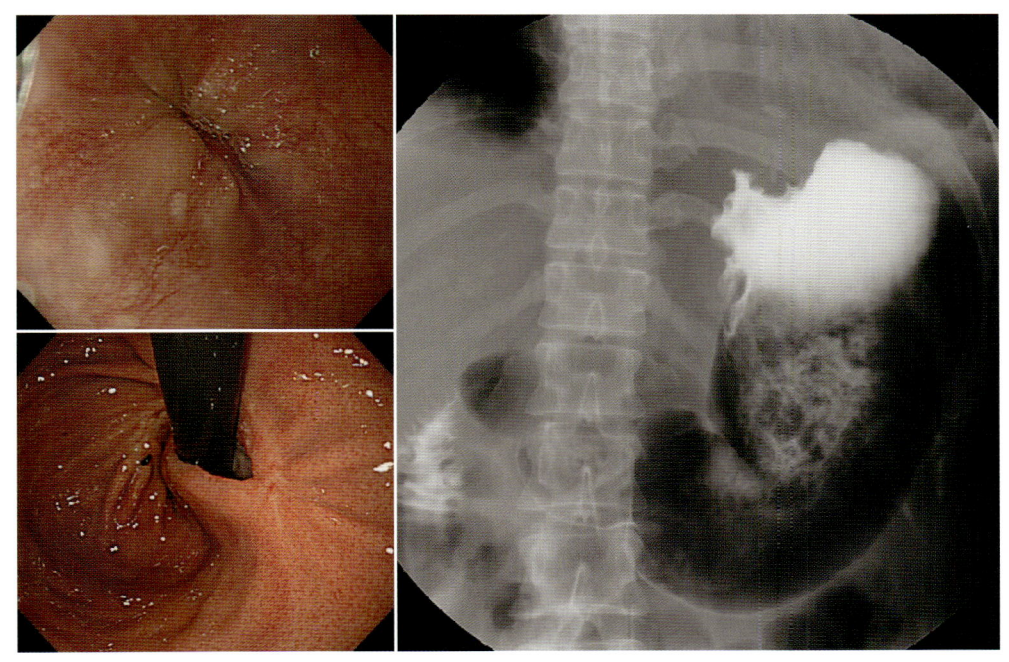

図8 術後の内視鏡と透視の写真
内視鏡では逆流性食道炎の所見はなく，透視でも強力に逆流を防止していることがわかる．

め，胃の口径に合わせたなるべく横に広い吻合を心がける．本法では前後に押しつぶされることで逆流を防止するため，横の吻合口径が狭いと狭窄症状の原因となる．

後壁は，食道全層-残胃フラップ剥離面の粘膜を連続縫合する（**図6a**）．最近は4-0のverb付きの糸を用いると牽引とロックが同時にできて有用である．前壁は食道とフラップ剥離面下端の胃壁を結節縫合で層々吻合を行う（**図6b**）．ここでも4-0のverb付きの糸を併用すると安全かつ容易に腔内吻合が行える．食道-胃吻合が終わった段階で，縫い込みがないかなど内視鏡にて内腔を確認している．

最後にフラップをY字型に吻合部を覆うように縫着する．広くフラップで覆うことを目的に，まず正中の固定を行う（**図7a**）．4-0のverb付きの糸を使用し，そのまま連続して左の「襟」部分への固定

3．観音開き法　**193**

を行う．右の「襟」の固定の後最後に，下端の固定を行う(**図7b**)．下端はなるべく尾側に縫着することで吻合部を広くフラップで覆うことができる．

E ドレーン挿入

閉鎖吸引式の細径ドレーンを，右上のポートより食道胃(もしくは空腸)吻合部背側を通して，左横隔膜下に留置している．膵上縁での膵液漏と縫合不全のinformationとしている．

3 手技の利点と欠点

本法の利点は強力に逆流を防止することである．食道下端が胃粘膜下層と胃漿膜筋層フラップとの間に埋め込まれ，胃内圧とフラップによる抵抗で圧迫され，逆流防止弁としての機能を発揮する(**図8**)．また，吻合部の後壁が粘膜のみであり，嚥下時の締め付けが少ないのも，噴門側胃切除後の再建としてはバランスがとれていると思われる．また，フラップで吻合部を被覆するので縫合不全がほとんど発生しない点も大きな特徴である．

1つひとつの手技は単純なものの繰り返しであるが，本法はやはり煩雑といわざるをえない．特に鏡視下の吻合には慣れが必要であろう．ただし，手縫いの柔軟性がなければ本法の利点が発揮されないため，ステイプラーは使用せず，術後の経過がよくなることを期待して根気よく再建をするべきである．

エキスパートからのアドバイス

噴門側胃切除後の再建はいまだ標準的なものはない．本法は嚥下と逆流防止において非常にバランスのとれた優れた再建法である．長期的なQOLの評価は必要であるが，煩雑さを乗り越え本法を完遂できれば，短期的には他の再建法よりも優れていると実感できるであろう．

文献

1) 上川 康明, 小林 達則, 上山 聡, 他：噴門側胃切除後の逆流防止を目指した新しい食道胃吻合法. 消外 24：1053-1060, 2001
2) 日本胃癌学会(編)：胃癌治療ガイドライン(医師用 2014年5月改訂第4版). 金原出版, 2014
3) 大山 繁和, 加藤 浩樹, 太田 恵一朗, 他：横隔食道膜と胃癌機能温存手術. 外科 62：383-390, 2000

(布部 創也, 本多 通孝, 熊谷 厚志, 比企 直樹, 大橋 学, 佐野 武, 山口 俊晴)

噴門側胃切除術後再建

4 細径胃管を用いた再建法

◎ DVD-23

　胃上部早期胃癌に対しては，根治性のみならず術後QOLの向上を目的としてこれまでにさまざまな再建法の工夫が開発されてきた．内視鏡外科手術に関するアンケート調査—第12回集計結果報告[1]では，胃癌に対する腹腔鏡下噴門側胃切除術（LPG）は，2012〜2013年に約780例施行されていた．そのうち主な術後合併症は，吻合部狭窄6.4％，縫合不全5％と報告されている．われわれでは，1999年に開腹術における細径胃管を用いた再建法を考案し[2]，本術式を腹腔鏡下手術にも応用してきた．

　本術式は，噴門側胃切除術の短所として挙げられる，①手技の煩雑さ，②術後の逆流の発生，③術後の食物排泄遅延（残胃の蠕動不良に伴う残胃容量と排泄能のアンバランス）の発生を改善・予防し，本来の長所である，①食物摂取量の維持，②栄養状態の改善に寄与する術式を目標として開発された．

　本術式の適応は，胃上部の早期胃癌としており，郭清もD1郭清を基本としている．幽門部の蠕動反射に支障を与えないよう，幽門上・下のリンパ節郭清は行わない．本項では，当科で行っている長い細径胃管を用いた体腔内再建法について紹介する．

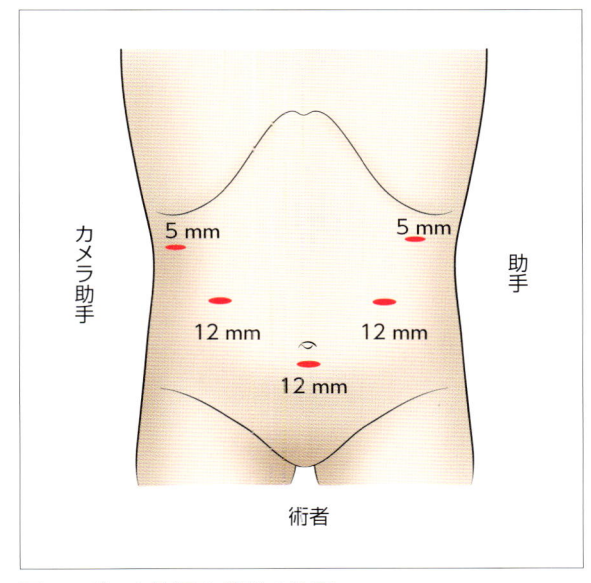

図1　ポート配置と術者の位置

1 手技の実際

A ポート配置と胃の授動

　臍下部よりHasson型トロッカーを挿入し，これを腹腔鏡用トロッカーとする．操作用トロッカーとして，逆台形に10 mmトロッカー2本，5 mmトロッカー2本を挿入し，操作を開始する（図1）．なお，術者は患者の脚間にて操作する．右胃大網動脈と右胃動脈を温存しながら，通常の腹腔鏡下胃全摘術と同様に，胃結腸間膜・左胃大網動静脈・短胃動静脈・胃脾間膜・小網・左胃動静脈・後胃動静脈を切離する（胃上部のD1郭清）．なお，十二指腸への運搬能を司る神経を温存するために，#5・6リンパ節の郭清は行わない．

B 食道の切離

　胃上部の郭清を終了し，食道にテープをかけ胃を尾側に牽引しつつ（図2a），Endo GIA™ パープル

195

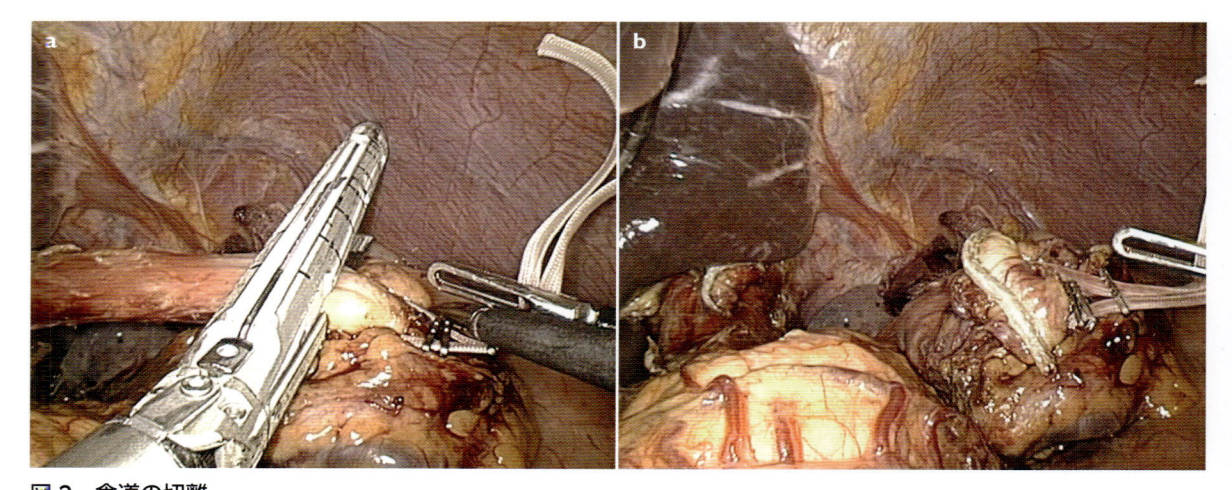

図2 食道の切離
a：食道にテープをかけ胃を尾側に牽引，b：食道を切離．

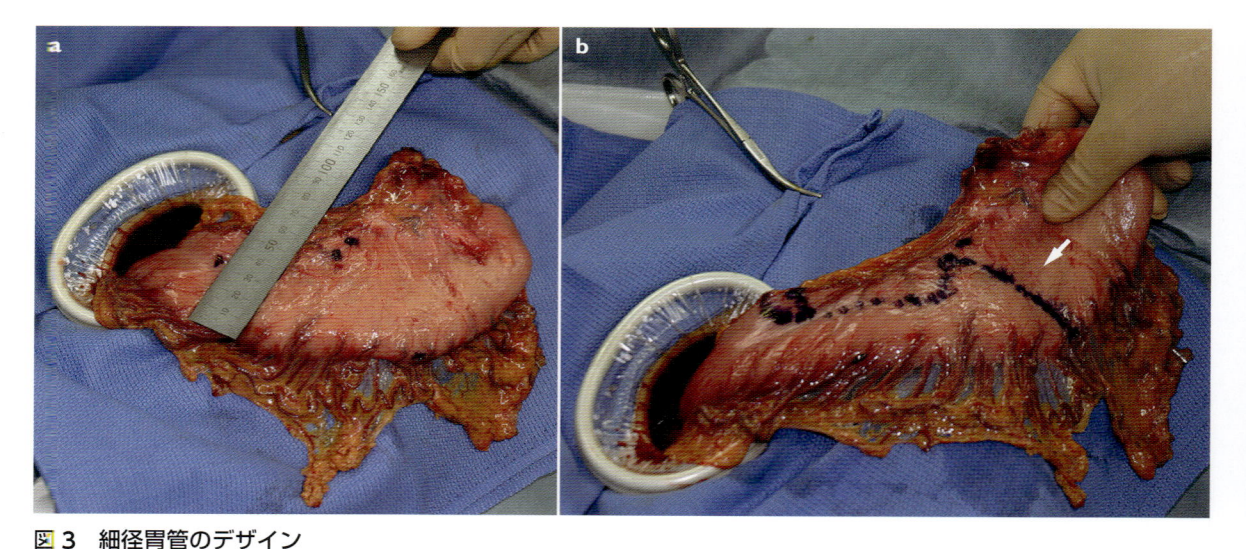

図3 細径胃管のデザイン
a：幅3 cm，長さ20 cmの細径胃管，b：口側の高さ6 cmのコブラ頭状胃管．

（コヴィディエン社）にて食道を切離する（図2b）．十二指腸球部直上に約5 cmの小開腹創を作製し（図1），小開腹創より胃を体外に引きだす．長い細径胃管は，体外操作にて作製する．

C 細径胃管の作製（体外操作）

小彎側は幽門輪より5 cm残し，大彎を用いた長い細径胃管（大彎の幅3 cm，長さ20 cm）をマーカーにてデザインする．3 cmの幅は，血行を考慮したものである（図3a）．また，20 cmの長さは逆流防止を目的としたものであり，15 cm以下にならないよう注意する．なお，胃管の口側は，高さ6 cmの三角形のコブラ頭状とする（図3b）．

胃管のデザインに従って，まず，ILA™ 100（コヴィディエン社）を用いて口側大彎から切離する（コブラ頭状胃管の口側，図4a）．その後，胃管の小彎側を Endo GIA 60 mm パープル×4を用いて，幽門輪より5 cm口側のところまで切離し（図4b, c），幅3 cm，長さ20 cmの細径胃管を作製する．ステイプルライン全長の補強は行わないが，ステイプラ

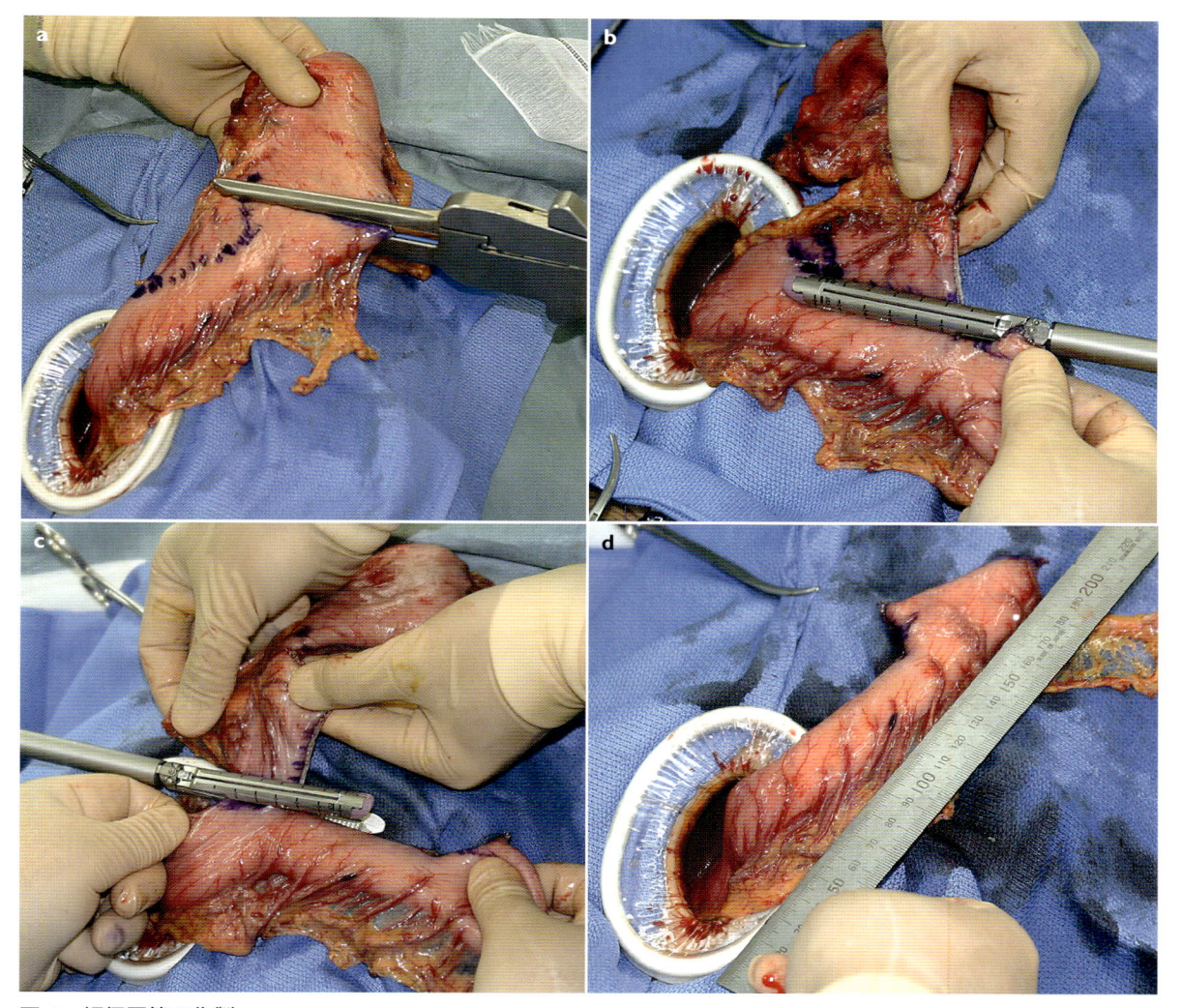

図4　細径胃管の作製
a：口側大彎からの切離，**b**：胃管小彎側の切離，**c**：幽門輪より5cm口側まで切離，**d**：幅3cm，長さ20cmの細径胃管の完成．

インが重なる箇所(staple on staple)のみ，補強目的としてZ縫合を加える．これにて，簡便にコブラ頭状の長い細径胃管が完成する(**図4d**)．食道胃管吻合のためのリニアステイプラーの挿入孔として，胃管のコブラ頭の底辺中央部に相当する大彎側前壁に小孔をあける．リニアステイプラーの挿入が容易に可能なことを確認したのち(**図5**)，作製した胃管を腹腔内に戻す．次に腹腔内操作に移る．

D　腹腔鏡下食道胃管吻合

助手とともに食道断端の両端を把持し，切離断端近傍の食道中央後壁に超音波凝固切開装置にて小孔を作製する(**図6**)．この際，食道の短軸方向に少し広く小孔を作製しておくと，後の挿入孔閉鎖が行いやすい．食道胃管吻合に備えて，その小孔からNGチューブを腹腔内に出しておく(**図7a**)．まず，術者右手の10mmトロッカーよりEndo GIA 45mmパープルを腹腔内へ挿入し，胃管前壁の小孔にステ

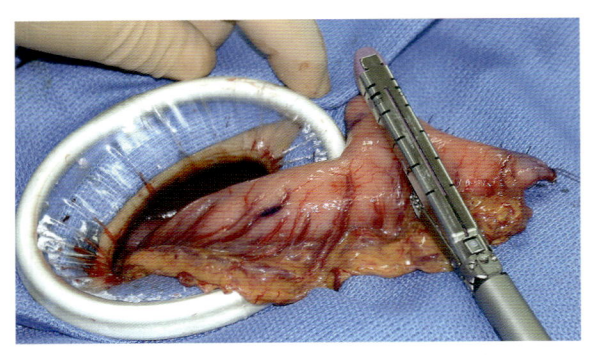

図5　胃管のリニアステイプラー挿入孔の作製

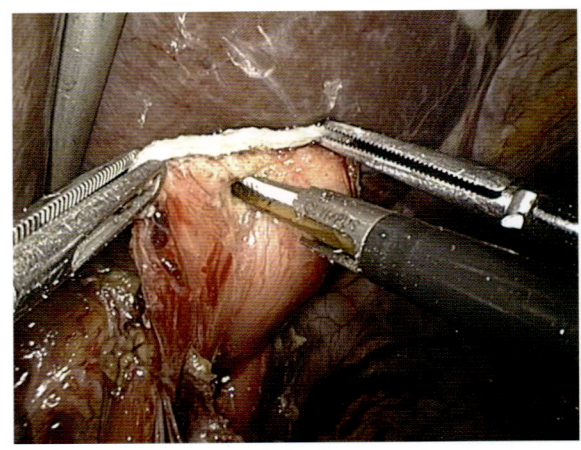

図6　食道中央後壁に小孔を作製

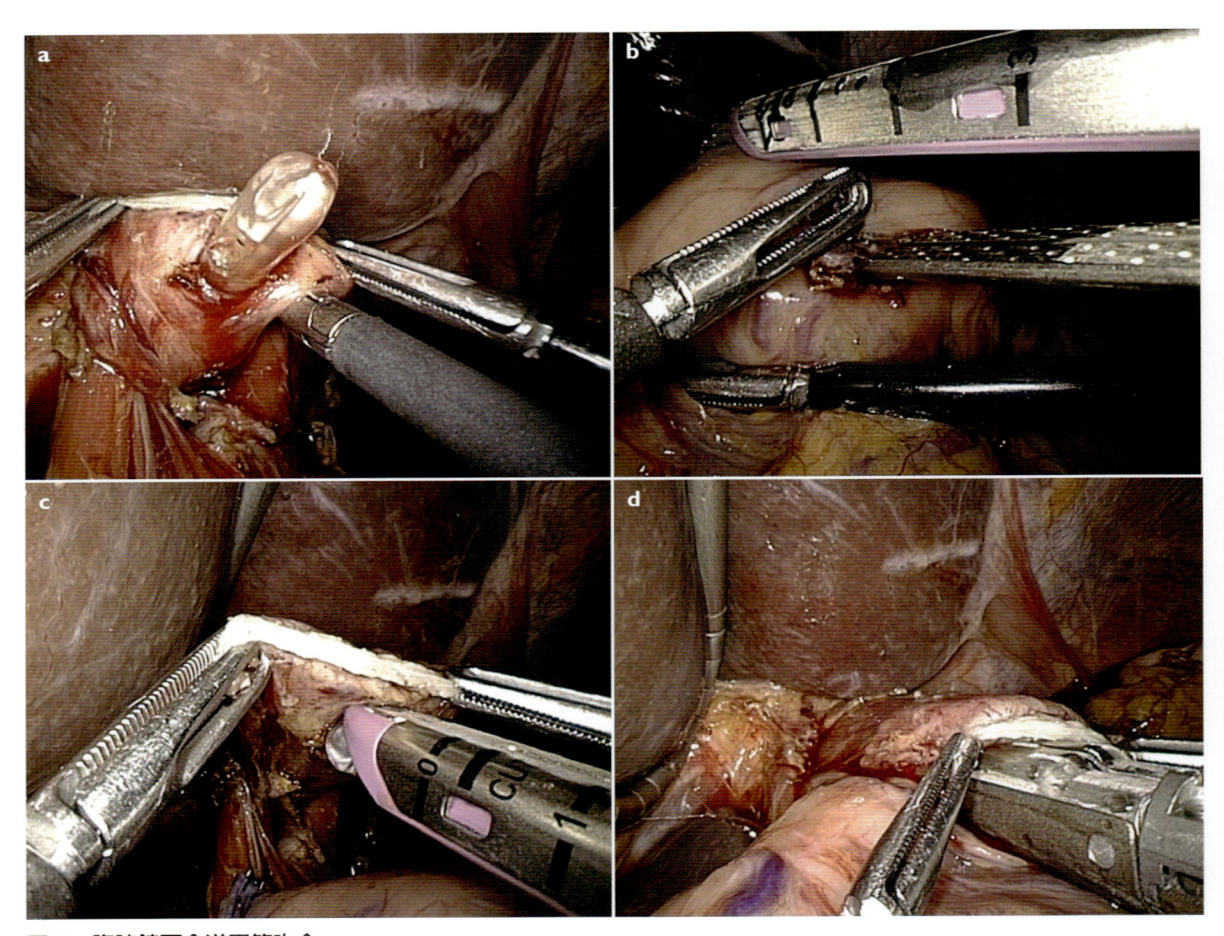

図7　腹腔鏡下食道胃管吻合
a：食道から腹腔内へのNGチューブの挿入，b：胃管へのステイプラー片側の挿入，c：NGチューブガイド下食道へのステイプラーの挿入，d：食道の口側へのスライドを抑えたステイプリング．

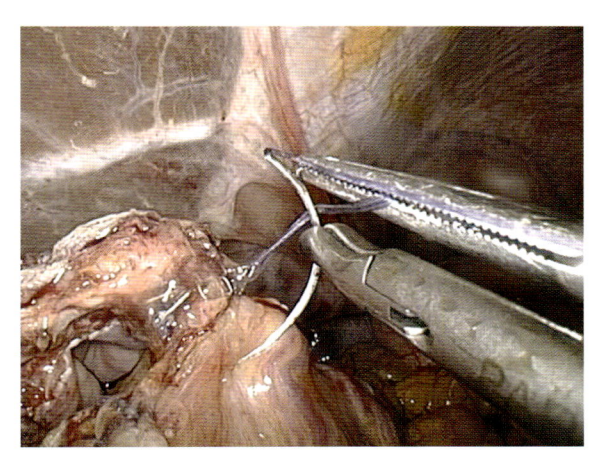

図8 食道胃管吻合の共通孔の閉鎖

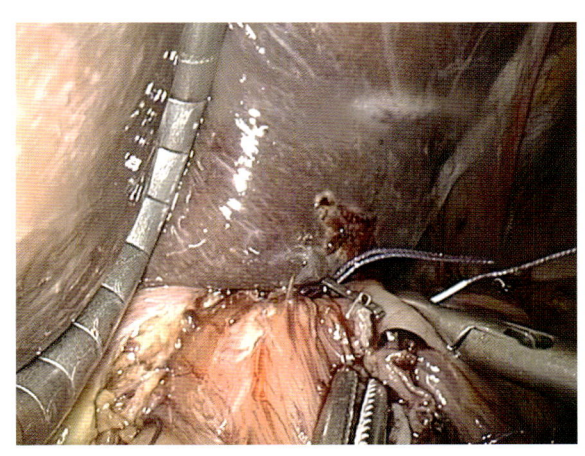

図9 食道・胃管の密着縫合(on-lay法)

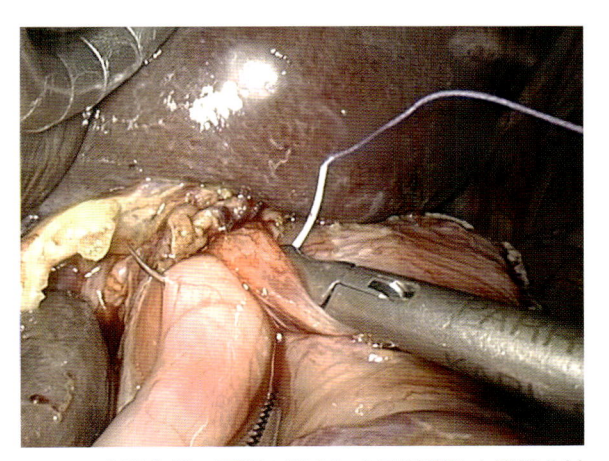

図10 食道右側・胃管の縫合による逆流防止機構の付加

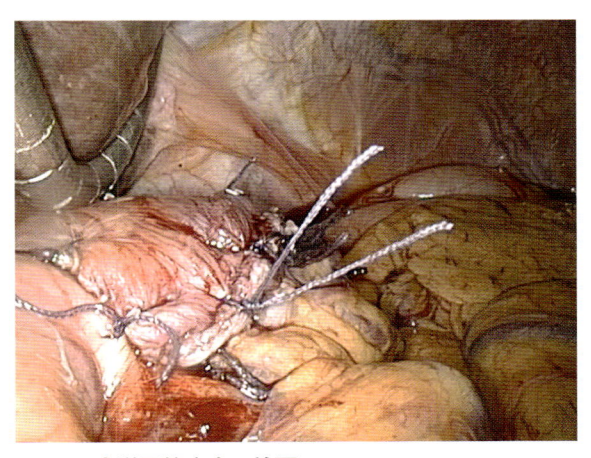

図11 食道胃管吻合の終了

イプラーの片側(カートリッジ装着部の対側のステイプラー)を挿入し(図7b),食道断端近くまで移動する.次に,NGチューブをガイドに食道中央後壁の小孔にもう片側のステイプラー(カートリッジ装着側)を挿入し(図7c),ステイプラーを閉鎖する.食道が口側にずれないように牽引しつつゆっくりとステイプリングし,食道胃管吻合を行う(図7d).この際,NGチューブの噛み込みを避けるため,必ずNGチューブを胸部食道まで引き抜いておく.

E 食道胃管吻合の共通孔の閉鎖

再びNGチューブを細径胃管内に挿入する.ステイプラー挿入孔を,吸収性縫合糸にて全層結紮縫合閉鎖する(図8).

F 食道・胃管密着縫合(on-lay法)

さらに食道外膜・筋層を胃管に被せるように密着縫合する(on-lay法,図9).この際,逆流防止目的にて食道断端両側をそれぞれ2~3針ほど残胃と縫合する(図10, 11).これによって,細径胃管を用いた再建を終了する(図12).

2 手技のポイントと特徴

われわれの手技の特徴は,①幅3 cm,長さ20 cmの「コブラ頭状の長い細径胃管」を用いた再建,

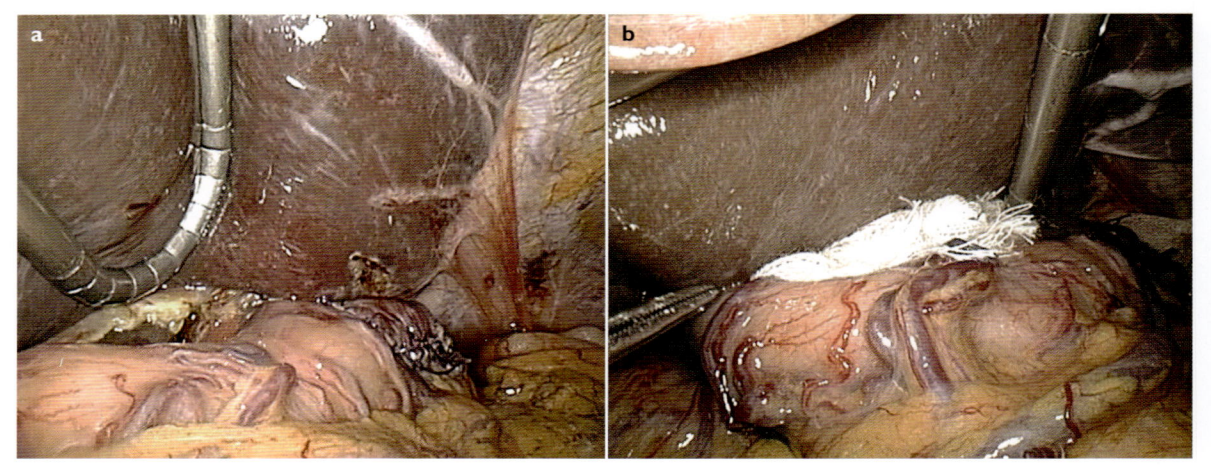

図12 再建終了
a：胃管は十分長く，軽度彎曲している．b：幽門輪から5 cmの部位に胃角様の屈曲を形成する．

②胃幽門部(幽門輪から5 cm)の温存，③食道後壁と胃管前壁との間のリニアステイプラーを用いての吻合，④食道外膜筋層と胃管との密着縫合(on-lay)による逆流防止機構の付加である．食生活に支障なく，逆流と食物残渣のない，簡便な噴門側胃切除術後の再建を目指している．

エキスパートからのアドバイス

再建法は，機能との語り合いである．多くの場合，術中，消化管の蠕動が停止した状態で手術を行っている．胃蠕動のペースメーカーが存在する胃上部を切除する噴門側胃切除術において，術後，食物の排泄や胃液の排泄をスムーズに行うことができなくなる危険が大きい．そのため，患者のQOL向上を目指した手術が，逆に，患者QOLを損ねてしまう．噴門側胃切除術の難しさはここにあると感じている．われわれの長い細径胃管再建は，このようななかから生まれてきた．

手術操作は，組織との語り合いである．腹腔鏡下手術は，拡大視効果のもと，食道胃接合部を近接して観察することができる．最適な視野展開のもと，無駄のない組織の把持や牽引が求められる．拡大視のもと，組織と語り合いながら，組織に寄り添う手術を行えば，本術式は簡便にかつ安全に完遂できると信じている．

文献
1) 内視鏡外科手術に関するアンケート調査—第12回集計結果報告．日鏡外会誌 19：525-546, 2014
2) Adachi Y, Inoue T, Hagino Y, et al：Surgical results of proximal gastrectomy for early-stage gastric cancer：jejunal interposition and gastric tube reconstruction. Gastric Cancer 2：40-45, 1999

(上田 貴威，圓福 真一朗，猪股 雅史，白石 憲男)

索引

和文索引

あ
アンビル　17
　──の固定　77, 84, 91
　──の留置　60, 82
アンビルヘッドの加工　67

い
胃
　──断端のトリミング　113
　──の切離　107, 120, 126, 146, 153, 164, 174, 185
胃空腸吻合　132, 141
胃十二指腸吻合　108

え・お
エントリーホールの閉鎖　56
起き上がりこぼし法　91
横行結腸間膜間隙の閉鎖
　　　　　27, 35, 102

か
かがり縫い　82, 87
肝円索の吊り上げ　66
肝外側区域の展開　38
観音開き法　190

き
ギャップセッティング機構　17
機能的端々吻合　8, 52
犠牲腸管の作製　21, 30, 96, 153
逆蠕動風の吻合法　169
逆流防止　190
挙上空腸
　──の作製
　　　　　40, 58, 68, 77, 165, 185
　──の切離　146
胸腔鏡併用 overlap 法　42
胸腔内食道空腸吻合術　42
巾着縫合　68, 72, 87

く
空腸
　──脚の作製　40, 185
　──枝の切離　31
　──断端のトリミング　78
　──断端の補強　31
　──の切離
　　　　　20, 44, 95, 138, 153, 165
　──輸入脚の吊り上げ固定　134
空腸間置再建　188
空腸間膜間隙の閉鎖　160
空腸空腸吻合　22, 34, 51, 54, 69, 100, 138, 159, 188
空腸残胃吻合　186
空腸パウチ造設　59

け
経口アンビル
　──挿入法　17, 58
　──の留置　60
経裂孔的 overlap 法　38
結腸後経路　21, 31
　──の作製　96
結腸前経路　21
減量手術　10

こ
後壁 180 度噴門形成術　176
後壁漿膜筋層縫合　113
後壁全層縫合　114, 179
後壁連続縫合　179

さ
サーキュラーステイプラー　8, 17
細径胃管
　──の作製　196
　──を用いた再建法　195
三角吻合　8, 120
残胃空腸吻合　146

し
試験開腹　2
十二指腸
　──授動術　5
　──断端のトリミング　113
　──断端の補強　134
　──の切離
　　　　　58, 106, 120, 126, 145, 162

縦隔内 overlap 法　40
小腸間膜間隙の閉鎖　25, 50, 102
小彎漿膜筋層縫合　113
食道
　──空腸断端のかがり縫い　87
　──周囲の剝離　39, 44, 81, 90
　──断端の巾着縫合　73
　──の授動　175
　──の切離　30, 39, 44, 58, 67, 72, 81, 95, 176, 185, 191, 195
食道胃管吻合　197
食道胃吻合　179
食道空腸吻合
　　　　　34, 48, 55, 60, 70, 78, 89, 186
──, 手縫い　98
食道残胃吻合　192
食道浸潤胃癌　38
新三角法　120

す・せ
ステイプラー　14, 55
前壁漿膜筋層縫合　116
前壁全層縫合　115, 180
前壁連続縫合　115, 180

た・ち・つ
ダブルトラクト再建　183
腸管の挙上　141
腸間膜間隙
　──の構造　24
　──（欠損部）の縫合閉鎖
　　　　　25, 140, 169
通過障害の予防　35

て・と
デルタ吻合　106
手縫い巾着縫合　72
手縫い吻合　10, 94, 98
手縫いまつり縫い　81
ドンーンの留置
　　　　　112, 134, 188, 194

な・に
内ヘルニア　19

201

内ヘルニアの予防　25, 35, 42, 51,
　　103, 140, 141, 150, 152, 160
二重結紮　84

ひ
引き上げ法　65
肥満外科　10

ふ
フラップ作製　192
吻合孔面積　170
噴門の形成　180

み
峰式吻合器　8
宮城法　5

ゆ
輸入脚症候群　5
幽門側胃切除　2

り
リークテスト
　　　　　51, 87, 111, 141, 181
リニアステイプラー　7, 14, 55
リンパ節郭清，噴門側胃切除　191

欧文索引

β 再建　150

A
Aladár von Petz　7
alimentary limb　22
Anton Wölfler　2, 4

B
biliopancreatic limb　22
Billroth Ⅰ 法　2, 106, 113, 120, 126
Billroth Ⅱ 法　4

C・D
César Roux　6
circular stapler　8
co-axis theory　11
cut & screw 法　66
double stapling 法　65

E
ECHELON FLEX　14, 55
efficient purse-string stapling tech-
　　nique（EST 法）　89
Endo GIA Tri-Staple　15, 55
ENDOCUTTER ETS FLEX　55
entero-entero anastomosis（EEA）　7
ETS-FLEX　16

F・G
functional end-to-end anastomosis
　　（FEE 法，functional 法）
　　　　　　　　　　8, 52, 162
Gastro-Enterostomie　4
gastrointestinal anastomosis（GIA）　7

H・I
hemi-double stapling technique
　　（hemi-DST）　58, 62, 65
inverted-T　44

J・K
jejuno-jejunal mesenteric defect の閉
　　鎖　169
Jules-Émile Péan　2
Kocher 法　4

L
linear stapler　7
Ludwik Rydygier　2

M
Mark M. Ravitch　7

move the ground　11, 99

O
on-lay 法　199
open Hasson 法　66
oralis inferior　2
overhead kick drive　99
overlap 法　30, 38, 40, 44, 52, 186

P
Pavel Iosifovich Androsov　8
Péan 法　2
Petersen's defect の閉鎖
　　27, 35, 50, 79, 87, 102, 141, 150,
　　160, 169, 188
Pólya 法　5

R
Roux 脚の挙上　21, 97
Roux-en-Y 法
　　　　6, 19, 44, 137, 145, 153, 162
Roux-Y stasis syndrome　152

S・T
suture gun　8
Theodor Billroth　2
Theodor Kocher　4
touch and go drive　99
Treitz 靱帯の確認　164

U・V
upper cut drive　99
vessel loop　59

Y
Y 脚
　　── の作製　59, 138, 165
　　── の吻合　150
Y 吻合　79